规划教材图表式同步解读训练

病理学复习考试指导

主　编　李　青

编　者（以姓氏笔画为序）：

王娅兰　重庆医科大学
叶　菁　第四军医大学
闫庆国　第四军医大学
李　青　第四军医大学
李学农　南方医科大学
李　锋　新疆石河子大学医学院
李　静　第四军医大学
张祥宏　河北医科大学研究生院
张　静　第四军医大学
周　韧　浙江大学病理学与法医学研究所
胡兴荣　广东医学院
郭双平　第四军医大学
郭乔楠　第三军医大学西南医院
程　虹　第四军医大学
戴　洁　首都医科大学

U0951969

中国协和医科大学出版社

图书在版编目（CIP）数据

病理学复习考试指导 / 李青主编. —北京：中国协和医科大学出版社，2015.2
（规划教材图表式同步解读训练）
ISBN 978-7-5679-0164-3

Ⅰ. ①病… Ⅱ. ①李… Ⅲ. ①病理学-医学院校-教学参考资料 Ⅳ. ①R36

中国版本图书馆 CIP 数据核字（2014）第 206632 号

病理学复习考试指导

主　　编：李　青
责任编辑：孙阳鹏

出版发行：**中国协和医科大学出版社**
（北京东单三条九号　邮编 100730　电话 65260378）
网　　址：www. pumcp. com
经　　销：新华书店总店北京发行所
印　　刷：北京佳艺恒彩印刷有限公司

开　　本：787×1092　　1/16 开
印　　张：21.5
字　　数：490千字
版　　次：2015 年 7 月第一版　　2015 年 7 月第一次印刷
印　　数：1—3000
定　　价：47.00 元

ISBN 978-7-5679-0164-3

（凡购本书，如有缺页、倒页、脱页及其他质量问题，由本社发行部调换）

前　言

《病理学复习考试指导》是依据人民卫生出版社第8版《病理学》编写的一部病理学辅助教材。参编教材的主编和编者（来自全国9所高校），有的是从事病理教学科研和医疗的青年病理学专家，有的是著名的教授、学术带头人和院校领导。本教材以图表形式将病理学内容进行了比较归纳、执简驭繁和融会贯通，这种编写方式既方便于学生理解和记忆病理学知识，又为启迪学生分析归纳和解决问题的能力提供了方法和思路，为今后临床应用打下良好的基础。本书中的微生物学名词采用了卫生部十一五规划教材《医学微生物学》2008年第7版规范化用词，如“大肠杆菌”改为“大肠埃希菌”；“结核杆菌”改为“结核分枝杆菌”；“淋球菌”改为“淋病奈瑟菌”；“白色念珠菌病”改为“白假丝酵母病”；“绿脓杆菌”改为“铜绿假单胞菌”等。本书每章均由四部分组成：①学习要求；②常用名词解释；③基本内容复习；④试题精选和参考答案。本教材供医药院校本科生教学使用，对其他学制、研究生和青年医生的学习也有很大的参考价值。

本书的撰写得到了许多病理学家的大力支持和帮助，在此特向他们表示衷心的感谢。由于时间仓促，每位编者的写作风格不一，难免会存在一定的问题，希望读者提出宝贵意见，以便再版时修订和完善。

李　青

2014年5月

前言

目　录

绪　　论

表 0-1　病理学的研究方法

研究方法	作用或意义
人体病理学的诊断和研究方法	
尸体剖检	①明确诊断，查明死因，协助临床总结在诊断和治疗过程中的经验和教训 ②发现和确诊新的疾病，为卫生防疫部门采取防治措施提供依据 ③积累疾病的病理材料，为防治疾病提供研究材料，为教学提供标本
活体组织检查	①及时、准确做出病理诊断，为指导治疗和判断预后提供依据 ②冷冻切片快速诊断，协助医生选择最佳手术治疗方法 ③动态性了解病变的发展或判断疗效 ④进一步采用免疫组化、电镜和基因检测等其他方法进行深入性研究
细胞学检查	①用于病人或健康普查 ②激素水平的测定 ③为细胞培养和 DNA 提取等提供标本
实验病理学研究方法	
动物实验	复制人类疾病的动物模型并进行深入研究
组织和细胞培养	研究在各种因子作用下细胞、组织病变的发生和发展

（李　青）

第一章 细胞和组织的适应与损伤

学习要求

学习要求	内容
了解	1. 常见细胞变性和细胞内外物质蓄积的发生机制
	2. 萎缩、肥大、增生和化生对机体的影响和结局
	3. 细胞、组织损伤对机体的影响
熟悉	1. 萎缩、肥大、增生和化生的类型
	2. 细胞、组织损伤的原因和发生机制
掌握	1. 适应、萎缩、肥大、增生和化生的概念
	2. 细胞变性和细胞内外物质蓄积的概念类型及其形态学特征
	3. 坏死的概念、类型、形态学改变和结局
	4. 凋亡的概念和形态学特点

常用名词解释

名　词	英文名	定义或概念
代偿	compensation	机体调整有关组织或器官的功能、结构及代谢来代替、补偿病变组织或器官的过程
适应	adaptation	细胞、组织和器官对于内、外环境中各种有害因子而产生的非损伤性应答反应
萎缩	atrophy	已发育正常的实质细胞、组织或器官的体积缩小，或数量减少
肥大	hypertrophy	由于功能增强，合成代谢旺盛，使细胞、组织或器官体积增大
代偿性肥大	compensatory hypertrophy	因器官和组织功能负荷过重引起的肥大

续　表

名　词	英文名	定义或概念
内分泌性肥大	endocrine hypertrophy	因内分泌激素过多作用于效应器引起的肥大
增生	hyperplasia	组织或器官内实质细胞数量增多
代偿性增生	compensatory hyperplasia	由于相应器官和组织功能负荷过重引起的增生
内分泌性增生	endocrine hyperplasia	由于内分泌激素持续大量分泌，刺激效应器引起的增生
化生	metaplasia	一种分化成熟的细胞类型被另一种分化成熟的细胞类型所取代的过程，一般是由具有分裂增殖和多向分化能力的幼稚未分化细胞、储备细胞或干细胞横向分化的结果
鳞状上皮化生	squamous epithelial metaplasia	由于慢性炎症及其他原因的损伤，使其他上皮转化成鳞状上皮的现象
肠上皮化生	intestinal epithelial metaplasia	由于炎症、溃疡病、肿瘤或其他原因，使胃黏膜上皮或腺体被肠上皮或腺体取代。其主要特征是胃黏膜内出现了杯状细胞、帕内特细胞和吸收上皮
上皮-间质转化	epithelial-mesenchymal transion	上皮细胞通过特定程序转化为具有间质细胞表型的生物学过程，在胚胎发育、组织重建、慢性炎症、肿瘤生长转移和多种纤维化疾病中发挥作用
损伤	injury	当机体内外环境改变超过组织和细胞的适应能力后，可引起细胞和细胞间质发生物质代谢、组织化学、超微结构乃至光镜和肉眼可见的异常变化
缺氧	hypoxia	细胞不能获得足够的氧或者是氧利用障碍
可逆性损伤（变性）	reversible injury (degeneration)	细胞或细胞间质受损伤后，由于代谢障碍，使细胞内或细胞间质内出现异常物质或正常物质异常蓄积的现象，通常伴有细胞功能低下。其形态学变化称变性
细胞水肿（水变性）	cellular swelling (hydropic degeneration)	由于线粒体受损、ATP 生成减少、细胞膜 Na^+-K^+泵功能障碍而导致细胞内 Na^+和水过多积聚
气球样变	ballooning degeneration	常见于病毒性肝炎，肝细胞严重水肿，胞质内水分含量增多，细胞体积增大变圆、胞质淡染透亮似气球，故称气球样变
脂肪变	fatty change (steatosis)	三酰甘油蓄积于非脂肪细胞的细胞质中
虎斑心	tiger skin heart	心肌细胞发生脂肪变时，可在心内膜下，特别是在乳头肌处看到成排因脂肪变而产生的黄色条纹，因与暗红色正常心肌相间排列，状若虎皮，故称虎斑心
透明变（玻璃样变）	hyaline degeneration	细胞内或间质中出现半透明状蛋白质蓄积，称为透明变，或称玻璃样变

续 表

名 词	英文名	定义或概念
Mallory 小体	Mallory body	是一种细胞内玻璃样变。酒精性肝病时，肝细胞胞质中细胞中间丝前角蛋白变性，肝细胞胞质内出现圆形或不规则形的红染玻璃样物质
细动脉壁玻璃样变（细动脉硬化）	arteriolosclerosis	因血浆蛋白渗入和基膜代谢物质沉积，在内皮细胞下方聚集、凝固成无结构、均匀、粉红染色的玻璃样物质，故得此名
淀粉样变	amyloidosis	细胞间质内淀粉样蛋白质和黏多糖复合物蓄积，因具有淀粉染色特征而得名
脂肪肝	fatty liver	肝显著弥漫性脂肪变
黏液样变	mucoid degeneration	是指细胞间质内黏多糖（透明质酸等）和蛋白质的蓄积，常见于间叶组织肿瘤、动脉粥样硬化斑块、风湿病灶和营养不良的骨髓和脂肪组织等
黏液性水肿	myxedema	甲状腺功能减退时，透明质酸酶活性受抑，含有透明质酸的黏液样物质及水分在皮肤及皮下蓄积，形成特征性的黏液性水肿
病理性色素沉着	pathological pigmentation	病理情况下，某些色素增多并聚集于细胞内外
含铁血黄素	hemosiderin	巨噬细胞吞噬、降解红细胞血红蛋白所产生的 Fe^{3+} 与蛋白质结合而成的铁蛋白微粒聚集体，镜下呈金黄色或褐色颗粒，可被普鲁士蓝染成蓝色
脂褐素	lipofuscin	是细胞自噬溶酶体内未被消化的细胞器碎片残体，镜下为黄褐色微细颗粒状，其成分是磷脂和蛋白质的混合物，源于自由基催化细胞膜相结构不饱和脂肪酸的过氧化作用
黑色素	melanin	是黑色素细胞质中的黑褐色细颗粒，由酪氨酸氧化经左旋多巴聚合而产生
病理性钙化	pathological calcification	骨和牙之外的组织中固态钙盐沉积，称为病理性钙化，其可位于细胞内和细胞外
营养不良性钙化	dystrophic calcification	若钙盐沉积于坏死或即将坏死的组织或异物中，称为营养不良性钙化，此时体内钙磷代谢正常
转移性钙化	metastatic calcification	由于全身钙磷代谢失调（高血钙）而致钙盐沉积于正常组织内，称为转移性钙化
细胞死亡	cell death	当细胞发生致死性代谢、结构和功能障碍，便可引起细胞不可逆性损伤，即细胞死亡。包括坏死和凋亡两大类
坏死	necrosis	是以酶溶性变化为特点的活体内局部组织中细胞的死亡

续　表

名　词	英 文 名	定义或概念
核固缩	pyknosis	细胞核染色质 DNA 浓聚、皱缩，使核体积减小，嗜碱性增强，提示 DNA 转录合成停止
核碎裂	karyorrhexis	由于染色质崩解和核膜破裂，细胞核发生碎裂，使核物质分散于胞质中，也可由核固缩裂解成碎片而来
核溶解	karyolysis	非特异性 DNA 酶和蛋白酶激活，分解核 DNA 和核蛋白，核染色质嗜碱性下降，死亡细胞核在 1~2 天内将会完全消失
凝固性坏死	coagulative necrosis	蛋白质变性凝固且溶酶体酶水解作用较弱时，坏死区呈灰黄、干燥、质实状态，称为凝固性坏死
干酪样坏死	caseous necrosis	结核病，因坏死病灶中含脂质较多，坏死区呈黄色，状似干酪，称为干酪样坏死
液化性坏死	liquefactive necrosis	由于坏死组织中可凝固的蛋白质少，或坏死细胞自身及浸润的中性粒细胞等释放大量水解酶，或组织富含水分和磷脂，则细胞和组织坏死后易发生溶解液化
脂肪坏死	fat necrosis	发生在脂肪的特殊类型的液化性坏死，主要有酶解性和外伤性两种
钙皂	calcium saponification	脂肪组织坏死后，释出的脂肪酸和钙离子结合，形成肉眼可见的灰白色钙皂
纤维素样坏死	fibrinoid necrosis	是结缔组织及小血管壁常见的坏死形式，病变部位形成细丝状、颗粒状或小条块状无结构物质，由于其与纤维素染色性质相似，故名纤维素样坏死
溶解性坏死	lytic necrosis	由严重细胞水肿发展而来的细胞液化性坏死
渐进性坏死	necrobiosis	由组织、细胞的变性逐渐发展而来的坏死
坏疽	gangrene	指局部组织大块坏死并继发腐败菌感染，分为干性、湿性和气性等类型
干性坏疽	dry gangrene	常见于动脉阻塞但静脉回流尚通畅的四肢末端，因水分散失较多，故坏死区干燥皱缩呈黑色，与周围组织界限清楚
湿性坏疽	moist gangrene	多发生于与外界相通的内脏，如肠管、胆囊、子宫、肺及阑尾等，也可发生于动脉阻塞及静脉回流受阻的肢体。坏死区水分较多，腐败菌易于繁殖，故肿胀呈蓝绿色，与周围组织界限不清
气性坏疽	gas gangrene	也属湿性坏疽，系深达肌肉的开放性创伤，合并产气荚膜梭菌等厌氧菌感染。除发生坏死外，还产生大量气体，使坏死区按之有捻发感

续 表

名 词	英文名	定义或概念
空洞	cavity	连接两个内脏器官或从内脏器官通向体表的通道样缺损，成为瘘管
糜烂	erosion	内脏局部的较大块坏死组织经溶解后由自然管道排出后留下的空腔
溃疡	ulcer	黏膜或上皮组织全层或更深组织的局限性组织坏死性缺损
窦道	sinus	是皮肤、黏膜上皮组织浅表的局限性组织缺损
瘘管	fistula	组织坏死后形成的只开口于皮肤黏膜表面的深在性盲管，称为窦道
机化	organization	新生肉芽组织长入并取代坏死组织、血栓、脓液、异物等的过程，称为机化
包裹	encapsulation	如坏死组织太大，肉芽组织难以向中心部完全长入或吸收，则由周围增生的肉芽组织将其包围，称为包裹
凋亡	apoptosis	是活体内局部组织中单个细胞程序性细胞死亡的表现形式，是由体内外因素触发细胞内预存的死亡程序而导致的细胞主动性死亡方式，在形态和生化特征上都有别于坏死
凋亡小体	apoptotic body	细胞凋亡时，细胞膜内陷或胞质生出芽突并脱落，形成含核碎片和（或）细胞器成分的膜包被凋亡小体

基本内容复习

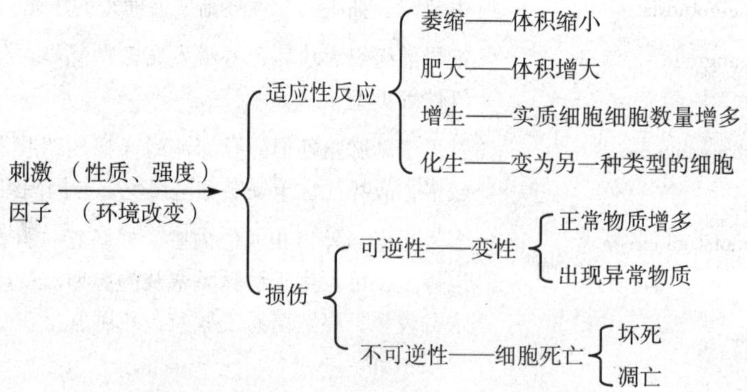

图 1-1 细胞和组织的适应与损伤概况

表 1-1　细胞、组织的适应概况

表现形式	定义或概念	分　类	备　注
萎缩	指已发育正常的实质细胞、组织或器官的体积缩小，可以伴发数量的减少	可分为生理性萎缩和病理性萎缩；病理性萎缩又可分营养不良性、压迫性、失用性、去神经性、内分泌性和炎症性萎缩	①发生萎缩的细胞、组织和器官功能降低 ②及时去除病因，可望恢复正常 ③间质不减少，常继发性增生 ④持续性萎缩的细胞最终可发生凋亡
肥大	由于实质细胞内细胞器增多导致细胞、组织和器官的体积增大（实质细胞数量并不增多）	可分为生理性肥大和病理性肥大；或代偿性肥大和内分泌性肥大	①肥大的组织器官功能增强，一定程度的肥大对机体有利，过度肥大则有害 ②肥大常与增生同时出现
增生	实质细胞的数量增多	可分为弥漫性增生和局灶性增生	①多数增生受机体调控 ②刺激去除，增生停止
化生	一种分化成熟的细胞类型因受刺激作用而转化为另一种分化成熟细胞类型的过程	上皮细胞化生（鳞状上皮化生、肠上皮化生）；间叶组织化生（如骨组织化生）	①有利于强化局部抵抗力 ②常可削弱原组织本身功能，因此应尽量消除引起化生的原因 ③是多步骤肿瘤细胞演进相关的癌前病变

表 1-2　细胞、组织损伤的原因

原　因	举例或说明
缺氧	使能量代谢障碍，导致细胞功能、结构损伤
化学物质和药物	药物、毒物、动植物毒素等
物理因素	机械力、温度、气压等
生物因子	病原微生物、寄生虫等
营养失衡	生命必需物质的缺乏或过剩
内分泌因素	分泌过多、过少或缺乏
免疫反应	过强、不足或缺乏都会致病
遗传变异	染色体畸变或基因突变
衰老	引起细胞凋亡
社会-心理-精神因素	致心身疾病
医源性因素	致医源性疾病

表 1-3 引起细胞和组织损伤的主要机制

机　制	说　明
(1) 细胞膜的破坏	是细胞损伤，特别是细胞不可逆性损伤的关键环节
(2) 活性氧类物质的损伤	活性氧类物质的强氧化作用是细胞损伤的基本环节
(3) 细胞质 Ca^{2+} 超负荷	细胞内高游离钙是许多因素损伤细胞的终末环节，并且是细胞死亡最终形态学变化的潜在介导者
(4) 缺氧的损伤	参见图 1-2
(5) 化学性损伤	有毒化学物质的直接细胞毒作用；代谢产物对靶细胞的细胞毒作用；对 DNA 的损伤作用；诱发变态反应
(6) 遗传变异	化学药物、病毒、射线等均可损伤核内 DNA，诱发基因突变和染色体畸变(图 1-3)

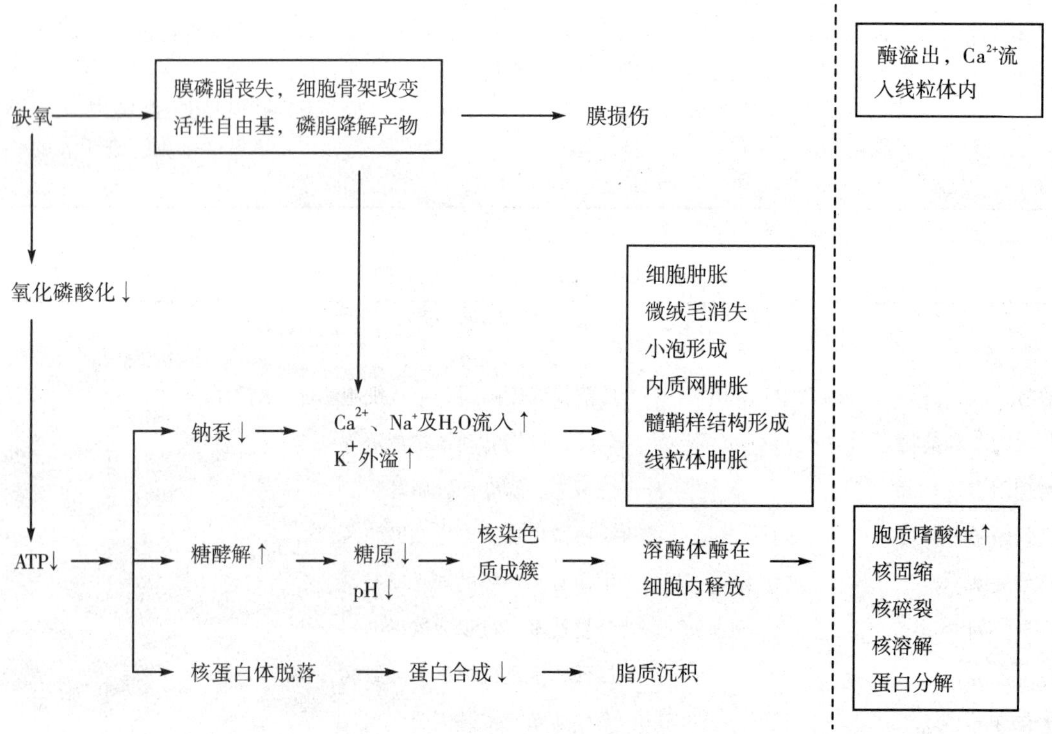

图 1-2 缺血损伤的机制示意图

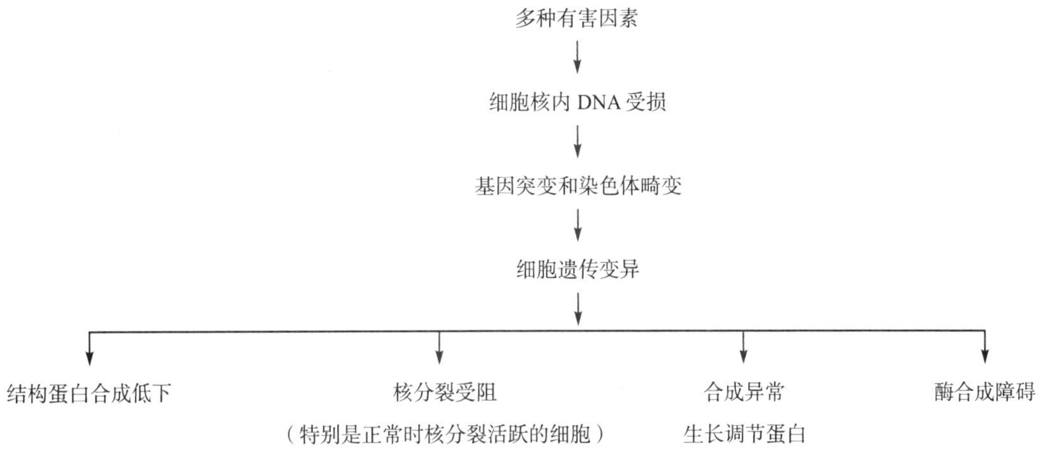

图 1-3　遗传变异所致的损伤

表 1-4　常见变性的病理特点、病变部位与意义

名　称	肉眼观	镜下观	病变部位	意　义
1. 细胞水肿（水变性）（细胞肿胀）	器官体积增大，边缘变钝，颜色较淡，切面混浊。简记：“大、混、淡”	细胞体积变大，早期细胞内为均一嗜伊红颗粒，这是扩张的线粒体和内质网	心、肝、肾等实质器官	病变器官功能下降，有时还可能出现肝炎、肾炎的临床症状与体征，应注意鉴别
2. 脂肪变				
（1）肝脂肪变	肝体积增大，色黄，切面油腻感，简记：“大、黄、油”	细胞胞质内出现脂滴，HE 染色呈圆形空泡状，苏丹Ⅲ染色呈橘红色圆滴，锇酸染色呈黑色圆滴	肝小叶中央部、周边部或全小叶	肝功能下降；转变为肝硬化
（2）心肌脂肪变	虎斑心	心内膜下出现黄色脂肪变细胞，与正常心肌的暗红色相间排列	左心内膜下和乳头肌处显著，亦可见弥漫性	一般心功能不受影响
（3）肾脂肪变	肾体积增大，髓质增厚、色浅	肾小管上皮基底部出现脂滴	肾近曲小管上皮细胞	肾功能轻度减退
3. 玻璃样变（透明变）				

续 表

名 称	肉眼观	镜下观	病变部位	意 义
(1) 结缔组织玻璃样变	组织质地坚韧，缺乏弹性	纤维细胞稀少，胶原纤维增粗并互相融合成小梁状，带状或片状的半透明红染均质状	瘢痕组织，纤维化的肾小球、大中型动脉壁粥样斑块	病变器官功能减退，并可出现相应的临床症状
(2) 血管壁玻璃样变	管壁增厚、变硬，弹性下降，管腔狭窄	动脉内膜下凝集成无结构的均匀红染的物质	肾、脑、脾及视网膜的细动脉	病变器官缺血、缺氧，见于高血压病
(3) 细胞内玻璃样变	不明显	细胞胞质内出现大小不等圆形红染小滴	肝细胞、心肌、骨骼肌细胞、近曲小管上皮细胞	病变器官功能轻度减退
4. 淀粉样变	不明显	淡红色均质，显示淀粉样呈色反应	分布很广泛，多位于细胞间质	为淀粉样蛋白质-黏多糖复合物沉淀，机体不含消化此结构的酶，故沉积于组织中
5. 黏液样变	切面可见黏液样物质	在疏松的间质内有多突起的星芒状细胞散在于灰蓝色黏液基质中	间叶组织、脂肪组织等	细胞间质内黏多糖（透明质酸等）和蛋白质蓄积
6. 病理性色素沉着	器官、组织的颜色相应改变	可见有某种色素物质（含铁血黄素、脂褐素等）沉积	多位于不同的细胞内	不同的色素物质，其产生的原因不同
7. 病理性钙化	呈细小颗粒或团块	呈蓝色颗粒状至片块状异物（钙盐）	坏死组织、血管、肾、肺、胃的间质组织中	可分为营养不良性钙化和转移性钙化

表 1-5 可逆性损伤与细胞内的蓄积物

可逆性损伤类型	受损伤细胞内的蓄积物
细胞水肿	水
玻璃样变	蛋白质
淀粉样变、黏液样变	蛋白质-黏多糖
脂肪样变	三酰甘油

续　表

可逆性损伤类型	受损伤细胞内的蓄积物
病理性色素沉着	色素
病理性钙化	Ca^{2+}

表 1-6　病理性钙化——营养不良性钙化与转移性钙化之比较

比较内容	营养不良性钙化	转移性（迁徙性）钙化
发病情况	常见	少见
数量或范围	局灶性	全身性或多发性
发生部位	发生在变性坏死组织	正常泌酸器官（肺、肾、胃、动脉壁）
血钙水平	不升高	升高
钙、磷代谢障碍	无	有

表 1-7　几种小体的比较

名　称	结构特点
Mallory 小体	肝细胞玻璃样变时，前角蛋白在肝细胞胞质内聚积。多见于酒精性肝病
Rusell 小体	指浆细胞变性时，胞质中有大量免疫球蛋白蓄积
Councilman 小体（嗜酸小体）	急性病毒性肝炎时，凋亡的细胞皱缩，质膜完整，胞质致密，细胞器密集、不同程度退变，形成许多凋亡小体。多呈圆形或椭圆形，大小不等，胞质浓缩，强嗜酸性，可有（或无）固缩深染的核碎片
Negri 小体（内基小体）	在神经细胞变性时，其胞质内可见嗜酸性包涵体，圆形或卵圆形，直径为 3～10μm，多见于狂犬病

表 1-8　坏死的基本病理变化

部　位	变　化
细胞核	核固缩、碎裂、溶解
细胞膜	破裂、细胞解体
细胞质	嗜酸性增强
细胞间质	胶原肿胀、崩解、液化，基质崩解液化
坏死灶周围	有炎症反应

表 1-9 主要坏死类型病理学特点的对比

坏死类型	常见情况	发生机制	形态特点
凝固性坏死	心、肾、脾的缺血性梗死灶	组织水分脱失变干，胞质凝固明显	色泽灰白或黄白，质地较坚实，脱水干燥，原有结构轮廓常保存
干酪样坏死（属凝固性坏死）	结核性坏死灶	组织崩解明显，脂质含量多	干燥、颗粒状，色泽发黄，失去原有轮廓结构
液化性坏死	病毒性脑炎软化灶	含可凝固蛋白少，脂质多，易发生溶解液化	组织分解液化，病灶形成含液态物质的坏死腔
脂肪坏死（属液化性坏死）	急性胰腺炎时胰腺周围的脂肪	胰脂酶活化后分解胰腺周围的脂肪	脂肪被分解后形成的脂肪酸又与钙结合成灰白色斑块状的钙皂
纤维素样坏死	风湿病等变态反应性疾病	抗原抗体复合物引起胶原纤维肿胀、崩解等	病变部位形成细丝状、颗粒状或小条状无结构物质，形似纤维素
坏疽（分三型）			
干性坏疽	动脉粥样硬化时的四肢末端	脱水干燥，腐败菌感染及硫化铁形成	坏死部位干固皱缩，黑褐色，分界清楚
湿性坏疽	伴有淤血的肺梗死灶	含水分多，腐败菌感染重，毒性产物多	坏死物呈污黑色软膏状，分界不清，中毒明显
气性坏疽	深部肌肉的开放性创伤	有产气荚膜梭（杆）菌等的感染	组织坏死分解快，有气体产生，后果严重

表 1-10 细胞凋亡与坏死的比较

比较内容		细胞坏死	细胞凋亡
性质		病理性，非特异性	生理性或病理性，特异性
诱导因素		强烈刺激，随机发生	较弱刺激，非随机发生
生化特点		被动过程，无新蛋白合成，不耗能	主动过程，有新蛋白合成，耗能
形态特征	分布特点	多为连续性大片细胞和组织	多为单个散在性细胞
	细胞膜	完整性受破坏	保持完整性
	细胞体积	肿胀增大或缩小	固缩变小
	细胞器	肿胀，破裂，酶等外漏	保持完整，内容物无外漏
	核染色质	分散凝集，呈絮状	边集于核膜下，呈半月形
	凋亡小体	无（细胞破裂，溶解）	有
	炎症反应	有	无

续　表

比较内容		细胞坏死	细胞凋亡
机制特征	诱导因素	均为病理性因素所引起	生理、病理性因素均可
	死亡过程	被动地呈无序状态的发展	主动地由级联性基因表达调控进行
	蛋白合成	无	有 RNA 和蛋白质合成
	DNA 降解	无规律，一般片段较大，电泳上不见阶梯状谱带特征，多呈涂抹状	有规律，为 180~200bp 整数位的片段，电泳上呈特征性阶梯状谱带
	能量需求	不依赖 ATP	依赖 ATP
相同点		代谢终止，细胞死亡	

试 题 精 选

一、填空题

1. 适应在形态学上一般表现为①________、②________、③________和④________。

2. 萎缩可分为①________和②________两类。

3. 病理性萎缩按其发生原因可分为①________、②________、③________、④________和⑤________。

4. 萎缩的细胞、组织、器官的体积①________，重量②________，色泽③________，细胞器④________。

5. 肥大可分为①________和②________两类。

6. 细胞增生常与①________和②________的作用有关。

7. 光镜下细胞坏死的主要形态学标志是①________、②________和③________。

8. 坏死总体上可分为①________、②________和③________等 3 个基本类型。

9. 坏疽分为①________、②________和③________等类型。

二、选择题

【A 型题】

1. 萎缩发生的机制是
   A. 神经调节障碍
   B. 长期受压
   C. 营养不良
   D. 内分泌失调
   E. 细胞蛋白合成减少，分解增强

2. 全身性营养不良时，最早发生萎缩的器官或组织是
   A. 骨骼肌
   B. 心肌
   C. 脑
   D. 脂肪组织
   E. 肝

3. 引起脑萎缩的常见原因是
A. 结核性脑膜炎
B. 乙型脑炎
C. 颅内压增高
D. 颈内动脉分支栓塞
E. 脑动脉粥样硬化

4. 萎缩的心肌细胞内常可出现
A. 脂褐素
B. 疟色素
C. 黑色素
D. 橙色血质
E. 含铁血黄素

5. 在下列各情况中，增生和肥大同时发生的是
A. 骨骼肌增粗
B. 左心室肥大
C. 子宫内膜增生
D. 心肌脂肪浸润
E. 妊娠子宫的增大

6. 下述哪项肝细胞的病理改变与乙型肝炎病毒（HBV）感染有关
A. 细胞内大量糖原沉积
B. 核内出现假包涵体
C. 滑面内质网大量增生
D. 前角蛋白细丝堆聚
E. 粗面内质网增多

7. 化生是指
A. 细胞体积增大
B. 细胞数量增多
C. 细胞大小形态不一致
D. 一种分化成熟的细胞代替另一种分化成熟的细胞
E. 细胞体积缩小

8. 下列哪种肿瘤与化生有关
A. 甲状腺滤泡腺癌
B. 卵巢畸胎癌
C. 肺鳞状细胞癌
D. 子宫内膜腺癌
E. 肾细胞癌

9. 骨化性肌炎，在肌肉组织内出现骨组织，称为
A. 萎缩
B. 增生
C. 化生
D. 肥大
E. 变性

10. 化生不发生于
A. 肾盂黏膜
B. 结缔组织
C. 支气管黏膜
D. 子宫颈黏膜
E. 神经纤维

11. 细胞水肿超微结构的改变是
A. 粗面内质网颗粒增多
B. 滑面内质网扩张呈囊状
C. 溶酶体增大并增多
D. 线粒体嵴增加
E. 线粒体肿胀，粗面内质网断裂、空泡变甚至解体

12. 关于脂肪变的描述，正确的是
A. 磷中毒时，脂肪变首先累及肝小叶中央的细胞
B. 肝淤血时，脂肪变首先累及肝小叶周边的细胞

C. 肾远曲小管容易发生脂肪变
D. 严重贫血时，心肌乳头肌可呈虎斑状
E. 心肌脂肪变常严重影响心脏功能

13. 实质器官中最易发生脂肪变的是
A. 心脏
B. 肝脏
C. 脾脏
D. 肺脏
E. 肾脏

14. 肝细胞脂肪变细胞内蓄积的是
A. 中性脂肪
B. 脂蛋白
C. 脂褐素
D. 胆固醇
E. 类脂

15. 不属于玻璃样变的病变是
A. Aschoff 小体
B. Rusell 小体
C. Councilman 小体
D. Mallory 小体
E. Negri 小体

16. Mallory 小体的实质是
A. 肝细胞内脂肪变
B. 肾小管上皮细胞内脂肪变
C. 肝细胞内玻璃样变
D. 肾小管上皮细胞内玻璃样变
E. 单个肝细胞的固缩坏死

17. 细动脉玻璃样变后称为
A. 细动脉瘤
B. 心肌梗死
C. 下肢坏疽
D. 细动脉硬化
E. 细动脉粥样硬化

18. 肾小管上皮细胞发生细胞内玻璃样变的机制是
A. 上皮细胞吞饮血浆蛋白
B. 上皮细胞质浓缩
C. 上皮细胞局灶性坏死
D. 上皮细胞固缩坏死
E. 细胞骨架中角蛋白的成分改变

19. 下列哪项关于淀粉样变的叙述是错误的
A. 可见于结核病
B. 可见于骨髓瘤
C. 可以是全身性疾病
D. 可以是局灶性病变
E. 由免疫球蛋白沉积而成

20. 淀粉样变物质主要沉积在
A. 细胞质内
B. 细胞内及小血管壁
C. 细胞核内
D. 小血管中膜与外膜
E. 细胞间、小血管基膜下或沿网状纤维支架分布

21. 淀粉样变物质最易蓄积于小血管的
A. 基膜处
B. 内膜处
C. 中膜处
D. 外膜处
E. 中膜与外膜处

22. 淀粉样变物质的特殊染色法是
A. 普鲁士蓝反应
B. PAS 染色
C. 刚果红染色

D. 苏丹Ⅲ或锇酸染色
E. 阿尔辛蓝（AB）染色

23. 黏液样变常见于
A. 动脉瘤
B. 胃癌
C. 肝癌
D. 大肠癌
E. 子宫平滑肌瘤

24. 黏液样变时，类黏液出现的部位在
A. 细胞质内
B. 细胞核内
C. 胶原纤维内
D. 组织间质内
E. 细胞器（特别是线粒体）内

25. “心衰细胞”中出现的色素颗粒是
A. 黑色素
B. 脂褐素
C. 含铁血黄素
D. 胆红素
E. 胆绿素

26. 病理性钙化钙盐量多时肉眼呈
A. 黄色颗粒状
B. 暗红色团块状
C. 黑色炭末样
D. 蓝色颗粒状质块
E. 灰白色石灰样质块

27. 细胞坏死的形态学改变的主要标志是
A. 细胞体积增大或细胞肿胀
B. 细胞内脂肪增多
C. 细胞内水分增多
D. 细胞质的红染浓缩
E. 细胞核固缩、碎裂、溶解

28. 下列有关细胞死亡的描述中，哪项不正确
A. 核固缩、核碎裂、核溶解是细胞坏死的主要形态改变
B. 干酪样坏死常由结核分枝杆菌引起
C. 胰腺坏死常为液化性坏死
D. 固缩坏死只见于细胞的生理性死亡
E. 坏疽是坏死组织经腐败菌作用的结果

29. 液化性坏死常见于
A. 胰腺
B. 心脏
C. 肾脏
D. 脾脏
E. 小肠

30. 病毒性肝炎时，肝细胞的灶状坏死属于
A. 凝固性坏死
B. 液化性坏死
C. 干酪样坏死
D. 固缩性坏死
E. 坏疽

31. 结节性多动脉炎的血管壁坏死是
A. 液化性坏死
B. 纤维素样坏死
C. 干酪样坏死
D. 脂肪坏死
E. 固缩坏死

32. 纤维素样坏死的实质是
A. 胶原组织增粗并相互融合
B. 间质胶原纤维及小血管壁变性
C. 基质中透明质酸大量储积
D. 基质中 PAS 阳性的黏多糖增多
E. 小血管基膜下结合黏多糖蛋白质的

沉积

33. 湿性坏疽常发生于
A. 肺、肝、脾
B. 肺、脑、肠
C. 脑、脾、肾
D. 肺、肠、子宫
E. 阑尾、子宫、脑

34. 干酪样坏死是下列哪种疾病的特征性病变
A. 风湿病
B. 结核病
C. 原发性肝癌
D. 急性胰腺炎
E. 肝阿米巴病

35. 下列哪个脏器不发生坏疽
A. 肺
B. 下肢
C. 阑尾
D. 小肠
E. 脑

36. 关于凋亡的描述，哪项是正确的
A. 凋亡是生理性死亡
B. 常伴有明显的炎症反应
C. 凋亡小体是细胞核碎片
D. 肝细胞碎片状坏死是固缩性坏死
E. 肝细胞嗜酸性小体属凋亡

37. 组织坏死与死后自溶的主要区别是
A. 细胞膜是否破裂
B. 细胞质内细胞器是否丧失
C. 细胞核结构是否存在
D. 胞质内氧化酶是否丧失
E. 坏死周围有无炎症反应

38. 下列哪项不是引起萎缩的原因
A. 感染和中毒
B. 肾盂积水
C. 机体功能低下
D. 慢性肝淤血
E. 蛋白质摄入不足或消耗过多

39. 下列哪项不属于细胞和组织适应性反应
A. 肥大
B. 增生
C. 化生
D. 萎缩
E. 变性

40. 下列关于玻璃样变的叙述，错误的是
A. 可发生于肝细胞
B. 可发生于结缔组织
C. 可发生于浆细胞
D. 可发生于血管壁
E. 可发生于远曲肾小管上皮

41. 下列哪一项不是细胞内玻璃样变的玻璃样物质
A. 脂蛋白
B. 糖蛋白
C. Russell 小体
D. Negri 小体
E. Mallory 小体

42. 下列哪项不符合湿性坏疽的特征
A. 常发生于肺、肠、子宫
B. 常有全身中毒症状
C. 具有恶臭味
D. 动脉被阻塞，静脉回流通畅
E. 坏死组织与健康组织之间界限不清

43. 下列关于萎缩的叙述，错误的是

A. 器官体积缩小
B. 实质细胞数量减少
C. 萎缩细胞的细胞器减少
D. 萎缩器官的功能降低
E. 萎缩是不可逆性变化

【B 型题】

A. 生理性萎缩
B. 压迫性萎缩
C. 失用性萎缩
D. 全身性萎缩
E. 内分泌性萎缩

1. 恶病质属于
2. 胸腺逐渐缩小属于
3. 脑积水可引起
4. Simond 病可引起
5. 下肢骨折长期用夹板固定可引起

A. 细胞水肿
B. 脂肪变
C. 淀粉样变
D. 玻璃样变
E. 纤维素样坏死

6. “虎斑心”是心肌的
7. 肝“气球”样变是
8. 风湿病时结缔组织发生
9. 梗死瘢痕灶内发生
10. 结节性多动脉炎发生
11. 四氯化碳中毒发生
12. 急性普通肝炎发生
13. 肝细胞内 Mallory 小体是

A. 凝固性坏死
B. 液化性坏死
C. 干酪样坏死
D. 脂肪坏死
E. 溶解坏死

14. 结核病时发生
15. 乙型脑炎时出现
16. 阿米巴病时组织发生
17. 麻风病发生的坏死属于
18. 重型病毒性肝炎时，肝细胞发生广泛的
19. 急性胰腺炎可出现
20. 肾贫血性梗死灶发生
21. 脾梗死的坏死属于
22. 脑梗死的坏死属于
23. 外伤性乳腺炎可发生

A. 溃疡
B. 钙化
C. 瘢痕
D. 纤维包裹
E. 空洞或坏死腔

24. 皮肤坏死组织分离排出在表面可形成
25. 肉芽组织进一步演变最后可形成
26. 静脉石的形成是血栓发生
27. 结核瘤是干酪样坏死后发生
28. 肺结核坏死排出后形成
29. 与腹壁切口疝发生有关的是

A. 滑面内质网大量增生
B. 前角蛋白细丝堆聚
C. 增大的载有蛋白质的溶酶体
D. 线粒体肿胀、嵴消失
E. 核内包涵体

30. 近曲小管上皮细胞内玻璃样小滴是
31. 肝细胞内 Mallory 小体是

A. 胶原纤维互相融合
B. 血浆蛋白渗入血管内
C. 肾小管上皮吞饮吸收大量血浆蛋白
D. 前角蛋白成分在肝细胞内聚集
E. 免疫球蛋白在浆细胞内堆集

32. 细动脉硬化是

33. Mallory 小体是

A. 脂肪变
B. 细胞水肿
C. 淀粉样变
D. 黏液样变
E. 玻璃样变

34. 锇酸染成黑色
35. 刚果红染成红色
36. 阿尔辛蓝（Alcian blue）染成深红色
37. 苏丹Ⅲ染成橘红色
38. 遇碘呈棕色，再遇稀硫酸变为深蓝色

【C 型题】

A. 细动脉玻璃样变
B. 动脉壁纤维素样坏死
C. 二者均有
D. 二者均无

1. 恶性高血压发生
2. 肾性高血压发生
3. 结节性动脉周围炎发生
4. 血栓闭塞性脉管炎发生

A. 对机体有利
B. 对机体有害
C. 二者均有
D. 二者均无

5. 化生
6. 血栓
7. 钙化
8. 肉芽组织
9. 再生性增生
10. 痂下愈合方式
11. 血管壁玻璃样变

A. 细胞内物质沉积
B. 细胞间质内物质沉积
C. 二者均有
D. 二者均无

12. 脂肪变是由于
13. 细胞水肿是由于
14. 钙盐沉着是由于
15. 玻璃样变是由于
16. 黏液样变是由于
17. 淀粉样变是由于
18. 含铁血黄素是由于

A. 可逆性变性
B. 不可逆性变性
C. 二者均有
D. 二者均无

19. 钙化是
20. 细胞水肿是
21. 脂肪变是
22. 玻璃样变是
23. 淀粉样变是
24. 黏液样变是
25. 含铁血黄素是
26. 纤维素样坏死是

【X 型题】

1. 化学物质造成细胞损伤的途径有
A. 诱发 DNA 损伤
B. 诱发心理、精神损伤
C. 诱发免疫损伤
D. 直接的细胞毒作用
E. 其代谢产物对靶细胞的毒性作用

2. 细胞缺氧可引起
A. 能量代谢障碍，ATP 生成减少，各种耗能代谢降低
B. 无氧糖酵解过程增强，细胞内 pH 降低，酶活性降低
C. AOS 增多，对脂质等过氧化作用增

强，细胞损伤

D. 封闭了线粒体内细胞色素氧化酶体系，细胞死亡

E. 钠钾泵、钙泵功能降低，细胞内 Ca^{2+} 和水增多，磷酸酶和内切酶活性增强，引起细胞死亡

3. 可导致肝细胞脂肪变的因素有

A. 高脂饮食

B. 病毒性肝炎

C. CCl_4 中毒

D. 饮酒

E. 皮下脂肪和大网膜组织大量分解

4. 萎缩的心脏在肉眼上常表现为

A. 体积缩小

B. 心肌呈褐色

C. 乳头肌变粗

D. 心室内膜呈虎斑状

E. 冠状血管呈扭曲状

5. 萎缩心肌的电镜形态特点有

A. 自噬泡增多

B. 内质网减少

C. 溶酶体增多

D. 线粒体减少

E. 肌原纤维增多

6. 实质细胞脂肪变多见于

A. 心

B. 肝

C. 肾

D. 肾上腺

E. 神经元

7. 形态学上被称为玻璃样变的病变有

A. Councilman 小体

B. 肾小管上皮细胞内吸收蛋白

C. Negri 小体

D. 血浆蛋白浸润血管壁内

E. Rusell 小体

8. 易发生营养不良性钙化的病灶有

A. 血吸虫卵

B. 血栓

C. 干酪样坏死灶

D. 脂肪坏死

E. 动脉粥样硬化斑块

9. 关于病理性钙化的描述，正确的是

A. HE 染色时呈蓝色颗粒

B. 营养不良性钙化多见

C. 转移性钙化多发生于肾小管、肺泡和胃黏膜

D. 营养不良性钙化多见于变性坏死组织

E. 钙磷代谢失调可加重营养不良性钙化

10. 淀粉样变病灶的病理形态特点有

A. 呈嗜酸性

B. 集中分布于细胞内

C. 刚果红染成橘红色

D. 内含淀粉物质

E. 电镜显示原纤维结构

11. 易发生化生的组织为

A. 关节软骨

B. 横纹肌

C. 胃黏膜

D. 宫颈黏膜

E. 支气管黏膜

12. 好发生鳞状上皮化生的部位有

A. 宫颈

B. 支气管

C. 阴道壁
D. 肾
E. 口腔黏膜

13. 属于细胞可逆性损伤的超微结构改变有
A. 线粒体肿胀
B. 自噬泡增多
C. 核碎裂
D. 内质网扩张
E. 核蛋白体脱失

14. 组织、细胞发生坏死时，其形态学改变有
A. 胞质嗜酸性增加
B. 炎细胞浸润
C. 基质和纤维裂解
D. 核固缩、核碎裂和核溶解
E. 细胞结构、轮廓立即消失

15. 多数凝固性坏死的形态特点为
A. 组织干燥
B. 界限不清
C. 易并发感染
D. 多呈灰白色或灰黄色
E. 原有组织结构、轮廓保存

16. 易发生液化性坏死的疾病有
A. 肺脓肿
B. 乙型肝炎
C. 脑梗死灶
D. 化脓性脑膜炎
E. 肝阿米巴脓肿

17. 引起血管壁纤维素样坏死的常见疾病有
A. 肾移植排异反应
B. 风湿热
C. 系统性红斑狼疮
D. 恶性高血压
E. 急性弥漫性增生性肾小球肾炎

18. 可发生坏疽的器官或组织有
A. 皮肤
B. 脾
C. 肺
D. 子宫
E. 阑尾

19. 湿性坏疽的病理特征有
A. 高度水肿
B. 呈污黑色
C. 恶臭味
D. 与正常组织分界清楚
E. 伴全身中毒症状

20. 因组织坏死脱落而形成溃疡的部位有
A. 膀胱黏膜
B. 胃黏膜
C. 皮肤
D. 血管内膜
E. 呼吸道黏膜

三、问答题

1. 适应在形态学上有哪些表现形式?
2. 病理性萎缩可分为哪几类?
3. 临床上常见有哪些化生?
4. 试述变性的类型及特点。

5. 玻璃样变有哪些类型？
6. 坏死有哪些基本类型？各有何特点？
7. 试比较坏死与凋亡的异同。
8. 试述肝脂肪变原因和临床意义。

参 考 答 案

一、填空题

1. ①萎缩 ②肥大 ③增生 ④化生
2. ①生理性萎缩 ②病理性萎缩
3. ①营养不良性萎缩 ②压迫性萎缩 ③失用性萎缩 ④去神经性萎缩 ⑤内分泌性萎缩
4. ①减小 ②减轻 ③变深 ④大量退化
5. ①生理性肥大 ②病理性肥大
6. ①激素 ②生长因子
7. ①核固缩 ②核碎裂 ③核溶解
8. ①凝固性坏死 ②液化性坏死 ③纤维素样坏死
9. ①干性坏疽 ②湿性坏疽 ③气性坏疽

二、选择题

【A 型题】

1. E　2. D　3. E　4. A　5. E　6. C　7. D　8. C　9. C　10. E
11. E　12. D　13. B　14. A　15. A　16. C　17. D　18. A　19. E　20. E
21. A　22. C　23. E　24. D　25. C　26. E　27. E　28. D　29. A　30. B
31. B　32. B　33. D　34. B　35. E　36. E　37. E　38. A　39. E　40. E
41. B　42. D　43. E

【B 型题】

1. D　2. A　3. B　4. E　5. C　6. B　7. A　8. E　9. D　10. E
11. B　12. A　13. D　14. C　15. B　16. B　17. C　18. E　19. D　20. A
21. A　22. B　23. D　24. A　25. C　26. B　27. D　28. E　29. C　30. C
31. B　32. B　33. D　34. A　35. C　36. D　37. A　38. C

【C 型题】

1. B　2. A　3. B　4. A　5. B　6. C　7. C　8. C　9. A　10. C

11. B　12. A　13. A　14. B　15. C　16. B　17. B　18. C　19. B　20. C

21. C　22. B　23. C　24. C　25. C　26. B

【X 型题】

1. ABCDE　2. ABCDE　3. ACDE　4. ABE　5. ABCD　6. ABC

7. ABCDE　8. ABCDE　9. ABCDE　10. ACE　11. CDE　12. ABD

13. ABDE　14. ABCD　15. ADE　16. ABCE　17. ABCDE　18. ACDE

19. ABCE　20. ABCDE

三、问答题

1. 答题要点参阅表 1-1。

2. 答：病理性萎缩的类型如下表所示

病理性萎缩的类型

类　型	举　例	产生的机制
全身性萎缩	饥饿性萎缩	长期营养不良或消化道梗阻
	恶病质	全身消耗性疾病或恶性肿瘤
局部性萎缩	缺血性萎缩	动脉硬化引起脑、肾组织缺血→脑、肾萎缩
	压迫性萎缩	肾盂积水→肾实质萎缩
	失用性萎缩	肢体、器官长期不活动
	去神经性萎缩	小儿麻痹症
	内分泌性萎缩	西蒙病（垂体功能↓→甲状腺、肾上腺和性腺萎缩）

3. 答：化生是指一种分化成熟的细胞类型因受刺激而转化为另一种分化成熟的细胞类型的过程。常见的有鳞状上皮化生、肠上皮化生及纤维组织化生为软骨或骨等。

4. 答题要点参阅表 1-4。

5. 答题要点参阅表 1-4 中有关玻璃样变的内容。

6. 答题要点参阅表 1-9。

7. 答题要点参阅表 1-10。

8. 肝脂肪变的常见原因及机制是：①肝细胞内脂肪酸增多；②甘油三酯合成过多；③脂蛋白和载脂蛋白减少，脂肪输出受阻而聚积在肝细胞内。

临床上脂肪肝患者表现为消化不良、食欲缺乏、肝区不适和血清转氨酶升高。脂肪肝是一种可逆性损伤，如除去病因可以恢复，如继续发展可引起肝细胞坏死。

（郭乔楠）

第二章 损伤的修复

学习要求

学习要求	内 容
了解	与再生有关的因素
熟悉	1. 再生的方式，各种组织的再生过程
	2. 骨折愈合的过程
掌握	1. 再生与修复的概念，各种组织的再生能力
	2. 肉芽组织的概念、形态特点、功能和结局
	3. 创伤愈合的基本过程

常用名词解释

名 词	英文名	定义或概念
修复	repair	损伤造成机体部分细胞和组织丧失后，机体对所形成缺损进行修补恢复的过程，称为修复
再生	regeneration	由损伤周围的同种细胞来修复，称为再生
完全再生	complete regeneration	由损伤周围的同种细胞来修复，并能完全恢复原组织的结构和功能，称为完全再生
纤维性修复（瘢痕修复）	fibrous repair (scar repair)	损伤由纤维结缔组织来修复，称为纤维性修复，以后形成瘢痕，故也称为瘢痕修复
不稳定细胞（持续分裂细胞）	labile cells (continuosly dividing cell)	这类细胞总在不断地增殖，以替代衰亡或破坏了的细胞，它们的再生能力很强
稳定细胞（静止细胞）	stable cells (quiescent cell)	这类细胞在生理情况下增殖现象不明显，处于细胞周期的静止期（G_0），但受到组织损伤的刺激时，则进入 DNA 合成前期（G_1），表现出较强的再生能力

续　表

名　词	英文名	定义或概念
永久性细胞（非分裂细胞）	permanent cells (nondividing cell)	这类细胞出生后不能分裂增生，一旦遭受破坏则成为永久性缺失，属于这类细胞的有神经细胞、骨骼肌细胞和心肌细胞
生长因子	growth factor	细胞受到损伤因素的刺激后，释放或分泌的一些多肽类物质，能刺激同类或同一胚层发育来的细胞增生与分化，进而促进修复过程者，称为生长因子
抑素	chalone	由组织细胞分泌的化学物质，能抑制组织细胞本身的增殖，具有组织特异性
接触抑制	contact inhibiton	当细胞分裂增生将创面覆盖而互相接触时，或部分切除后的肝脏，当肝细胞增生达到原有大小时，细胞停止生长，不致堆积起来，这种现象称为接触抑制
干细胞	stem cell	个体发育过程中产生的具有无限或较长时间自我更新和多向分化能力的一类细胞，称为干细胞
胚胎干细胞	embryonic stem cell	起源于着床前胚胎内细胞群的全能干细胞，具有向三个胚层分化的能力，可分化为成体所有类型的成熟细胞
成体干细胞	adult stem cell	存在于各组织器官中具有自我更新和一定分化潜能的不成熟细胞
诱导性多能干细胞	induced pluripotent stem cell（iPSC）	通过体外基因转染技术将已分化的成体细胞重新编程所获得的一类干细胞
间充质干细胞	mesenchymal stem cell	骨髓一种成体干细胞，具有干细胞的共性。具有向骨、软骨、脂肪、肌肉及肌腱等组织分化的潜能
肉芽组织	granulation tissue	由新生薄壁的毛细血管、增生的成纤维细胞以及一些炎性细胞共同组成，肉眼表现为鲜红色、颗粒状，柔软湿润，形似鲜嫩的肉芽，称为肉芽组织
瘢痕（组织）	scar	是指肉芽组织经改建成熟形成的纤维结缔组织，由大量玻璃样变的胶原纤维束组成，其内血管和纤维细胞的数量明显减少，肉眼呈灰白色、质地硬韧
瘢痕疙瘩	keloid	肥大的瘢痕组织增生过度，突出于皮肤表面并向周围不规则地扩延，称为瘢痕疙瘩
肌成纤维细胞	myofibroblast	指一些具有平滑肌细胞功能和表型特点的成纤维细胞，这种细胞能产生基质和胶原纤维，细胞质内含有肌细丝，具有收缩功能
创伤愈合	wound healing	指机体遭受外力作用，皮肤等组织出现离断或缺损后的愈复过程，为包括各种组织的再生和肉芽组织增生、瘢痕形成过程的复杂组合，表现出各种过程的协同作用

基本内容复习

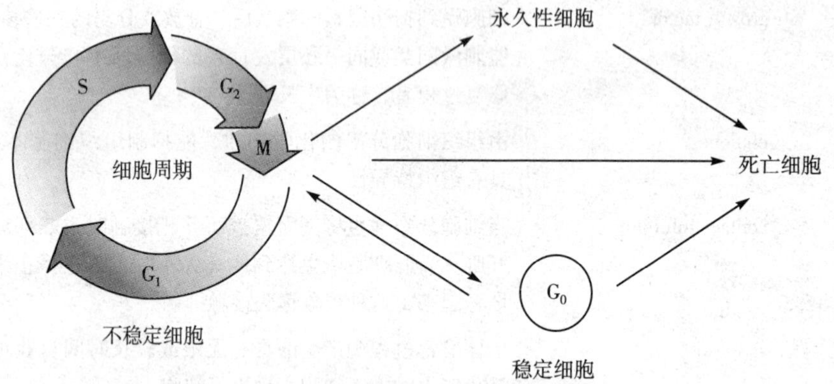

图 2-1　细胞周期与细胞再生潜能

注：M：分裂期；G_1：DNA 合成期；S：DNA 静止期；

G_2：DNA 合成后期（分裂前期）；G_0：静止期

表 2-1　不同类型细胞的再生能力与修复结果

细胞分类	定　义	常见细胞	修复结果
不稳定细胞	不断进行增殖，代替衰亡或破坏的细胞，其再生能力很强	表皮细胞、呼吸道及消化道黏膜细胞、造血细胞、间皮细胞	纤维支架保留，能完全再生 纤维支架破坏，纤维性修复
稳定细胞	生理情况下增殖不明显，但受到损伤刺激后表现出较强的增殖能力	各种腺体实质细胞（肝、胰、内分泌腺等）、原始间叶细胞、平滑肌细胞	纤维支架保留，能完全再生 纤维支架破坏，不完全再生（纤维性修复）
永久性细胞	不能进行再生的细胞	神经细胞、骨骼肌细胞、心肌细胞	纤维性修复

表 2-2　细胞外基质在细胞再生过程中的作用

细胞外基质的成分	作　用
胶原蛋白	①支架作用 ②参与血液凝固过程 ③影响细胞的生长、分化、细胞黏附及迁移

续　表

细胞外基质的成分	作　　用
弹力蛋白	含有交联结构，调节组织、细胞的弹性
黏附性糖蛋白	
纤维连接蛋白	与细胞黏附、伸展和迁移直接相关
层粘连蛋白	既与细胞表面的特异性受体结合，也与基质成分结合
整合素	是细胞表面受体的主要家族，对细胞和细胞外基质的黏附起介导作用
基质细胞蛋白	有的可促进损伤后组织重建；有的介导白细胞迁移；有的调节细胞黏附；有的可抑制血管生成
蛋白多糖	①黏合细胞 ②影响细胞的代谢、生长和分化
透明质酸素	与调节细胞增殖和迁移的细胞表面受体有关

表 2-3　各种组织的再生过程

组　织	再生过程
上皮组织	
鳞状上皮	鳞状上皮缺损时，由基底层细胞分裂增生，先形成单层上皮，再分化为鳞状上皮
单层柱状上皮	由邻近的基底细胞分裂增生来修补
腺上皮	腺体结构未被破坏可完全再生，否则难以再生；肝小叶支架完整，可完全修复，否则形成肝细胞再生结节
纤维组织	损伤性刺激→纤维细胞和未分化的间叶细胞→成纤维细胞→产生胶原纤维，并变成纤维细胞
软骨组织	小范围损伤→软骨膜细胞→软骨母细胞→软骨细胞并分泌软骨基质
骨组织（骨折愈合）	血肿形成→纤维性骨痂形成→骨性骨痂形成、骨痂改建或再塑
血管	
毛细血管和小血管	小血管损伤→内皮细胞增生形成幼芽→内皮细胞条索→形成管腔（新生毛细血管）→吻合成毛细血管网，改建成小动脉、小静脉；小血管平滑肌可由血管外未分化间叶细胞而来
大血管	大血管断离后需手术吻合，两侧内皮细胞可完全再生，其余由瘢痕组织代替
肌肉组织	再生能力弱，多经瘢痕修复
神经组织	

续 表

组 织	再生过程
中枢神经细胞	由神经胶质细胞修补形成胶质瘢痕
外周神经纤维	如与其相连的神经细胞仍存活，可完全再生。若断端相隔太远，可形成创伤性神经瘤

表 2-4 主要生长因子及其作用

生长因子	作 用
血小板源性生长因子（PDGF）	刺激成纤维细胞、平滑肌细胞、单核细胞及胶质细胞增生
成纤维细胞生长因子（FGF）	刺激所有间叶细胞，尤其是毛细血管内皮细胞增生
表皮生长因子（EGF）	刺激上皮细胞、成纤维细胞、胶质细胞及平滑肌细胞增生
转化生长因子-α（TGF-α）	刺激上皮细胞、成纤维细胞、胶质细胞及平滑肌细胞增生
转化生长因子-β（TGF-β）	低浓度诱导 PDGF 合成分泌，高浓度抑制 PDGF 受体表达，抑制生长，促进纤维化
血管内皮生长因子（VEGF）	促进肿瘤血管形成、正常胚胎发育、创伤愈合及慢性炎症时的血管增生
其他细胞因子（如 IL-1，TNF）	刺激成纤维细胞增殖、胶原合成和血管增生

表 2-5 与血管内皮细胞生长相关的因子

项 目	说 明
蛋白	家族成员：VEGF，VEGF-β，VEGF-C，PGF，具有多种异构体的糖蛋白二聚体，VEGF 靶突变可导致血管形成和血管新生缺陷
产生部位	在一些发育成熟组织低表达，而在有些部位如肾小球内的足细胞和心肌细胞高表达
介导因子	缺氧；TGF-β；PDGF；TGF-α
受体	VEGF-R1；VEGF-R2；限制性内皮细胞受体基因的靶突变可导致血管形成的数量不足或缺如
功能	①促进血管新生 ②增加血管通透性 ③刺激内皮细胞迁移 ④刺激内皮细胞增殖 ⑤VEGF-C 选择性诱导淋巴管增生 ⑥正反馈调节内皮细胞表达纤溶酶原激活剂（PLA），纤溶酶原激活剂抑制剂，组织因子和间质胶原酶

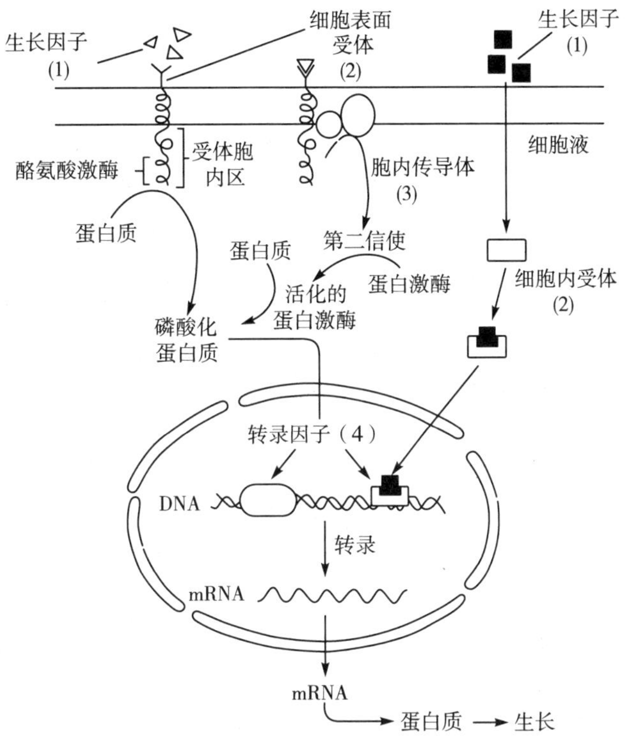

图 2-2　生长因子作用机制示意图

生长因子的作用依赖于靶细胞膜上的相应受体的信号传递。生长因子受体是一类跨膜糖蛋白，分为膜外域、跨膜域及胞内域，后者具有酪氨酸激酶活性。生长因子与受体结合，通过受体自身磷酸化启动受体酪氨酸激酶的活化，或者借助与其偶联的胞质酪氨酸激酶催化胞内的一系列相关底物蛋白质（或酶）磷酸化，激活细胞膜上磷脂酶 C，水解磷脂酰肌醇二磷酸（phosphatidylinositol biphosphate，PIP_2），产生三磷酸肌醇（IP_3），二酰甘油（DAG）和 Ca^{2+} 等相应的第二信使，活化蛋白激酶或者胞内相关蛋白质，包括核内的转录因子，引发基因转录，达到调节生长与分化的作用

表 2-6　肉芽组织的组成、作用及转归

项　　目	说　　明
肉芽组织的外观	鲜红色、颗粒状、柔软湿润，形似鲜嫩的肉芽
肉芽组织的成分	①新生的毛细血管 ②成纤维细胞、肌成纤维细胞 ③炎性渗出成分
肉芽组织的作用	①抗感染，保护创面 ②填补创口及其他组织缺损 ③机化或包裹坏死组织、血栓、炎性渗出物及其他异物
结局	转变为瘢痕组织

表 2-7 增生与再生之比较

比较	项目	增生	再生
不同点	诱因	激素和生长因子	细胞死亡，组织缺损
	形态特点	实质细胞数量增多；常伴有细胞肥大，器官、组织体积增大	实质细胞数量不变或减小，不伴有细胞肥大，甚至再生细胞体积变小；器官、组织体积多数情况下变小
	功能特点	功能增强	功能不亢进，常伴有程度不等的功能障碍
	意义	具有代偿作用，属于机体的一种适应性反应	具有维持正常细胞数量、结构和功能以及器官、组织完整性的作用，属于机体的一种修复方式
相同点	①均有细胞增殖 ②均可在病理或生理情况下发生 ③均受机体调节，细胞呈有限增殖，与肿瘤不同		

表 2-8 一期愈合与二期愈合的区别

区别要点	一期愈合	二期愈合
1. 伤口特点		
组织缺损	少或小	较大
创缘	整齐	不整齐，哆开
伤口感染	无	可能伴有感染
2. 创面对合	经黏合或缝合后创面对合严密	无法整齐对合
3. 愈合时间	短	长
4. 形成瘢痕	少或小	大

表 2-9 影响创伤愈合的因素

影响因素	说明
全身性因素	
年龄	年龄小，组织再生能力强，愈合快
营养	蛋白质、含硫氨基酸、维生素 C 和锌缺乏，影响胶原的合成
局部因素	
感染和异物	有碍创伤愈合
局部血液供应	局部供血良好，提供组织再生所需的氧和营养物质，并有利于坏死物质的吸收和局部炎症的控制
神经支配	通过影响局部血管正常反射，间接影响血液供应
电离辐射	能造成局部损伤，抑制组织再生

试 题 精 选

一、填空题

1. 按照再生能力的强弱，可将人体细胞分为①________、②________和③________3类。

2. 肉芽组织的成分包括①________和②________。

3. 根据来源和个体发育过程中出现的先后次序不同，干细胞可分为①________和②________，近年来通过体细胞重编程又获得了③________。

4. 骨折愈合一般可分为①________、②________、③________和④________等四个阶段。

5. 所有创伤愈合过程都包括各种组织的①________、②________的增生和③________形成的复杂组合过程。

二、选择题

【A 型题】

1. 下述哪种细胞属于永久性细胞
   A. 造血细胞
   B. 表皮细胞
   C. 肝细胞
   D. 心肌细胞
   E. 肾小管细胞

2. 下列描述中，哪种属于完全再生
   A. 动脉吻合口愈合
   B. 剖腹手术切口愈合
   C. 骨折愈合再生
   D. 肠吻合口愈合
   E. 胃溃疡愈合

3. 关于胚胎干细胞下列哪种描述不正确
   A. 起源于着床前胚胎内细胞群
   B. 全能干细胞
   C. 存在于各种组织器官中
   D. 具有向三个胚层分化的潜能
   E. 可分化为所有成熟细胞

4. 下列各细胞中，再生能力最强的是
   A. 骨骼肌细胞
   B. 神经细胞
   C. 心肌细胞
   D. 神经胶质细胞
   E. 软骨细胞

5. 下列哪项属于生理性再生
   A. 消化道黏膜的更新再生
   B. 前列腺腺上皮再生
   C. 骨折再生
   D. 肝硬化再生结节
   E. 胃炎再生腺体

6. 参与瘢痕修复过程最重要的细胞是
   A. 血管内皮细胞
   B. 上皮细胞
   C. 成纤维细胞
   D. 渗出的白细胞

E. 单核巨噬细胞

7. 瘢痕修复的物质基础是
A. 上皮组织
B. 肉芽组织
C. 炎性渗出物
D. 毛细血管网
E. 纤维蛋白网架

8. 创面一期愈合的条件是
A. 手术创面
B. 刀伤
C. 三度烧伤
D. 创面小而整齐，组织损伤小
E. 已扩创处理的大面积创伤

9. 慢性胃溃疡溃疡底部的病理组织学改变应是
A. 空洞结构
B. 脓肿结构
C. 瘢痕结构
D. 胃黏膜浅层坏死
E. 肉芽组织和瘢痕组织

10. 肉芽组织所不具备的功能是
A. 抗感染和保护创面
B. 机化凝血块和坏死组织
C. 填补伤口及组织缺损
D. 包裹异物
E. 修复缺损，可恢复原结构和功能

11. 下列哪种病变进一步发展与肉芽组织无关
A. 血肿
B. 胃溃疡
C. 静脉石
D. 血栓
E. 肺脓肿

【B 型题】

A. 不稳定细胞
B. 稳定细胞
C. 永久性细胞
D. 与瘢痕抗拉力弱特性有关
E. 与瘢痕收缩特性有关

1. 神经细胞、骨骼肌细胞和心肌细胞属于
2. 肾小管的上皮细胞属于
3. 各种腺体或腺样器官的实质细胞属于
4. 表皮细胞属于
5. 淋巴及造血细胞属于
6. 腹壁切口疝的形成
7. 胃肠吻合术后所致的吻合口狭窄

A. 肝细胞
B. 神经细胞
C. 内分泌细胞
D. 神经胶质细胞
E. 呼吸道黏膜细胞

8. 再生能力最强的细胞是
9. 再生能力最弱的细胞是
10. 属于稳定细胞的是

A. 增生
B. 再生
C. 机化
D. 肥大
E. 纤维性修复

11. 结节性甲状腺肿属于
12. 在正常骨髓中，各种血细胞的生成属于
13. 溃疡、空洞等组织缺损由肉芽组织填充治愈属于
14. 陈旧性梗死所形成的纤维瘢痕和脑软化所形成的胶质瘢痕属于

A. 血小板源性生长因子的释放
B. 成纤维细胞增生及胶原合成
C. 间质细胞增生及小血管再生
D. 成纤维细胞、平滑肌细胞、胶质细胞增生
E. 上皮细胞、成纤维细胞、胶质细胞、平滑肌细胞增生

15. 表皮生长因子主要促进
16. 血小板源性生长因子主要促进
17. 成纤维细胞生长因子主要促进
18. 白介素-1 主要促进
19. 肿瘤坏死因子主要促进

A. 完全再生
B. 纤维性修复
C. 生芽
D. 胶质瘢痕
E. 再生结节

20. 心肌梗死后发生
21. 糜烂性胃炎发生
22. 神经细胞坏死后发生
23. 毛细血管断裂后发生
24. 广泛肝细胞坏死后发生

【C 型题】

A. 成纤维细胞
B. 新生的毛细血管
C. 二者均有
D. 二者均无

1. 属于肉芽组织成分的有
2. 属于成熟肉芽组织成分的有

A. 可不断增殖，以代替衰亡或破坏的细胞
B. 在受损伤情况下有较强的再生能力
C. 二者均可能
D. 二者均不可能

3. 肝细胞的再生
4. 表皮细胞的再生

A. 完全再生
B. 纤维性修复
C. 二者均有
D. 二者均无

5. 骨折愈合
6. 肝细胞损伤
7. 间皮细胞损伤
8. 心肌细胞损伤
9. 灶性心肌梗死
10. 肠结核性溃疡
11. 横纹肌细胞损伤
12. 慢性活动性肝炎
13. 脊髓前角灰质炎
14. 急性普通型肝炎
15. 中枢神经细胞损伤
16. 病毒性脑炎软化灶
17. 正常肝的外伤性肝破裂
18. 外伤性外周神经断裂缝合后

【X 型题】

1. 关于再生时不稳定细胞的叙述，正确的有
   A. 经常更新的细胞
   B. 再生能力最强的细胞
   C. 常见于被覆上皮
   D. 再生能力较弱的细胞
   E. 最不容易通过再生来修复

2. 在镜下观察肉芽组织时可见到
   A. 巨噬细胞
   B. 中性粒细胞
   C. 毛细血管
   D. 淋巴细胞
   E. 成纤维细胞

3. 肉芽组织在修复过程中的作用是
A. 填平伤口
B. 缩小创面
C. 抗感染
D. 使伤口完全再生
E. 机化凝血块及坏死组织

4. 伤口一期愈合的特点是
A. 瘢痕小
B. 多见于手术缝合切口
C. 愈合期短
D. 多见于外伤性创伤伤口
E. 常见于术后感染伤口

5. 伤口二期愈合的特点是
A. 形成的瘢痕大
B. 伤口大
C. 坏死组织多
D. 炎症反应明显
E. 愈合时间长

6. 瘢痕组织对机体不利的影响有
A. 形成肥大瘢痕
B. 瘢痕性粘连
C. 导致组织硬化
D. 瘢痕收缩
E. 以不完全再生方式填补组织缺损

7. 感染对创伤愈合的影响有
A. 易形成肥大瘢痕
B. 加重局部血液循环障碍
C. 影响表皮再生
D. 增加局部张力，伤口易裂开
E. 进一步加重局部组织坏死

8. 炎症痊愈的局部标志有
A. 病原体消除
B. 功能恢复正常
C. 渗出物吸收
D. 组织完整性恢复
E. 损伤处通过完全性再生而修复

9. 影响组织修复的因素有
A. 血供状态
B. 结构损伤的程度
C. 神经营养功能
D. 病原体是否清除
E. 细胞所属生长周期和类型

10. 与组织修复有关的细胞因子有
A. 血小板源性生长因子（PDGF）
B. 转化生长因子-β（TGF-β）
C. 肿瘤坏死因子-α（TNF-α）
D. 成纤维细胞生长因子（FGF）
E. 表皮生长因子（EGF）

11. 判断体表肉芽组织是否健康的外观特征有
A. 颜色
B. 光泽度
C. 有无触痛
D. 有无渗血
E. 是否明显高于周围正常组织

12. 肉芽组织可见于
A. 慢性炎症灶内
B. 溃疡底部和边缘
C. 结核结节内
D. 血栓的机化过程
E. 脓肿壁的形成过程

13. 最终能引起局部纤维化的病变有
A. 肉芽组织
B. 血肿

C. 脓肿
D. 肉芽肿
E. 囊肿

14. 大量纤维增生的不良后果有
A. 关节僵直
B. 器官硬化
C. 心瓣膜变形
D. 心包粘连
E. 胸膜腔闭锁

15. 骨折愈合的基本步骤是
A. 骨折断端间形成血肿
B. 肉芽组织长入血肿
C. 形成纤维性骨痂的类骨组织
D. 钙盐沉积形成骨性骨痂
E. 进一步改进再塑

三、问答题

1. 简述纤维组织再生的过程。
2. 与再生有关的生长因子有哪些?
3. 简述创伤愈合的基本过程。
4. 试述肉芽组织的主要作用及结局。
5. 简述影响创伤愈合的相关因素。
6. 比较伤口一期愈合和二期愈合的特点。
7. 比较增生与再生的异同点。
8. 简述骨折愈合的基本过程。

参 考 答 案

一、填空题

1. ①不稳定细胞 ②稳定细胞 ③永久性细胞
2. ①毛细血管 ②成纤维细胞
3. ①胚胎干细胞 ②成体干细胞 ③诱导性多能干细胞
4. ①血肿形成 ②纤维性骨痂形成 ③骨性骨痂形成 ④骨痂改建或再塑
5. ①再生 ②肉芽组织 ③瘢痕

二、选择题

【A 型题】

1. D 2. C 3. C 4. D 5. A 6. C 7. B 8. D 9. E 10. E
11. C

【B 型题】

1. C 2. B 3. B 4. A 5. A 6. D 7. E 8. E 9. B 10. A

11. A 12. B 13. C 14. E 15. E 16. D 17. C 18. B 19. B 20. B
21. A 22. D 23. C 24. E

【C 型题】

1. C 2. D 3. B 4. C 5. A 6. C 7. A 8. B 9. D 10. B
11. C 12. B 13. D 14. A 15. D 16. D 17. A 18. A

【X 型题】

1. ABC 2. ABCDE 3. ABCE 4. ABC 5. ABCDE 6. ABCD
7. ABCDE 8. ACD 9. ABCDE 10. ABCDE 11. ABDE 12. ABDE
13. ABCD 14. ABCDE 15. ABCDE

三、问答题

1. 答：纤维组织再生的过程如下：损伤性刺激→纤维细胞和未分化的间叶细胞→成纤维细胞→产生胶原纤维，并变成纤维细胞。

2. 答题要点参阅表 2-4 和表 2-5。

3. 答题要点参阅填空题第 5 题。

4. 答题要点参阅表 2-6。

5. 答题要点参阅表 2-9。

6. 答题要点参阅表 2-8。

7. 答题要点参阅表 2-7。

8. 骨折愈合的基本过程如下：骨折处血肿形成→纤维性骨痂形成→骨性骨痂形成→骨痂改建或再塑。

（李　锋）

第三章　局部血液循环障碍

学习要求

学习要求	内　容
了解	1. 血栓形成的发生机制
	2. 梗死对机体的影响及结局
熟悉	1. 动脉性充血的概念、病因、病变及后果
	2. 出血的概念、原因和类型
	3. 梗死的原因、类型及形态变化；心、肺、脑、肠梗死的形态及影响
掌握	1. 淤血的概念、原因及肝肺淤血的病理改变
	2. 血栓形成及血栓的概念，血栓形成的条件、过程、类型及形态特点，血栓的结局及对机体的影响
	3. 栓塞及栓子的概念，栓子运行途径，栓塞的种类及对机体的影响
	4. 梗死的概念

常用名词解释

名　词	英 文 名	定义或概念
充血	hyperemia	器官或局部组织小血管和毛细血管扩张，血液输入量增多
动脉性充血	arterial hyperemia	局部器官或组织因动脉血输入量增加
淤血（静脉性充血）	congestion（venous hyperemia）	又称为静脉性充血，器官或局部组织静脉血液回流受阻，血液淤积于小静脉和毛细血管内

续 表

名 词	英文名	定义或概念
淤血性硬化	congestive sclerosis	慢性淤血使局部组织缺氧，营养物质供应不足和代谢中间产物堆积和刺激，导致实质细胞萎缩、变性、死亡，间质纤维组织增生，网状纤维胶原化，使器官逐渐变硬
心衰细胞	heart failure cells	肺淤血时，出现淤血性出血，肺泡腔内的红细胞被巨噬细胞吞噬后，其血红蛋白变为含铁血黄素，这种巨噬细胞常在左心衰竭时出现
槟榔肝	nutmeg liver	慢性肝淤血时，肝窦和中央静脉扩张，肝细胞萎缩主要在肝小叶中央，脂肪变性主要在肝小叶外围带，以致肝切面呈红黄相间的条纹，状似槟榔
出血	hemorrhage	血液从血管或心腔逸出
内出血	internal hemorrhage	血液逸入体腔或组织内
外出血	external hemorrhage	血液流出体外
破裂性出血	rhexis hemorrhage	由于心脏或血管壁破裂而出血，一般出血量较多
漏出性出血	leakage hemorrhage	由于微循环的毛细血管和毛细血管后静脉通透性增高，血液通过扩大的内皮细胞间隙和受损的基膜漏出血管外
血肿	hematoma	在组织内局限性的大量出血
鼻出血	epistaxis	鼻黏膜出血排出体外
咯血	emptysis	肺结核空洞或支气管扩张以及肺肿瘤引起肺支气管出血经口排出到体外，称为咯血
呕血	haematemesis	消化性溃疡或食管静脉曲张、胃部肿瘤出血经口排出到体外，称为呕血
淤点	petechiae	微小的出血进入皮肤、黏膜、浆膜面，形成较小的出血点
紫癜	purpura	皮肤、黏膜中较大的出血
淤斑	ecchymoses	直径超过1~2cm的皮下出血灶
血栓形成	thrombosis	在活体的心脏和血管内，血液发生凝固或血液中某些有形成分凝集成固体质块的过程
血栓	thrombus	在活体的心脏或血管腔内，血液发生凝固或血液中某些有形成分相互黏集，形成的固体质块
白色血栓	pale thrombus	常位于血流较快的心瓣膜、心腔内、动脉内，在静脉性血栓中常位于血栓的头部。肉眼呈灰白色小结节或赘生物状，表面粗糙，质实，与血管壁紧密黏着不易脱落，主要由血小板及少量纤维蛋白构成
混合血栓	mixed thrombus	又称为层状血栓，肉眼观察时呈灰白色和红褐色层状交替结构

续 表

名 词	英文名	定义或概念
红色血栓	red thrombus	主要见于静脉内，当混合血栓增大并阻塞血管腔时，血栓下游局部血流停止，血液发生凝固，成为延续性血栓的尾部
透明血栓	hyaline thrombus	常见于弥散性血管内凝血时，在毛细血管内形成的微血栓，主要由嗜酸性同质性的纤维蛋白构成，只能在显微镜下见到
血栓机化	thrombus organization	由肉芽组织逐渐取代血栓的过程
再通	recanalization	血栓中的新生内皮细胞被覆在血栓表面，因干涸产生的裂隙，可互相沟通，使被阻塞的血管部分地重建血流的过程
栓塞	embolism	在循环血液中出现的不溶于血液的异常物质，随血流运行阻塞血管腔的现象
栓子	embolus	阻塞血管的异常物质
血栓栓塞	thromboembolism	由血栓或血栓的一部分脱落引起的栓塞
静脉石	phlebolith	静脉血栓发生钙盐沉着
脂肪栓塞	fat embolism	循环血流中出现脂肪滴阻塞小血管称为脂肪栓塞
气体栓塞	gas embolism	大量空气迅速进入血液循环或原溶于血液内的气体迅速游离，形成气泡阻塞心血管
空气栓塞	air embolism	大量空气迅速进入血液循环，形成气泡阻塞心血管
减压病	decompression sickness	在高气压环境急速转到低气压环境的减压过程中发生的气体栓塞，称为减压病，又称为沉箱病或潜水员病
羊水栓塞	amniotic fluid embolism	在分娩过程中，羊膜破裂、早破或胎盘早期剥离，子宫强烈收缩，可将羊水压入子宫壁破裂的静脉窦内，经血液循环进入肺循环、小血管内引起栓塞
交叉性栓塞	crossed embolism	有房间隔或室间隔缺损者，心腔内的栓子偶尔可由压力高的一侧通过缺损进入另一侧心腔，再随动脉血流栓塞相应的分支
梗死	infarction	器官或局部组织由于血管阻塞、血流停止导致缺氧而发生的坏死
贫血性梗死（白色梗死）	anemic infarct (white infarct)	发生在组织结构比较致密，侧支循环不充分的器官。当某动脉分支阻塞时，组织缺血、缺氧，梗死呈灰白色
出血性梗死（红色梗死）	hemorrhagic infarct (red infarct)	多发生在组织疏松的器官，当其动脉阻塞后，梗死灶内组织间隙可容纳多量血液，梗死区呈暗红色
败血性梗死	septic infarct	由含有细菌的栓子阻塞血管引起的梗死。梗死灶内可见有细菌团及大量炎细胞浸润，若有化脓性感染时，可形成脓肿
水肿	edema	是指组织间隙内的液体增多
积水	hydrops	指大量的体液积聚在体腔

基本内容复习

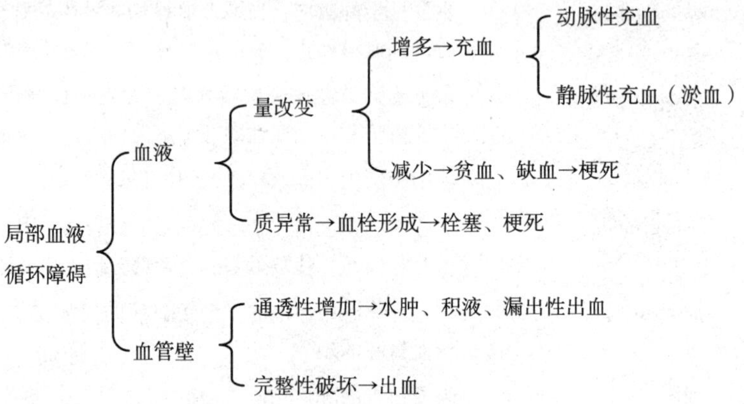

图 3-1　常见的局部血液循环障碍

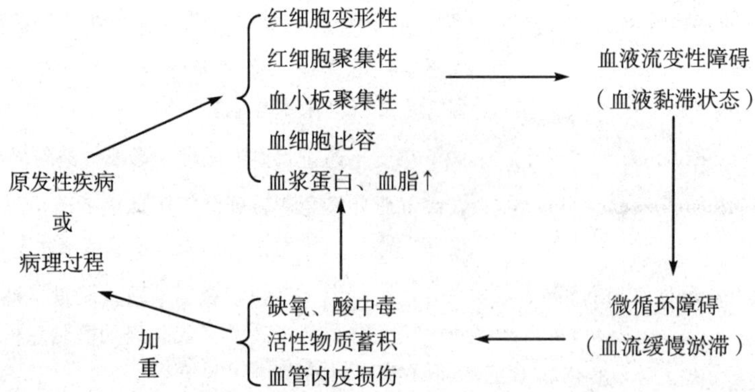

图 3-2　血液流变性障碍与微循环障碍间的恶性循环

表 3-1　充血的分类

项目	动脉性充血	静脉性充血（淤血）
概念	器官或组织因动脉输入血量增多所致	器官或组织因静脉回流受阻所致
原因	生理或病理因素，导致血管舒张增强，或舒血管物质活性增高	静脉受压、静脉阻塞、心力衰竭
分类	生理性充血、炎症性充血、减压性充血	肺淤血——多见于左心衰竭 肝淤血——多见于右心衰竭
大体	器官或组织体积增大、红润、温度升高	血液淤滞、发绀、水肿

表 3-2　慢性肺淤血与慢性肝淤血的比较

比较要点	慢性肝淤血	慢性肺淤血
产生机制	常由右心衰引起	常由左心衰引起
大体观	肝小叶中央区因严重淤血呈暗红色，两个或多个肝小叶中央淤血可相互连接，而肝小叶周边部肝细胞因脂肪变性呈黄色，致使肝在切面上呈红黄相间的状似槟榔切面的条纹，称为槟榔肝	肺质地变硬，肉眼呈棕褐色，称为肺褐色硬化
镜下观	肝小叶中央肝窦高度扩张淤血出血、肝细胞萎缩甚至坏死消失、肝小叶周边部肝细胞脂肪变	肺泡壁毛细血管扩张充血，肺泡壁变厚和纤维化，肺泡腔有水肿液及出血，还有大量含有含铁血黄素颗粒的巨噬细胞（心衰细胞）

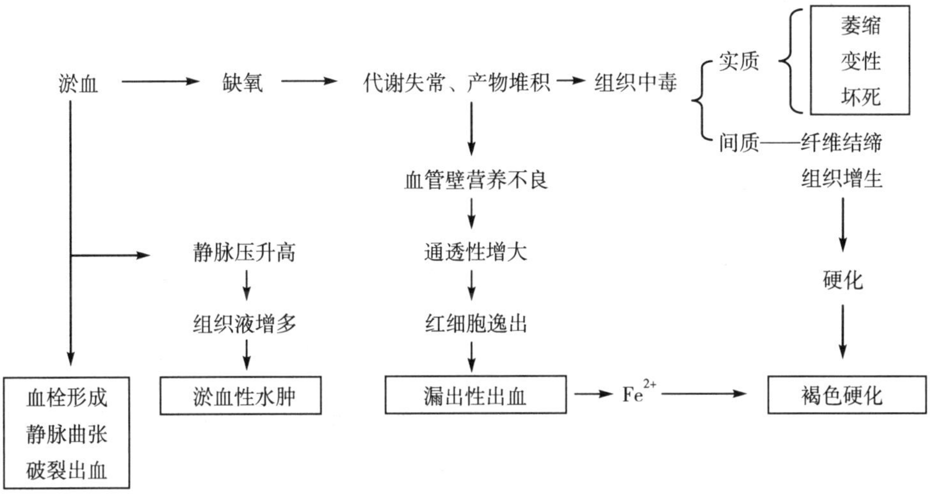

图 3-3　静脉性充血对机体的影响

注：主要取决于淤血的器官、范围、程度、速度及侧支循环的建立情况

表 3-3　出血的原因及类型

类　型	原　因
破裂性出血	①心脏或血管壁病变 ②血管壁被病变侵蚀 ③血管的机械损伤（割伤、刺伤等） ④血管的非机械性损伤
漏出性出血	①微血管壁损伤 ②血小板减少和功能障碍 ③凝血因子缺乏

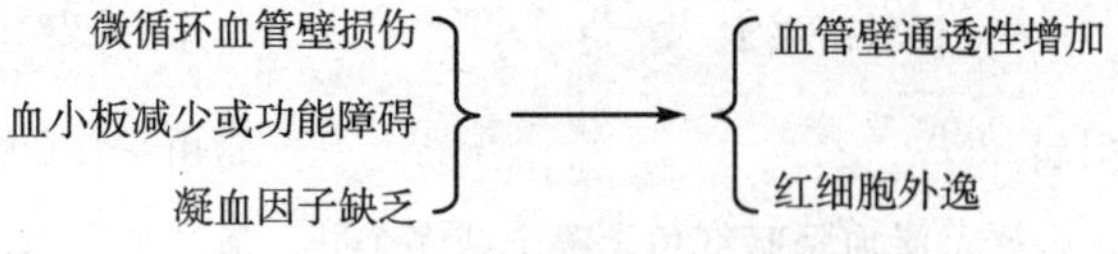

图 3-4　漏出性出血发生的机制

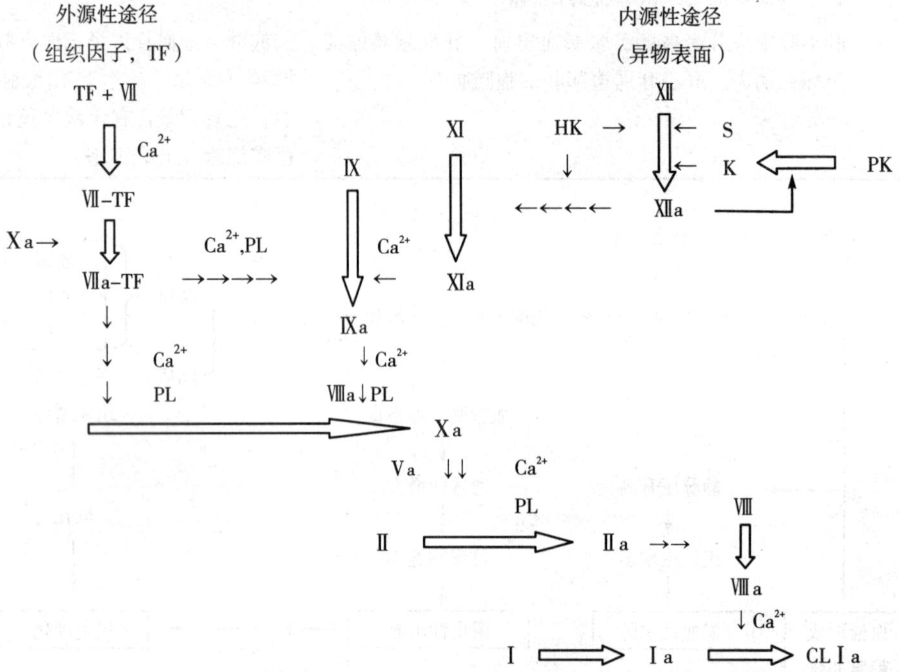

图 3-5　凝血过程示意图

注：→：催化作用；　⇒：变化的方向；PL：磷脂；S：血管内皮下组织；PK：前激肽释放酶；K：激肽释放酶；HK：高分子激肽原；Ⅰa：纤维蛋白单位；CLⅠa：纤维蛋白交联成网

表 3-4　出血机制障碍的类型

类　型	举　例	实验室检查
原发性止血异常	血管病变（如过敏性血管炎）血小板减少症	出血时间延长
继发性止血异常	凝血因子缺乏（如维生素 K 缺乏、血友病）	aPTT 延长
原发性和继发性止血异常	先天性出血素质，血小板减少性微血管病（如 DIC、ITP、TTP）	出血时间和 aPTT 延长，PT 正常或延长

注：aPTT＝活化局部凝血酶原激酶时间；DIC＝弥散性血管内凝血；ITP＝特发性血小板减少性紫癜；TTP＝血栓性血小板减少性紫癜；PT＝凝血酶原时间

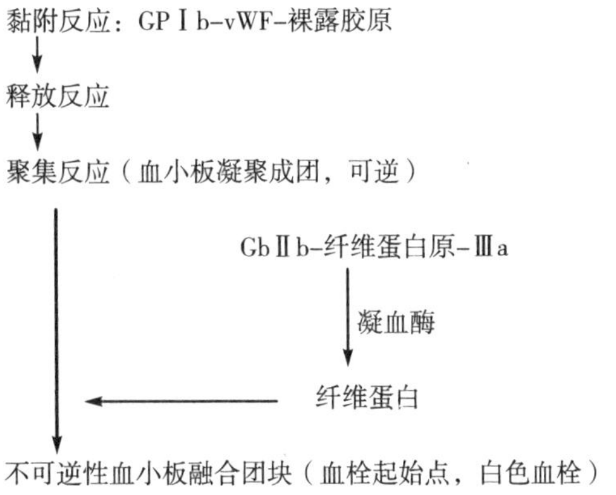

图 3-6 凝血过程启动中，血小板活化的作用

表 3-5 重要的黏附分子及存在的部位

分 类	黏附分子	存在部位
选择蛋白类	P 选择蛋白、E 选择蛋白（正常时不表达）	血管内皮细胞胞质
免疫球蛋白类	ICAM-1、VCAM-1	血管内皮细胞表面
整合蛋白类	LFA-1	血细胞表面

表 3-6 血栓形成中内皮细胞的作用

抗凝作用	促凝作用
（1）屏障作用 完整的内皮细胞把血液中的血小板、凝血因子和有高度促凝作用的内皮下细胞外基质分隔开	（1）激活外源性凝血过程 内皮细胞损伤时释出组织因子，激活外源性的凝血过程
（2）抗血小板黏集 合成前列环素（PGI_2）和一氧化氮（NO），这些物质具有抑制血小板黏集作用 分泌二磷酸腺苷酶（ADP 酶），把 ADP 转变为具有抗血小板黏集作用的腺嘌呤核苷酸	（2）辅助血小板黏附 内皮损伤时释出冯威勒布兰特因子（vWF），介导血小板与内皮下胶原的黏附
（3）抗凝血酶或凝血因子 合成血栓调节蛋白，与血液中凝血酶结合后激活抗凝血因子蛋白 C，后者与由内皮细胞合成的蛋白 S 协同作用，灭活凝血因子Ⅴ和Ⅷ 合成膜相关肝素样分子，该分子位于内皮细胞表面，能与抗凝血酶Ⅲ结合，灭活凝血酶、凝血因子Ⅹ、Ⅸ等 合成蛋白 S，与蛋白 C 活化因子协同作用，灭活凝血因子	（3）抑制纤维蛋白溶解 内皮细胞分泌纤溶酶原激活物的抑制因子（PAIs），抑制纤维蛋白溶解

续 表

抗凝作用	促凝作用
（4）促进纤维蛋白溶解 内皮细胞合成组织型纤溶酶原激活物（t-PA），促使纤维蛋白溶解，以清除沉着于内皮细胞表面的纤维蛋白	

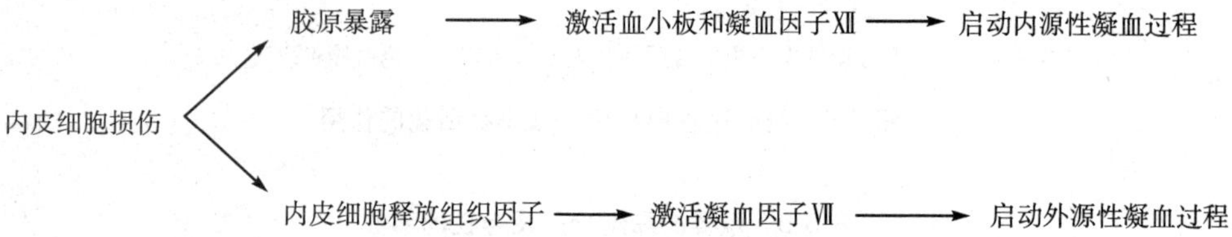

图 3-7　内皮细胞损伤时的促凝血作用

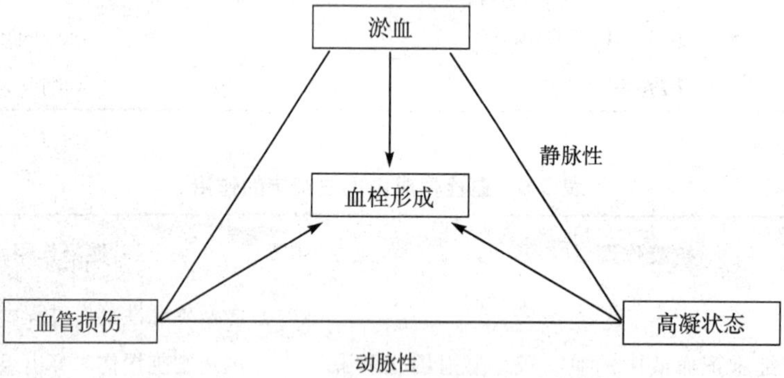

图 3-8　Virchow 对血栓形成三要素的图解

表 3-7　血栓形成的条件及机制

条　件	机　制
血管内膜损伤	①释放组织因子，激活外源性凝血系统 ②暴露胶原，激活内源性凝血系统 ③活化血小板→黏附、聚集、释放反应形成血小板血栓
血流状态的改变	①血流速度↓、停滞 ②血流方向紊乱 }有利于血栓形成
血液性黏滞性增加	①血小板或凝血因子↑ ②纤溶系统活性↓

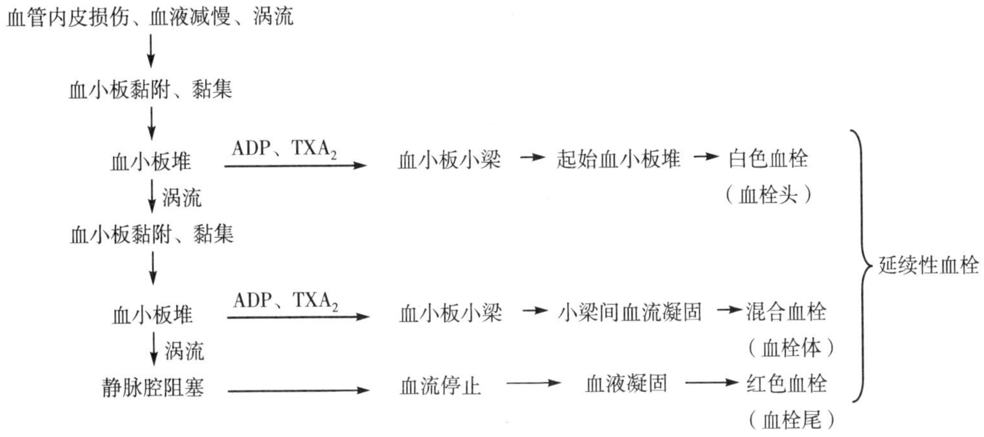

图 3-9　血栓形成过程

表 3-8　增加血栓形成危险的因素

原发性的（遗传性的）
因子V的突变
抗凝血酶Ⅲ缺乏
蛋白C或S缺乏
纤维蛋白溶解缺陷
其他联合缺陷
继发性的（获得性的）
血栓形成的高危险因素
长期卧床或缺乏运动
心肌梗死
组织损伤（外伤、骨折、烧伤）
癌症
修复的心瓣膜
狼疮性抗凝血
急性髓细胞性白血病
弥散性血管内凝血
血栓形成性血小板减少症
高胱氨酸尿症
血栓形成的低危险因素
心室纤颤
心肌病
肾病综合征
高雌激素状态
口服避孕药
镰状细胞贫血
吸烟
高危妊娠/过期分娩
高脂血症
血小板增多症

表 3-9 血栓与死后凝血块的鉴别要点

项　目	血　栓	死后凝血块
表面观	干燥、粗糙、无光泽	湿润、光滑、有光泽
质地	较硬、质脆、易碎	柔软，富于弹性
色泽	白色或红白相间	暗红色，上层淡黄色如鸡脂状
与血管壁的关系	血栓头与血管壁紧密粘连	无粘连，易分离

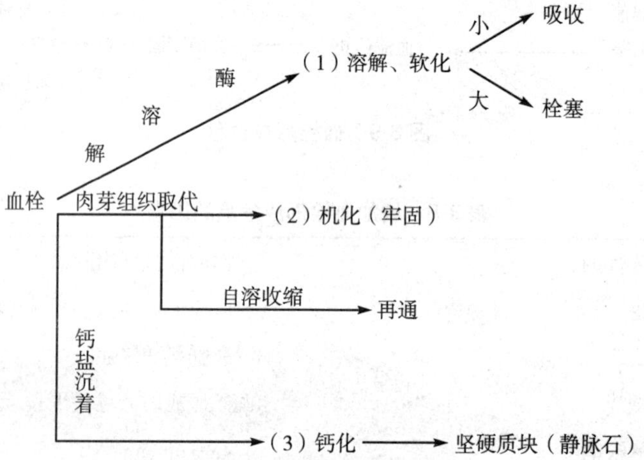

图 3-10 血栓的结局示意图

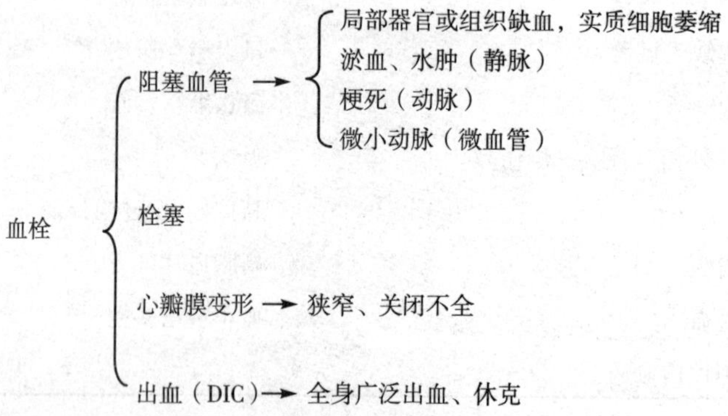

图 3-11 血栓对机体的不利影响

表 3-10 各种血栓常见部位及形态特点

血栓类型	常见部位	镜下形态特点	肉眼形态特点	举 例
白色血栓	心瓣膜、动脉内、延续性血栓头部	血小板梁为主，其上附有中性粒细胞及纤维蛋白等	灰白色，表面粗糙，质坚实，与血管壁黏着紧密	风湿性心脏病、感染性心内膜炎、动脉粥样硬化，受损处的血栓
混合血栓	心腔内、动脉内、延续性血栓体部	血小板梁上附有中性粒细胞与纤维蛋白，网罗了大量红细胞交错排列	质较实，干燥，呈红白相间波纹状，与管壁粘连较紧密	房颤或二尖瓣狭窄时左房的球形血栓；动脉瘤内的血栓
红色血栓	静脉内、延续性血栓尾部	纤维蛋白网架，网罗大量正常比例的血液有形成分（红细胞占优势）	新鲜时，暗红、湿润、有弹性，与血管壁不相粘连（与死后血凝块相似），陈旧时，干燥、无弹性、质脆易碎、暗红	容易脱落引起栓塞
透明血栓	微循环小血管内	主要由纤维蛋白构成，有少量血小板，呈均质红染状态（又称纤维蛋白血栓）	肉眼观察不到（故称为微血栓）	休克晚期 DIC 的微小血栓

表 3-11 栓塞的类型及影响

类 型	栓子来源	栓塞部位	影 响
血栓栓塞	下肢静脉栓（90%，见于大手术、分娩、长期卧床、心功能衰竭）	肺动脉主干或分支	猝死，肺梗死
	左心（常见，见于感染性心内膜炎赘生物、附壁血栓）	体循环动脉分支	脾、肾、脑梗死，肠段湿性坏疽
	各动脉分支（少见于动脉粥样硬化、动脉瘤）		下肢末端干性坏疽
气体栓塞			
空气栓塞	空气经颈、胸部破裂的大静脉、分娩破裂的子宫静脉进入血液	右心和肺动脉，体循环动脉	量少，无严重后果；一次>100ml 导致猝死，偶尔脑梗死

续 表

类　型	栓子来源	栓塞部位	影　响
氮气栓塞（减压病）	人体从高压迅速进入低压状态，从血液中游离出的氮气进入血液	肺动脉、体循环动脉	少量：相应局部症状；大量：严重循环障碍，甚至死亡
羊水栓塞	分娩时羊水进入破裂的子宫壁静脉窦	肺动脉分支，少见于体循环动脉分支	肺动脉栓塞，DIC，变态反应性休克
脂肪栓塞	长骨骨折和脂肪组织挫伤，游离脂滴进入破裂静脉；高脂血症游离的脂滴	肺末梢血管、体循环动脉	少量：无严重影响；大量（75%肺循环栓塞）：右心衰竭死亡
其他栓塞			
肿瘤栓塞	恶性肿瘤	肺、肝等器官	肿瘤转移
细菌栓塞	感染病灶	肺、肝等器官	感染扩散

表 3-12　栓子运行的途径及栓塞部位

栓子的来源	栓塞部位
左心和大循环动脉内的栓子	最终栓塞于全身各处口径与其相当的动脉分支
右心和大循环静脉内的栓子	栓塞于肺动脉干或其分支
肠系膜静脉的栓子	栓塞于肝内门静脉的分支
特殊情况下的栓塞	
①有房室隔或室间隔缺损者	心腔内的栓子可由压力高的一侧通过缺损进入另一侧心腔，再随动脉栓塞相应的动脉分支
②剧烈咳嗽、呕吐时	下腔静脉压力升高，下腔静脉内的栓子可逆行栓塞于下腔静脉所属的分支

注：栓子一般顺血流运行而到达相应的脏器

表 3-13　贫血性梗死和出血性梗死的比较

比较要点	贫血性梗死	出血性梗死
发生机制	动脉栓塞	动脉栓塞，并伴有严重的静脉淤血，淤血静脉及毛细血管管壁损害，组织疏松
大体观	梗死区多发生在脏器边缘，脾肾等梗死灶常呈锥体形，切面三角形或楔形，尖端指向被栓塞的动脉，底部靠近器官表面，心肌梗死多呈不规则状	肺：常位于下叶，锥形，尖端指向肺门，基底靠近胸膜，有纤维蛋白渗出 肠：早期肠段苍白，随后淤血水肿，相应肠系膜出血、坏死及纤维蛋白渗出

续 表

比较要点	贫血性梗死	出血性梗死
镜下观	梗死灶分为3个部分 (1) 中央区，坏死彻底，但结构轮廓可分辨 (2) 梗死灶周围，坏死不彻底，可见炎症反应，后期可形成肉芽组织 (3) 最外层为充血出血带	肺：梗死灶内充满红细胞，肺泡壁结构模糊，周围可充血出血 肠：早期各层结构可辨，血管扩张充血出血，以黏膜下层和浆膜层较明显，后期肠壁结构不清，常伴细菌感染
好发部位	脾、肾、心、脑	肺、肠
相同点	均由局部组织血液循环中断而导致缺血坏死（梗死）	

表 3-14 水肿的发病机制

因素	机制		举例
局部性因素：血管内外液体交换失衡——组织液生成量大于回流量	毛细血管流体静压↑	微动脉扩张静脉回流受阻	炎性水肿、右心衰竭
	血浆胶体渗透压↓	蛋白质合成↓	营养不良、肝硬化、肾病综合征
		蛋白质丧失过多，蛋白质分解代谢↑	恶性肿瘤、慢性感染
	微血管壁通透性↑		烧伤、荨麻疹
	淋巴回流受阻		丝虫病、恶性肿瘤
	肾小球滤过率↓	广泛肾小球病变有效循环血量明显↓	急、慢性肾小球肾炎，心力衰竭
全身性因素：体内外液体交换失衡——钠、水潴留	肾血液重新分配	分布到肾髓质的血量↑，而分布到皮质血量↓	有效循环血量↓时
	近曲小管重吸收钠、水↑	肾小球滤过分数↑，利钠激素分泌↓	心力衰竭、肾病综合征有效循环血量↓
	远曲小管和集合管重吸收钠、水↑	醛固酮分泌↑ 醛固酮灭活↓ 抗利尿激素（ADH）分泌↑	肝硬化、心力衰竭

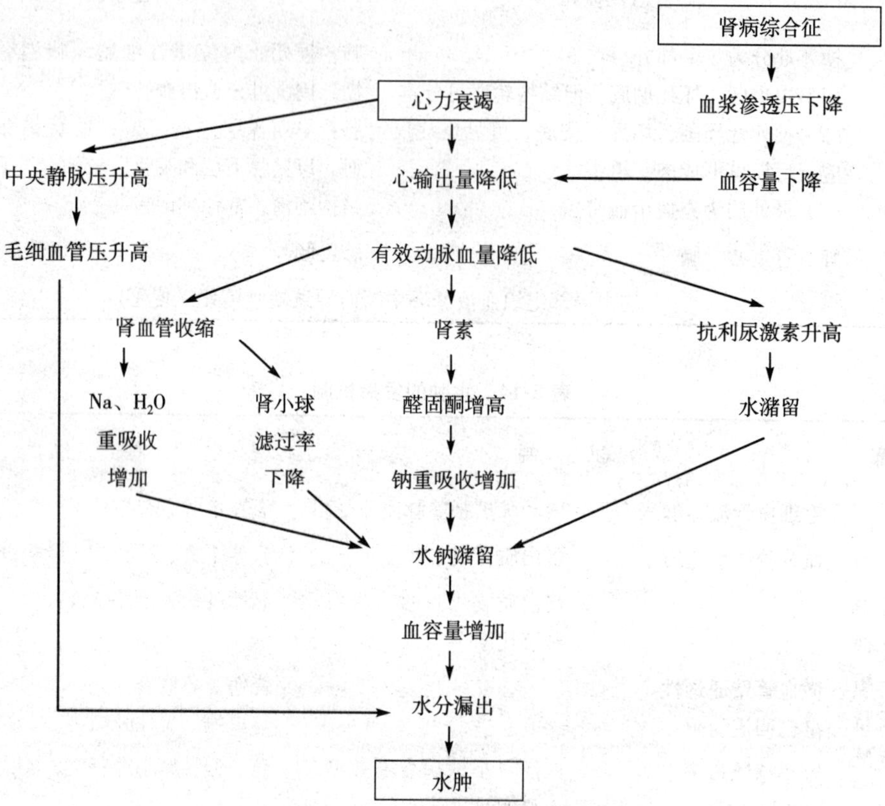

图 3-12 心力衰竭、肾病综合征引起全身性水肿的过程

试 题 精 选

一、填空题

1. 常见的充血可分为①________和②________两类。
2. 淤血的常见原因有①________、②________和③________。
3. 按血液逸出的机制可将出血分为①________和②________两类。
4. 血栓类型按其构成成分可以分为①________、②________、③________和④________四种类型。
5. 血栓的结局有①________、②________和③________。
6. 血栓对机体的影响有①________、②________、③________和④________。
7. 梗死形成的原因有①________、②________、③________和④________。

8. 根据梗死灶内含血量的多少和有无合并细菌感染，可将梗死分为①________、②________和③________等类型。

二、选择题

【A 型题】

1. 左心衰竭时首先出现淤血的部位是
   A. 肺
   B. 脾
   C. 肝
   D. 脑
   E. 肾

2. 槟榔肝是指
   A. 肝脂肪变性
   B. 肝慢性淤血
   C. 肝硬化
   D. 肝细胞水肿
   E. 肝慢性炎症

3. 右心衰竭时不易发生淤血的是
   A. 肺
   B. 肝
   C. 肾
   D. 肠
   E. 四肢

4. 淤血时扩张充血的血管主要是
   A. 动脉
   B. 静脉
   C. 小动脉和毛细血管
   D. 小静脉和毛细血管
   E. 毛细血管、小动脉和小静脉

5. 漏出性出血多出现在
   A. 小动脉
   B. 小静脉
   C. 大动脉
   D. 大静脉
   E. 毛细血管和毛细血管后微静脉

6. 心力衰竭细胞最常见于
   A. 左心衰竭
   B. 肺炎
   C. 肺水肿
   D. 右心衰竭
   E. 肝淤血

7. 微血栓的主要成分是
   A. 白细胞
   B. 纤维素
   C. 血小板
   D. 红细胞
   E. 内皮细胞

8. 关于血栓的描述，哪项是错误的
   A. 纤维素血栓易溶解吸收
   B. 可形成静脉石
   C. 再通可恢复正常循环
   D. 可阻塞动脉、静脉
   E. 可继发于血管炎

9. 红色血栓可见于
   A. 静脉内柱状血栓的局部
   B. 毛细血管内血栓
   C. 急性风湿性心内膜炎的疣状血栓
   D. 动脉血栓头部
   E. 心室内附壁血栓

10. 下述血栓中，哪种是白色血栓

A. 疣状心内膜炎的瓣膜赘生物
B. 心房纤颤时心耳内球状血栓
C. 心肌梗死时的附壁血栓
D. 微循环内的微血栓
E. 下肢深静脉的延续性血栓

11. 关于栓塞的叙述，哪项是正确的
A. 进入血液的癌细胞均可形成转移灶
B. 脂肪栓塞均由创伤引起
C. 羊水栓塞不引起死亡
D. 肺动脉血栓栓塞的栓子多来自下肢深静脉
E. 减压病是氧气栓塞

12. 心房纤颤时，左心房内的球形血栓是
A. 混合血栓
B. 白色血栓
C. 红色血栓
D. 透明血栓
E. 延续血栓

13. 透明血栓最常见于
A. 小静脉
B. 小动脉
C. 中型动脉
D. 大静脉
E. 毛细血管

14. 下列各项中，属于白色血栓的是
A. 延续血栓的体部
B. 阻塞冠状动脉左前降支的血栓
C. 阻塞肺动脉主干的血栓栓子
D. 疣状血栓性心内膜炎的疣状赘生物
E. 基底动脉的血栓

15. 白色血栓的主要成分是
A. 红细胞
B. 血小板
C. 纤维蛋白
D. 单核细胞
E. 中性粒细胞

16. 静脉内延续性血栓的形成顺序是
A. 混合血栓、红色血栓、白色血栓
B. 混合血栓、白色血栓、红色血栓
C. 白色血栓、混合血栓、红色血栓
D. 白色血栓、红色血栓、混合血栓
E. 红色血栓、白色血栓、混合血栓

17. 赘生物是指
A. 心瓣膜上的附壁血栓
B. 心瓣膜上的新生物
C. 心内膜增生物
D. 心瓣膜上的附着物
E. 心瓣膜结节性纤维组织增生

18. 因逆行性栓塞引起的病变是
A. 肝血吸虫病
B. 肠血吸虫病
C. 肠阿米巴病
D. 克鲁肯贝格瘤
E. 肠结核原发综合征

19. 易发生贫血性梗死的脏器是
A. 脾、心、肾
B. 心、脑、肠
C. 脾、心、肺
D. 肾、心、肺
E. 肾、脑、肠

20. 最常见的栓子是
A. 脂肪
B. 血栓
C. 空气

D. 羊水
E. 寄生虫

21. 栓子运行一般
A. 顺压力运行
B. 逆压力运行
C. 顺血流运行
D. 逆血流运行
E. 交叉运行

22. 创伤性脂肪栓塞时栓塞的部位通常是
A. 肺
B. 脑
C. 心
D. 肾
E. 肝

23. 潜水员过快地从海底升到水面易发生
A. 血栓栓塞
B. 肺不张
C. 肺气肿
D. 脂肪栓塞
E. 空气栓塞

24. 健康孕妇在分娩时突然出现发绀、呼吸困难、休克、应考虑为
A. 羊水栓塞
B. 心力衰竭
C. 肺水肿
D. 过敏性休克
E. 血型不合引起急性溶血

25. 肾梗死区的坏死多为
A. 液化性坏死
B. 凝固性坏死
C. 坏疽
D. 干酪样坏死
E. 脂肪坏死

26. 容易发生出血性梗死的器官是
A. 心
B. 肾
C. 脑
D. 脾
E. 肠和肺

27. 梗死灶的形状取决于
A. 坏死灶的大小
B. 有无侧支循环的建立
C. 器官的血管分布
D. 坏死灶的类型
E. 梗死灶内的血液含量

28. 在 HE 切片上见到肺泡腔内有粉红色液体成分，可诊断为
A. 肺出血
B. 肺气肿
C. 肺水肿
D. 肺结核
E. 肺羊水吸入

29. 引起梗死最常见的原因是
A. 血管受压
B. 动脉痉挛
C. 淤血
D. 血栓形成
E. 动脉内膜炎

30. 肺、肾、脾等器官所形成的梗死灶多呈
A. 锥体形
B. 节段性
C. 囊状
D. 点灶状

E. 不规则形

31. 下列有关肝淤血的叙述，错误的是
A. 中央静脉扩张
B. 肝窦扩张
C. 肝细胞萎缩
D. 小叶间静脉扩张
E. 肝细胞脂肪变性

32. 下列有关肺淤血的叙述，错误的是
A. 肺泡腔内有水肿液
B. 肺泡壁毛细血管扩张
C. 可见心力衰竭细胞
D. 肺泡腔有漏出的红细胞
E. 肺泡腔内有中性粒细胞渗出

33. 下列各因素中与血栓形成无关的是
A. 血小板数量增多
B. 血流缓慢
C. 涡流形成
D. 心血管内皮损伤
E. 纤维蛋白溶解酶增多

34. 下列关于血栓结局的叙述，错误的是
A. 吸收
B. 排出
C. 再通
D. 机化
E. 钙化

35. 肺动脉栓塞不会引起
A. 间质性肺炎
B. 肺梗死
C. 猝死
D. 肺动脉高压
E. 右心室扩张

36. 下列关于脾梗死形态特征的叙述，错误的是
A. 呈凝固性坏死
B. 病灶灰白色
C. 梗死区呈不规则形
D. 周围有明显的出血带
E. 原有组织的结构轮廓尚存

【B 型题】

A. 主动性充血
B. 被动性充血
C. 缺血
D. 漏出性出血
E. 破裂性出血

1. DIC 时全身广泛性出血属于
2. 下腔静脉血栓形成导致下肢
3. 脾动脉栓塞导致脾脏
4. 一次大量抽放腹水可导致腹腔脏器

A. 白色血栓
B. 红色血栓
C. 混合血栓
D. 透明血栓
E. 凝血块

5. 静脉血栓的尾部是
6. 毛细血管内的血栓是
7. 左心房内球形血栓是
8. 左心室附壁血栓是
9. 风湿性心脏病二尖瓣上的疣状赘生物是
10. 与凝血块性质相同，并易脱落造成栓塞的血栓是

A. 脂肪栓塞
B. 气体栓塞
C. 血栓栓塞
D. 羊水栓塞
E. 肿瘤细胞栓塞

11. 胸部手术时要防止
12. 癌症患者并发游走性的静脉炎可出现
13. 高脂血症患者酗酒后可能发生
14. 肺小动脉被骨肉瘤细胞阻塞时称为
15. 长骨骨折患者突然死亡的原因可能是
16. 产妇死亡后尸体解剖时发现肺小动脉内有角化上皮细胞，其死亡原因可能是

A. 血栓再通
B. 血栓机化
C. 血栓软化
D. 血栓钙化
E. 血栓栓塞

17. 肉芽组织取代血栓的过程称为
18. 血栓中的纤维蛋白被溶解称为
19. 体静脉系统血栓脱落造成肺动脉阻塞的现象称为

A. 出血性梗死
B. 贫血性梗死
C. 心肌梗死
D. 凝固性坏死
E. 液化性坏死

20. 肠扭转可引起
21. 脑组织坏死属于
22. 肾梗死时肾组织坏死为
23. 冠状动脉分支完全阻塞引起
24. 左心衰竭患者股静脉血栓形成脱落可引起肺

A. 梗死灶呈锥体形
B. 梗死灶呈地图形
C. 梗死灶为节段性
D. 梗死灶呈球形
E. 梗死灶液化呈囊形

25. 肠梗死
26. 心肌梗死
27. 肺、肾、脾等器官的梗死
28. 脑梗死

A. 脂肪栓塞
B. 血栓栓塞
C. 细菌团栓塞
D. 气体栓塞
E. 肿瘤细胞栓塞

29. 减压病易发生
30. 股骨骨折易发生
31. 肝癌肺转移易发生
32. 脓毒败血症易发生

【C 型题】

A. 含铁血黄素沉积
B. 纤维组织增生
C. 二者均有
D. 二者均无

1. 慢性肝淤血
2. 慢性肺淤血
3. 肺动脉主干栓塞

A. 梗死
B. 淤血
C. 二者均有
D. 二者均无

4. 肠扭转
5. 冠状动脉前降支栓塞
6. 肝内门静脉分支栓塞
7. 二尖瓣狭窄时肺的病变
8. 直肠壁的血吸虫虫卵沉着

A. 淤血
B. 出血
C. 二者均有
D. 二者均无

9. 肠套叠可导致
10. 血小板功能不全
11. 左心衰可使肺组织出现

A. 心力衰竭
B. 血栓形成
C. 二者均有
D. 二者均无

12. 二尖瓣狭窄患者可出现
13. 冯威勒布兰特病（von Willebrand disease）导致
14. 冠状动脉粥样硬化可引起
15. 慢性阻塞性肺气肿的主要后果是

A. 对机体有害
B. 对机体有利
C. 二者均有
D. 二者均无

16. 肺水肿
17. 血栓形成
18. 静脉淤血
19. 肺动脉栓塞
20. 饭后胃肠道充血
21. 侧支循环的建立

【X 型题】

1. 引起充血的直接原因有
A. 舒血管神经兴奋
B. 局部组胺、激肽浓度升高
C. 缩血管神经抑制
D. 全身血量增多
E. 毛细血管床血液流入小静脉受阻

2. 淤血可引起
A. 水肿
B. 局部缺氧
C. 出血
D. 胶原纤维增生
E. 实质细胞增生

3. 静脉淤血对机体的影响取决于
A. 淤血的范围
B. 淤血的程度
C. 淤血的器官
D. 淤血的发生速度
E. 侧支循环建立的情况

4. 可造成肝淤血的情况有
A. 缩窄性心包炎
B. 慢性肺源性心脏病
C. 二尖瓣狭窄
D. 左心衰竭
E. 三尖瓣狭窄

5. 肝淤血的镜下改变有
A. 肝小叶结构破坏
B. 纤维组织增生
C. 肝细胞脂肪变性
D. 肝细胞萎缩
E. 中央静脉和肝血窦扩张淤血

6. 引起慢性肺淤血的原因有
A. 肺内纤维组织增生压迫血管
B. 肺气肿
C. 高血压性心脏病
D. 硅沉着病（silicosis）
E. 风湿性心脏病二尖瓣狭窄

7. 慢性肺淤血患者临床表现可能有
A. 心脏增大
B. 咳铁锈色痰
C. 湿啰音
D. 血性痰
E. 呼吸困难、发绀

8. 慢性肺淤血光镜下可见
A. 肺间质有“心衰细胞”
B. 肺泡腔有“心衰细胞”
C. 肺泡腔有大量纤维组织
D. 肺泡腔有水肿液、血细胞
E. 肺泡壁纤维组织增生而增厚

9. 促进血小板黏附和聚集的重要因子有
A. PGI_2
B. ADP
C. TXA_2
D. vWF
E. 凝血酶

10. 抑制血小板黏附聚集的因子有
A. PGI_2
B. NO
C. 蛋白 S
D. ATP 酶
E. TXA_2

11. 小血管破裂出血，在止血过程中发挥作用的
A. 血小板聚集
B. 血管收缩
C. 凝血酶激活
D. 纤维蛋白形成
E. 血小板形态改变

12. 血栓形成对机体的可能影响有
A. 止血
B. 梗死
C. 局部淤血
D. 栓塞
E. 引起瓣膜变形

13. 透明血栓可见于
A. 小动脉
B. 小静脉
C. 毛细血管
D. 微动脉
E. 微静脉

14. 附壁血栓通常发生在
A. 心房
B. 心室
C. 小静脉
D. 心瓣膜
E. 主动脉瘤

15. 血栓形成的条件有
A. 血流缓慢
B. 血管内膜受损伤
C. 血流形成旋涡
D. 纤维蛋白溶解系统激活
E. 凝血因子激活引起血液凝固性增加

16. 股骨粉碎性骨折患者下肢静脉易形成血栓的原因有
A. 血管损伤
B. 血流缓慢
C. 血液黏度增高
D. 血中凝血物质增多
E. 脂肪进入血循环

17. 肉眼观察混合血栓的病理特点是
A. 干燥、易碎
B. 均质、柔软
C. 无光泽
D. 红白相间，分层
E. 与血管壁相连

18. 符合血栓形成规律的说法是
A. 静脉血栓多于动脉血栓

B. 下肢血栓多于上肢血栓
C. 静脉血栓多为红色血栓
D. 心脏内易形成附壁血栓
E. 透明血栓多发生于微循环内

19. 血栓的类型有
A. 透明血栓
B. 红色血栓
C. 白色血栓
D. 混合血栓
E. 延续性血栓

20. 血栓的结局有
A. 化生
B. 机化
C. 钙化
D. 形成栓子
E. 软化、溶解、吸收

21. 栓塞的类型有
A. 空气栓塞
B. 羊水栓塞
C. 脂肪栓塞
D. 血栓栓塞
E. 寄生虫栓塞

22. 大手术后形成血栓的原因有
A. 血流缓慢
B. 血浆中凝血因子含量增加
C. 静脉受压
D. 血小板数量增加，黏性增高
E. 纤维蛋白原、凝血酶原增加

23. 室间隔缺损合并亚急性细菌性心内膜炎伴血栓形成可引起
A. 脑栓塞
B. 门静脉栓塞
C. 肾栓塞
D. 肺栓塞
E. 脾动脉栓塞

24. 左心房血栓脱落可引起
A. 脑梗死
B. 肾梗死
C. 心肌梗死
D. 肺梗死
E. 脾梗死

25. 肺动脉栓塞可能的后果有
A. 猝死
B. 肺梗死
C. 右心衰竭
D. 无严重后果
E. 右心室压力升高

26. 空气栓塞的产生与下列原因造成血管破裂有关
A. 分娩
B. 流产
C. 减压病
D. 骨折
E. 胸部外伤或手术时血管破裂

27. 羊水栓塞引起死亡的原因有
A. 右心衰竭
B. 变态反应性休克
C. DIC
D. 肺血管反射性痉挛
E. 大量羊水成分栓塞小血管

28. 大量脂肪进入静脉后可引起
A. 肺栓塞
B. 脑栓塞
C. 猝死

D. 肾栓塞
E. 肺水肿

29. 引起动脉阻塞的原因可能有
A. 血栓形成
B. 肿瘤压迫
C. 动脉瘤
D. 动脉栓塞
E. 动脉粥样硬化

30. 贫血性梗死的病理特点是
A. 梗死的边界不清
B. 实质细胞发生凝固性坏死
C. 梗死区呈苍白状
D. 形态与脏器血管的分布有关
E. 梗死区边缘常有充血、出血反应带

31. 发生出血性梗死的条件是
A. 动脉阻塞
B. 严重的静脉淤血
C. 组织疏松
D. 脏器有双重血液供应
E. 有效侧支循环建立后，使较多血液流入梗死区

32. 出血性梗死可发生在
A. 肠套叠
B. 嵌顿性肠疝
C. 脾淤血
D. 肠系膜动脉分支阻塞
E. 肺淤血并有肺动脉分支阻塞

33. 出血性梗死的病理特点是
A. 梗死区淤血、出血明显
B. 常可合并细菌感染
C. 呈楔形
D. 充血、出血带不明显
E. 组织结构常不清

34. 漏出性出血可见于
A. 毒蛇咬伤
B. 脾功能亢进
C. 维生素 C 缺乏
D. 肝功能不全
E. 使用止血带过紧和时间过长

35. 出血的后果可能有
A. 血肿形成
B. 偏瘫
C. 出血性休克
D. 形成瘢痕
E. 组织中含铁血黄素沉积

36. 可能引起死亡的出血有
A. 心脏破裂出血
B. 夹层动脉瘤破裂出血
C. 胃肠黏膜广泛出血
D. 脾脏粉碎性破裂出血
E. 食管静脉曲张破裂出血

37. 门静脉高压时建立的侧支循环有
A. 肠系膜下静脉→痔静脉丛→髂内静脉→下腔静脉
B. 脐静脉→脐周腹壁静脉→腹上静脉→乳内静脉→上腔静脉
C. 胃冠状静脉→食管下静脉→奇静脉→上腔静脉
D. 肠系膜上静脉→髂内静脉→下腔静脉
E. 门静脉→脾静脉→奇静脉→上腔静脉

三、问答题

1. 试比较动脉性充血与静脉性充血。
2. 试比较慢性肺淤血与肝淤血。
3. 静脉性充血对机体有什么影响?
4. 简述血栓形成的条件及机制。
5. 试述血栓形成的过程。
6. 简述血栓的结果。
7. 简述血栓对机体的影响。
8. 试述血栓的类型及其形态特点。
9. 试述栓塞的类型及对机体的影响。
10. 简述栓子运行的途径。
11. 试比较贫血性梗死与出血性梗死的临床病理学特点。
12. 试比较血栓与死后凝血块的区别。
13. 简述出血的原因以及类型。
14. 简述水肿的发生机制。

参 考 答 案

一、填空题

1. ①生理性充血 ②病理性充血
2. ①静脉受压 ②静脉腔阻塞 ③心力衰竭
3. ①破裂性出血 ②漏出性出血
4. ①白色血栓 ②混合血栓 ③红色血栓 ④透明血栓
5. ①软化、溶解、吸收 ②机化、再通 ③钙化
6. ①阻塞血管 ②栓塞 ③心瓣膜变形 ④广泛性出血
7. ①血栓形成 ②动脉栓塞 ③动脉痉挛 ④血管受压闭塞
8. ①贫血性梗死 ②出血性梗死 ③败血性梗死

二、选择题

【A 型题】

1. A 2. B 3. A 4. D 5. E 6. A 7. B 8. C 9. A 10. A

11. D 12. A 13. E 14. D 15. B 16. C 17. A 18. B 19. A 20. B

21. C 22. A 23. E 24. A 25. B 26. E 27. C 28. C 29. D 30. A

31. D 32. E 33. E 34. B 35. A 36. C

【B 型题】

1. D 2. B 3. C 4. A 5. B 6. D 7. C 8. C 9. A 10. B
11. B 12. C 13. A 14. E 15. A 16. D 17. B 18. C 19. E 20. A
21. E 22. D 23. C 24. A 25. C 26. B 27. A 28. E 29. D 30. A
31. E 32. C

【C 型题】

1. B 2. C 3. D 4. C 5. A 6. D 7. B 8. D 9. C 10. B
11. C 12. C 13. D 14. C 15. A 16. A 17. C 18. A 19. A 20. B
21. C

【X 型题】

1. ABC 2. ABCD 3. ABCDE 4. ABCE 5. BCDE 6. CE
7. ABCE 8. ABDE 9. BCDE 10. ABCD 11. ABCDE 12. ABCDE
13. ACDE 14. ABDE 15. ABCE 16. ABCD 17. ABCD 18. ABDE
19. ABCDE 20. BCDE 21. ABCDE 22. ABCDE 23. ACDE 24. ABE
25. ABCDE 26. ABDE 27. ABCDE 28. ABCDE 29. ABCDE 30. BCDE
31. ABCD 32. ABCE 33. ABDE 34. ABCDE 35. ABCDE 36. ABCDE
37. ABC

三、问答题

1. 答题要点参阅表 3-1。
2. 答题要点参阅表 3-2。
3. 答题要点参阅图 3-3。
4. 答题要点参阅表 3-7。
5. 答题要点参阅图 3-9。
6. 答题要点参阅图 3-10。
7. 答题要点参阅图 3-11。
8. 答题要点参阅表 3-10。
9. 答题要点参阅表 3-11。

10. 答题要点参阅表 3-12。
11. 答题要点参阅表 3-13。
12. 答题要点参阅表 3-9。
13. 答题要点参阅表 3-3。
14. 答题要点参阅表 3-14。

（周　韧　马丽琴）

第四章 炎 症

学习要求

学习要求	内 容
了解	炎症递质
熟悉	1. 炎症的原因
	2. 炎症局部基本病理改变发生的机制
	3. 炎症的分类原则，急性与慢性炎症的特点
掌握	1. 炎症的定义和意义
	2. 炎症局部基本病理改变
	3. 炎症的结局
	4. 炎症的病理学分类
	5. 炎症的临床病理联系

常用名词解释

名 词	英文名	定义或概念
炎症	inflammation	具有血管系统的活体组织对各种损伤因子的刺激所发生的以防御反应为主的基本病理过程
变质	alteration	炎症局部组织发生的变性和坏死称为变质。包括细胞水肿、脂肪变、黏液样变、凝固性坏死、液化性坏死、固缩坏死等
渗出	exudation	炎症局部组织血管内的液体成分、纤维素等蛋白质和各种炎症细胞通过血管壁进入组织间隙、体腔、体表或黏膜表面的过程
渗出液	exudate	炎症时渗出的液体和细胞成分的总称
漏出液	transudate	淤血时由于流体静压升高而从血管内溢出的液体

续 表

名 词	英文名	定义或概念
炎性水肿	inflammatory edema	炎性渗出液聚集在组织间隙引起的局部肿胀
炎性积液	inflammatory fluidify	炎症时渗出液聚集于浆膜腔（心包腔、腹膜腔、胸膜腔）
急性炎症	acute inflammation	病程数日至一月，局部以渗出性病变为主，渗出细胞主要为中性粒细胞，但有时也可表现为变质性炎或增生性炎
慢性炎症	chronic inflammation	病程数月至数年，局部病变以增生性变化为主，炎性细胞浸润以淋巴细胞和单核细胞为主
白细胞边集	leukocytic margination	在毛细血管后静脉中，由于血流缓慢和液体的渗出，体积较小而移动较快的红细胞逐渐将体积较大、移动较慢的白细胞推离血管中心部，到达边缘部
白细胞黏附	leukocytic adhesion	白细胞借助于细胞表面的整合素与内皮细胞表达的配体结合，发生细胞骨架构型改变，黏附于血管内皮细胞表面
趋化作用	chemotaxis	白细胞沿浓度梯度向着化学刺激物作定向移动
趋化因子	chemotatic factor	吸引白细胞定向移动的化学刺激物
调理素	opsonin	一类通过包裹微生物而增强吞噬细胞吞噬功能的血清蛋白质，主要为抗体 IgG 的 Fc 段、补体 C3b 和凝集素
炎症介质	inflammatory mediator	指炎症过程中由细胞释放或体液产生的参与和介导炎症反应的化学因子
吞噬作用	phagocytosis	白细胞吞噬病原体、组织碎片和异物的过程
浆液性炎	serous inflammation	以浆液渗出为主的炎症，内含少量蛋白质，同时混有白细胞和纤维素；发生于疏松结缔组织（水肿）、浆膜（积液）或黏膜（卡他性炎）等部位
纤维素性炎	fibrinous inflammation	以纤维蛋白原渗出为主的炎症，纤维蛋白原渗出后，形成纤维蛋白即纤维素，HE 染色呈红染交织网状、条状或颗粒状；好发于黏膜（喉、肠黏膜）、浆膜（胸膜、腹膜、心包膜）、肺
化脓性炎	suppurative inflammation	以中性粒细胞大量渗出为主，伴有不同程度的组织坏死和脓液形成的炎症
脓液	pus	由液化坏死组织、脓细胞、细菌组成的脓性渗出物，呈浑浊凝乳状、灰黄或黄绿色的液体，其中变性和坏死的中性粒细胞称为脓细胞
表面化脓		黏膜或浆膜表面的化脓性炎症，深部组织无明显中性粒细胞浸润。如化脓性支气管炎、化脓性脑膜炎
积脓	empyema	浆膜腔或内脏空腔的被覆黏膜化脓，脓液积存于腔内。如胸腔积脓、胆囊积脓

续 表

名 词	英文名	定义或概念
疏松结缔组织炎	loose connective tissue inflammation	疏松结缔组织的弥漫性化脓性炎症，中性粒细胞弥漫浸润，好发于皮肤、肌肉、阑尾
疖	furuncle	毛囊、皮脂腺及附近组织发生的脓肿
痈	carbuncle	多个疖融合，在皮下组织、筋膜组织中形成许多互相沟通的脓肿
脓肿	abscess	局限性化脓性炎，其主要特征是组织发生溶解坏死，形成充满脓液的腔
出血性炎	hemorrhagic inflammation	炎症灶的血管损伤严重，渗出物中含有大量红细胞
菌血症	becteremia	细菌入血，但无全身中毒症状，血中可查到病原菌
毒血症	toxemia	细菌毒素或毒性代谢产物吸收入血，引起全身中毒症状和病理变化，如高热、寒战及实质细胞变性坏死，血培养查不到细菌
败血症	septicemia	细菌入血大量繁殖并产生毒素，引起全身中毒症状和病理变化，如高热、寒战、皮肤及黏膜出血点及脾肿大，血培养可查到病原菌
脓毒败血症	pyemia	化脓菌除产生败血症的表现外，可在全身一些脏器中出现多发性栓塞性脓肿，或称转移性脓肿
炎性息肉	inflammatory polyp	在致炎因子的长期刺激下，局部黏膜上皮、腺体和肉芽组织增生，形成带蒂的赘生物。好发部位为鼻黏膜、宫颈黏膜和肠黏膜
炎性假瘤	inflammatory pseudotumor	慢性炎症的一种类型，由肉芽组织、炎细胞、增生的实质细胞和纤维结缔组织构成境界清楚的肿瘤样病变，在肉眼和X线上都与肿瘤相似，故称为炎性假瘤。好发于眼眶和肺
肉芽肿	glanuloma	由炎症局部巨噬细胞及其衍生细胞增生所形成的境界清楚的结节状病灶
慢性肉芽肿性炎	chronic glanulomatous inflammation	以炎症局部巨噬细胞及其衍生细胞增生形成境界清楚的结节状病灶为特征，是一种特殊类型的慢性炎症
浆液性卡他性炎	serous catarrhal inflammation	黏膜的浆液性炎症，渗出物沿黏膜表面顺势下流

基本内容复习

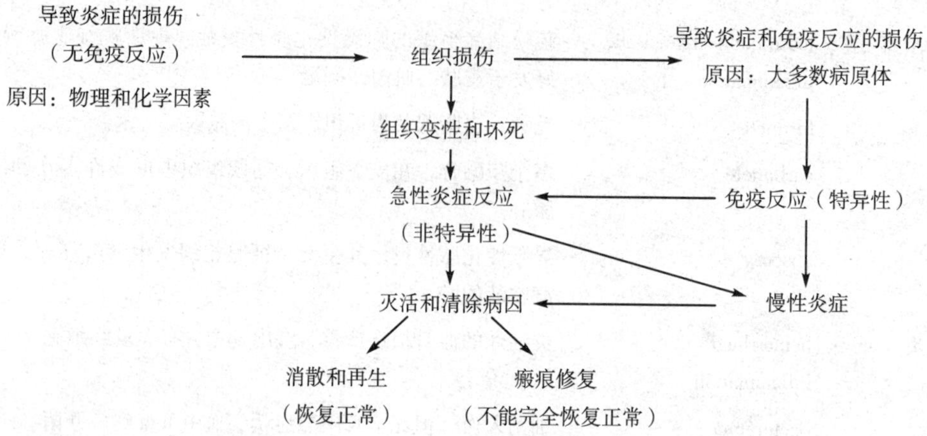

图 4-1 机体对于损伤的反应——炎症

表 4-1 炎症的常见原因

致炎因子	说　明
生物性因子	细菌、病毒、立克次体、原虫、真菌、螺旋体和寄生虫等
物理性因子	高温、低温、机械性损伤、紫外线和放射线等
化学性因子	外源性的如强酸、强碱等；内源性的有坏死组织的分解产物、代谢产物等
坏死的组织	为潜在的致炎因子
变态反应	可引起不适当或过度的免疫反应，造成组织损伤，引发炎症
异物	各种金属、木材碎屑、尘埃颗粒及手术缝线等残留在机体组织内可导致炎症

表 4-2 炎症的基本病理变化

基本病变	概　念	形成原因	意　义
变质	炎症局部组织发生变性和坏死	1. 致炎因子直接作用 2. 局部血液循环障碍 3. 炎症介质作用	一般来说是损伤性过程
渗出	炎症局部组织血管内的液体、纤维蛋白和细胞等成分通过血管壁进入组织间隙、体腔、体表和黏膜表面的过程	1. 血管壁通透性升高 2. 组织渗透压升高 3. 微循环流体静压升高	是炎症的特征性病变，具有稀释毒素；含有抗体；纤维素网限制病原体扩散；清除坏死；刺激免疫。但渗出过多对机体也有不利影响
增生	包括实质细胞和间质细胞的增生	1. 相应的生长因子 2. 成纤维细胞产生胶原	有限制炎症扩散和修复的作用，是对损伤的修复

表 4-3　炎症的局部表现及机制

局部表现	产生机制
红	血管扩张、充血
肿	炎性渗出，慢性炎症主要由于局部组织增生
热	局部血流增多，血流加快，代谢水平增高
痛	局部张力增高，压迫或牵拉神经末梢；炎症介质的作用
功能障碍	组织损伤；炎性水肿；疼痛；代谢异常

表 4-4　炎症时可能发生的全身反应

全身反应	产生机制
发热	致热源使体温调节中枢调定点上移，使机体产热量增加，散热量减少，体温升高。是机体的一种保护性反应
末梢白细胞增多	IL-1 和 TNF 促进白细胞从骨髓储存库释放。白细胞总数增高或分类计数具有临床诊断价值
补体和凝血因子合成增多	炎症介质作用下的防御反应
休克和 DIC	严重感染，全身小血管扩张、血浆外渗、有效循环血量减少和心脏功能下降

表 4-5　血管壁通透性增高的主要机制和特点

机　　制	特　　点
内皮细胞收缩	1. 组胺、缓激肽、白细胞三烯等炎症介质作用：内皮细胞迅速收缩 2. IL-1、TNF、干扰素、缺氧：内皮细胞骨架重构
内皮细胞损伤	1. 烧伤、化脓菌等或 X 线、紫外线直接损伤内皮，内皮细胞坏死脱落 2. 黏附内皮细胞后，释放氧代谢产物和水解酶
新生血管高通透性	细胞连接不健全

表 4-6　急性炎症的病理学类型及病变特征

类　　型	特　　点	常见原因
浆液性炎	以浆液渗出为主要特点，可形成水疱（皮下）、水肿（组织间隙）和积水（浆膜腔）	烧伤、多种细菌感染
卡他性炎（黏膜）	浆液性渗出物沿黏膜顺势下流	流感、过敏等

续 表

类　型	特　点	常见原因
纤维素性炎	纤维蛋白原渗出为主，继而形成纤维素	毒力强的细菌感染，如肺炎链球菌、痢疾志贺（杆）菌或外源性和内源性毒物
出血性炎	病灶内血管损伤严重，渗出物含有大量红细胞	毒力特别强的微生物（细菌、病毒、真菌），如鼠疫、炭疽、单纯疱疹性脑炎、毛霉菌病
假膜性炎	发生于黏膜的纤维素性炎，伴有假膜形成	毒力强的细菌，如白喉棒状杆菌、痢疾志贺（杆）菌
化脓性炎	中性粒细胞渗出，伴有组织的液化性坏死，脓液形成	化脓性细菌，如金黄色葡萄球菌、链球菌、革兰阴性杆菌、厌氧菌

表 4-7　纤维素性炎的好发部位及病变特点

发生部位	病变特点
黏膜	渗出的纤维蛋白原形成的纤维素、坏死组织和中性粒细胞共同形成一层膜状物，覆盖于黏膜表面，称为假膜，故此类炎症又称为假膜性炎，常见于痢疾、白喉等
浆膜	常见于胸膜、腹膜和心包膜。发生于心包膜者，由于大量渗出的纤维素在心脏搏动下形成绒毛状物覆盖在心脏表面，称为“绒毛心”
肺	大叶性肺炎的肝样变期，肺泡腔内除纤维素外还有红细胞或白细胞

表 4-8　化脓性炎的主要类型和病变特点

项目	表面化脓和积脓	脓　肿	疏松结缔组织炎
性质	发生于黏膜和浆膜表面的化脓性炎	局限性化脓性炎	疏松结缔组织的弥漫性化脓性炎
病因	葡萄球菌、大肠埃希（杆）菌等	常由金黄色葡萄球菌引起，产生血浆凝固酶使纤维蛋白原→纤维素→病变局限	主要为溶血性链球菌，分泌透明质酸酶→降解疏松结缔组织中的透明质酸；链激酶→溶解纤维素，使细菌易通过组织间隙和淋巴管扩散
好发部位	浆膜、胆囊、尿道等	内脏和皮下	皮肤、肌肉、阑尾等疏松结缔组织
病变特征	中性粒细胞在黏膜表面渗出——脓性卡他性炎 脓液聚集于腔内——积脓	中性粒细胞渗出，伴有组织坏死溶解和脓液形成	组织中有大量中性粒细胞弥漫性浸润，但无显著的组织溶解坏死
结局	表面脓液吸收 上皮再生修复	由纤维组织修复坏死组织	脓液吸收，不留痕迹

表 4-9 白细胞的种类和功能

白细胞种类	功 能	所参与的炎症类型
中性粒细胞	吞噬细菌、坏死组织碎片及抗原抗体复合物；生成炎症介质及趋化因子	急性炎症和化脓性炎症
单核巨噬细胞	吞噬较大的病原体、异物或组织碎片	急性炎症、慢性炎症、非化脓性炎症、特异性免疫反应
嗜酸性粒细胞	吞噬抗原抗体复合物	急性炎症、变态反应性炎及寄生虫感染
淋巴细胞、浆细胞	产生淋巴因子及免疫球蛋白	慢性炎症、变态反应性炎及病毒感染

表 4-10 常见炎症介质的种类、来源及主要作用

种类	介 质	来 源	主要作用					
			扩张血管	通透性增加	趋化作用	发热	疼痛	组织损伤
细胞释放	组胺、5-羟色胺	肥大细胞、嗜碱性粒细胞和血小板	+	+				
	前列腺素	各种组织细胞	+			+	+	
	白细胞三烯	各种组织细胞		+	+			
	活性氧代谢产物	中性粒细胞、单核细胞		+				+
	溶酶体成分	中性粒细胞、单核细胞		+	+			+
	细胞因子和化学因子	淋巴细胞和单核巨噬细胞		+	+	+		
	血小板激活因子	嗜碱性粒细胞、肥大细胞、中性粒细胞、单核细胞	+	+	+			
	一氧化氮	内皮细胞、巨噬细胞、特定神经细胞	+					+
	神经肽	肺、胃肠道的神经纤维	+	+			+	
体液产生	缓激肽	激肽系统	+	+			+	
	C5a、C3a	补体系统	+	+	+			
	凝血酶	凝血系统	+	+	+			
	Xa 因子	凝血系统	+	+				

表 4-11 炎症介质的共同特点

特　　点	解　　释
来源于 血浆 细胞	a 以前体形式存在，经蛋白水解酶激活 b 以细胞内颗粒形式储存，需要时释放或即刻合成
不同作用方式	a 大多数炎症介质通过靶细胞表面的受体结合──→发挥生物活性的作用 b 某些具有酶活性或可介导氧化损伤
不同的效应结果	a 作用于靶细胞──→产生次级炎性介质──→放大或抵消初级炎症介质作用 b 可作用于一种或多种靶细胞；对不同组织和细胞产生不同的效应
精细控制，半衰期短	炎症介质一旦被激活释放在细胞外，半衰期十分短暂，很快衰变，被降解、灭活、抑制或清除

表 4-12 常见的几种肉芽肿及其特点

肉芽肿	病 变 特 点
风湿肉芽肿	又称为风湿小体和 Aschoff 小体，结节中央为纤维素样坏死物，周围由风湿细胞及少量淋巴细胞、浆细胞组成。风湿细胞体积大，呈圆形，胞质丰富，略嗜碱性核大，圆形或椭圆形，核膜清晰，染色质聚集中央，核的横切面似枭眼，纵切面似毛虫样
硅结节	早期由大量吞噬硅颗粒的巨噬细胞聚集成细胞性硅结节，可发展成纤维性结节
结核结节	中央为干酪样坏死，周围是上皮样细胞及 Langhans 巨细胞，最外层为淋巴细胞和反应性增生的成纤维细胞
麻风肉芽肿	结核样型麻风病变类似结核结节，瘤型可形成以泡沫细胞为主要成分的肉芽肿
伤寒肉芽肿	又称为伤寒小结，由吞噬了伤寒沙门（杆）菌、红细胞和细胞碎片的巨噬细胞聚集成团形成
树胶样肿	即梅毒瘤，其结构与结核结节相似，中央为凝固性坏死，弹力纤维尚保存，周围上皮样细胞及 Langhans 巨细胞较少，外周以淋巴细胞和浆细胞浸润为主
假结核结节	为日本血吸虫病晚期的虫卵结节，中央有坏死或钙化的虫卵，周围为上皮样细胞及多核巨细胞，最外为淋巴细胞及成纤维细胞

表 4-13 漏出液和渗出液的比较

鉴　　别	漏出液	渗出液
原因	非炎症所致	炎症、肿瘤、化学刺激所致
形成机制	血浆超滤、血管通透性无增加	血管通透性明显增加，白细胞主动游出
外观	淡黄色、透明或微浑浊	黄色、脓性、血性、乳糜性、浑浊
比重	<1.018	>1.018（多数>1.020）
凝固性	不易凝固	可自行凝固
蛋白质含量	低（<30g/L）	较高（>30g/L）

续 表

鉴 别	漏出液	渗出液
蛋白质类型	少量清蛋白	多种蛋白质*
Rivalta 试验	阴性	阳性
纤维蛋白	无	有
细胞数	常<100×10^6/L	常>500×10^6/L
细菌	无	可找到病原菌

注：* 含有清蛋白、球蛋白、补体、免疫球蛋白等

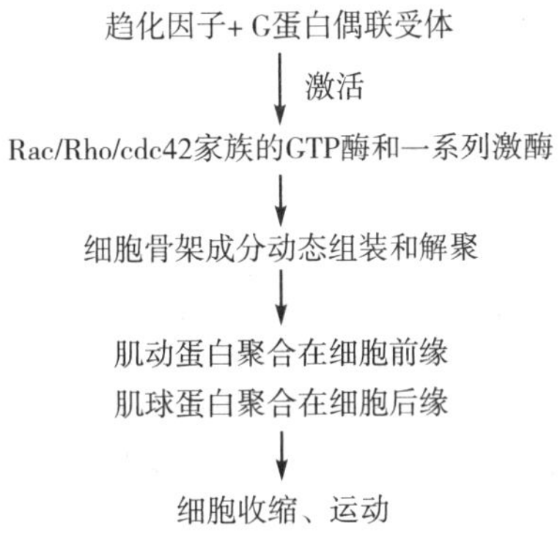

图 4-2 趋化因子的作用机制

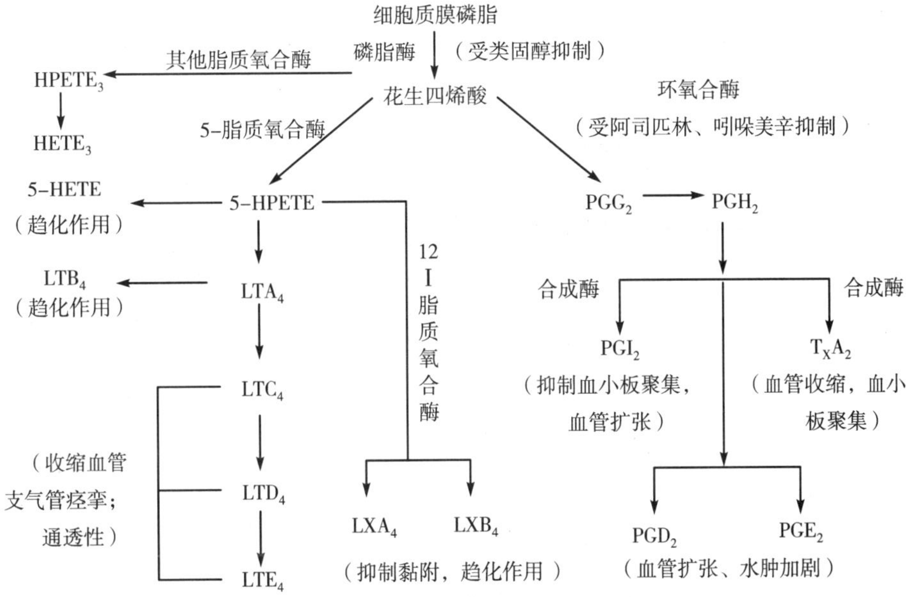

图 4-3 花生四烯酸的代谢

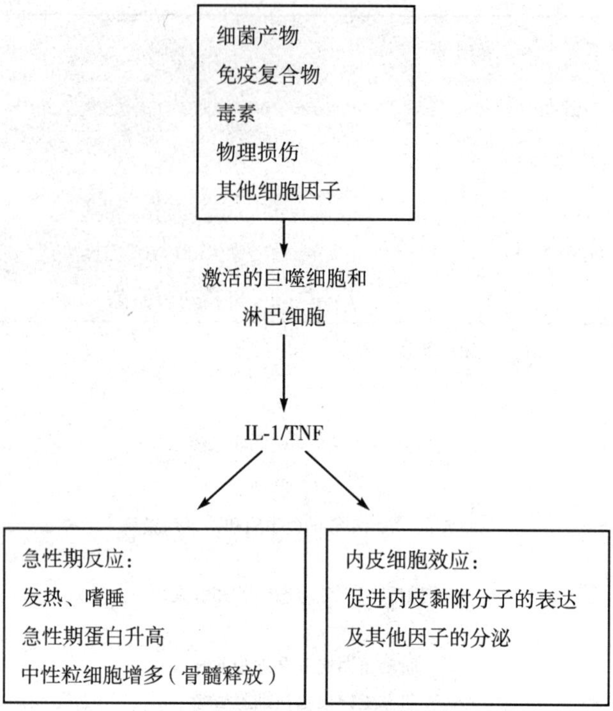

图 4-4　IL-1 和 TNF 在炎症中的作用

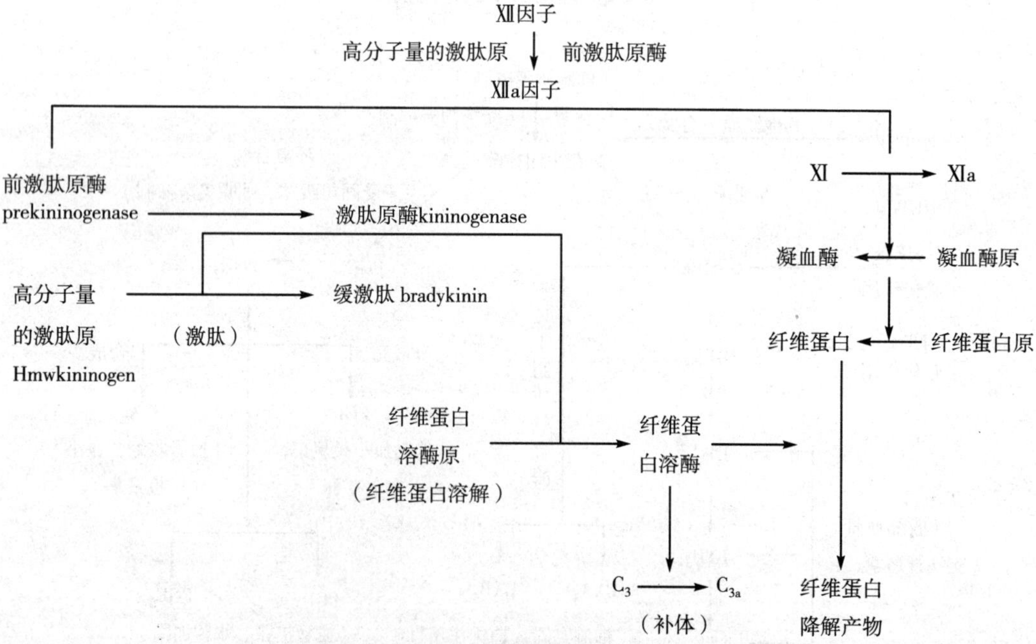

图 4-5　激肽、凝血、纤维蛋白溶解及补体的相互作用

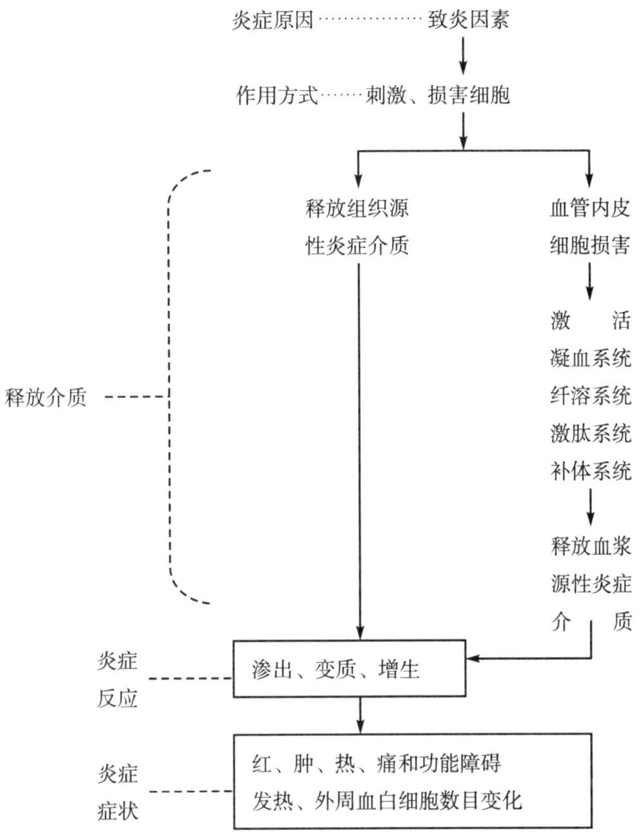

图 4-6 炎症介质在炎症中的地位和作用

试 题 精 选

一、填空题

1. 引起炎症的常见原因有①________、②________、③________、④________和⑤________等。
2. 炎症的基本病理变化包括①________、②________和③________。
3. 炎症的局部表现有①________、②________、③________、④________和⑤________。
4. 炎症的全身反应常包括①________和②________等。
5. 炎症依其持续时间分为①________和②________两大类。
6. 急性炎症时血流动力学改变的顺序依次为①________、②________和③________。
7. 白细胞渗出的过程为①________、②________、③________和④________。渗出的

白细胞在炎症时的主要作用是⑤________和⑥________。

8. 花生四烯酸在炎症时的主要代谢途径是①________和②________。前者的主要产物是③________；后者的主要产物是④________。它们在炎症时的主要作用是⑤________、⑥________、⑦________、⑧________、⑨________和⑩________等。

9. 凝血和纤溶系统在炎症时的主要作用是①________、②________、③________、④________和⑤________。

10. 慢性炎症的主要产生原因是病原微生物的①________、长期暴露于内源性或外源性②________和对自身组织③________。

11. 炎症时液体渗出的主要血管是①________和②________。

12. 渗出性炎症包括①________、②________、③________和④________。其中化脓性炎又可分为⑤________、⑥________和⑦________。

13. 纤维素性炎常发生于①________、②________和③________等部位。其中假膜性炎是指发生于黏膜的④________，其中假膜的主要成分是⑤________、⑥________和⑦________。

14. 非特异性慢性炎症的主要特点是①________、②________和③________。

15. 单核巨噬细胞系统的激活是慢性炎症的一个重要特征，其细胞来源是①________和②________。

16. 巨噬细胞在宿主防御和炎症反应中的主要功能为①________、②________、③________和④________。

17. 肉芽肿性炎形成的根本原因是致炎因子①________所致。常见的疾病有②________、③________、④________、⑤________、⑥________、⑦________、⑧________和⑨________。

18. 影响炎症过程的全身因素有①________、②________和③________。

19. 影响炎症过程的局部因素有局部①________、炎症渗出物和异物及②________。

二、选择题

【A 型题】

1. 感染的基本病变是
   A. 炎症反应
   B. 血管反应
   C. 局部组织反应
   D. 细菌引起的反应
   E. 体液和细胞反应

2. 炎症最常见的原因是
   A. 物理性因子
   B. 化学性因子
   C. 免疫反应
   D. 生物性因子
   E. 机械性因子

3. 下列哪项病理变化最支持炎症的诊断
   A. 细胞变性坏死
   B. 毛细血管扩张充血
   C. 白细胞渗出
   D. 纤维组织增生
   E. 实质细胞增生

4. 炎症最重要的特征是
A. 血管扩张
B. 局部组织变质
C. 吞噬
D. 局部渗出
E. 局部组织增生

5. 炎症变质是指局部实质细胞发生
A. 萎缩和变性
B. 萎缩和坏死
C. 变性和坏死
D. 增生和变性
E. 增生和坏死

6. 在急性炎症中局部发挥重要防御作用的是
A. 白细胞边集
B. 血管通透性增强
C. 白细胞渗出
D. 血流加快
E. 炎症介质参与

7. 炎症时，内皮细胞与白细胞黏着主要是由于
A. 血流缓慢
B. 细胞表面负电荷减少
C. 内皮细胞配体表达量增加、白细胞亲和力增加
D. 趋化因子吸引
E. 内皮细胞损伤

8. 具有趋化作用的炎症介质是
A. 组胺
B. 缓激肽
C. 氧自由基
D. C3b
E. C5a

9. 炎症时，经被动过程从血管中到血管外组织的细胞是
A. 淋巴细胞
B. 红细胞
C. 单核细胞
D. 嗜酸性粒细胞
E. 中性粒细胞

10. 炎性浸润是指
A. 白细胞自血管内进入炎区组织
B. 炎症向周围组织扩散
C. 炎区组织浸泡于渗出液中
D. 血管内成分进入炎区组织
E. 生物病原体进入炎区组织

11. 判断体腔积液是否为渗出物的主要依据是
A. 浆膜有无炎症
B. 有无炎症全身化的表现
C. 积液的成分
D. 有无静脉回流受阻
E. 积液的量和压力

12. 在急性蜂窝织炎组织中，浸润的炎细胞是
A. 浆细胞
B. 淋巴细胞
C. 嗜酸性粒细胞
D. 中性粒细胞
E. 巨噬细胞

13. 关于炎症介质的描述，哪项是不正确的
A. 凝血系统在炎症中具有重要功能
B. C3、C5 是重要的炎症介质
C. 缓激肽可使血管通透性增加
D. 花生四烯酸代谢产物可导致发热、疼痛

E. 组胺对中性粒细胞具有阳性趋化作用

14. 下列哪种炎症属Ⅳ型超敏反应
A. 风湿性心内膜炎
B. 支气管哮喘
C. 病毒性肝炎
D. 肺出血肾炎综合征
E. 肺结核病

15. 下列哪种炎症介质不具有阳性趋化作用
A. 白细胞三烯 B4
B. C5a
C. TNF
D. IL-8
E. 缓激肽

16. 白细胞到达炎症灶最重要因素是
A. 炎症组织的趋化因子
B. 血流慢，白细胞黏附
C. 白细胞的阿米巴运动
D. 血管壁的破坏
E. 血管内流体静压升高

17. 在炎症过程中造成浆液渗出的最主要原因是
A. 血管内流体静压升高
B. 血管壁通透性升高
C. 血浆胶体渗透压降低
D. 组织液胶体渗透压升高
E. 毛细血管内流体静压升高

18. 假膜性炎的主要渗出物是
A. 单核细胞
B. 浆液
C. 纤维素
D. 嗜酸性粒细胞
E. 中性粒细胞

19. 浆液性炎时，其浆液中所含的蛋白质主要是
A. 纤维蛋白
B. 清蛋白
C. 球蛋白
D. 脂蛋白
E. 补体

20. 化脓性炎时，与坏死组织的溶解液化有关的细胞是
A. 巨噬细胞
B. 嗜酸性粒细胞
C. 浆细胞
D. 淋巴细胞
E. 变性坏死的中性粒细胞

21. 金黄色葡萄球菌感染最常引起
A. 出血性炎
B. 纤维素性炎
C. 脓肿
D. 蜂窝织炎
E. 浆液性炎

22. 下列疾病中最易形成窦道或瘘管的是
A. 肺脓肿
B. 脑脓肿
C. 肝脓肿
D. 脓胸
E. 肛周脓肿

23. 巨噬细胞、成纤维细胞和淋巴细胞最常见于
A. 急性炎症后期
B. 化脓性炎症
C. 慢性炎症

D. 伤口一期愈合
E. 急性纤维素性炎

24. 下列哪种病变中有多核巨噬细胞存在
A. 血吸虫病急性虫卵结节
B. 硅结节
C. 新月体
D. 血吸虫病慢性虫卵结节
E. 伤寒小体

25. 下列中关于肉芽肿的叙述，正确的是
A. 肉芽肿只在慢性炎症中形成
B. 其发生与体液免疫反应的介导有关
C. 为局限性巨噬细胞增生形成的结节状病灶
D. 由其他炎细胞增生形成的结节状病灶
E. 肉芽肿中类上皮细胞的吞噬能力最强

26. 非感染性肉芽肿的病变是
A. 结核结节
B. 伤寒小结
C. 硅结节
D. 假结核结节
E. 树胶样肿

27. 可累及脑膜、肾、肺、肠及骨的肉芽肿是
A. 风湿小体
B. 伤寒小体
C. 麻风小结
D. 硅结节
E. 结核结节

28. 下列除哪项外均是肉芽肿性炎症
A. 结核病
B. 硅沉着病
C. 乙型脑炎
D. 风湿病
E. 伤寒

29. 下述哪项不符合单核巨噬细胞的特点
A. 细胞表面有 Fc 受体
B. 细胞表面有 C3b 受体
C. 细胞表面有抗原识别受体
D. 处理传递抗原信息
E. 免疫监视功能

30. 下述关于急性炎症时白细胞渗出的描述中，哪项是错误的
A. 在炎症反应中，中性粒细胞进入边流黏附
B. 内皮细胞收缩，使中性粒细胞从间隙游出血管
C. 中性粒细胞通过伸出巨大伪足逐渐从内皮细胞间隙游出血管
D. 在趋化因子作用下，中性粒细胞到达炎症部位
E. 补体 C3、C5 是重要的炎性因子

31. 下述哪项关于纤维素渗出的描述是错误的
A. 可引起机化
B. 可发生在大叶性肺炎
C. 可见于绒毛心
D. 可见于细菌性痢疾
E. 可见于病毒性肝炎

32. 下述哪种物质与吞噬细胞对细菌的杀伤降解无直接关系
A. 阳离子蛋白
B. 乳铁蛋白
C. 髓过氧化物酶

D. 酸性水解酶
E. 调理素

33. 尸检病例：于右肺下叶切面可见 3cm×3cm×2cm 的空洞形成，洞腔充以灰白灰黄色的黏稠渗出物，镜下可见大量中性粒细胞及液化坏死物，其最可能的病理学诊断是
A. 大叶性肺炎
B. 肺气肿
C. 肺脓肿
D. 小叶性肺炎
E. 肺炎性假瘤

34. 炎症过程中不利于机体的损害性反应是
A. 血流停滞
B. 充血、渗出
C. 发热
D. 代谢增强
E. 外周血白细胞增多

35. 下列中不属于炎症的防御反应的是
A. 代谢增强
B. 充血、渗出
C. 发热
D. 外周血白细胞增多
E. 器官、组织的功能障碍

36. 炎症病灶内的代谢变化不发生
A. 晶体渗透压增高
B. 耗氧量增高
C. 碱中毒
D. 分解代谢增强
E. 胶体渗透压增高

37. 下列有关渗出液的描述，错误的是
A. 比重高于 1.018
B. 细胞成分少
C. 外观常显浑浊
D. 细胞碎片较多
E. 含有较高的蛋白质

【B 型题】
A. 炎症反应的中心环节
B. 炎症反应的重要标志
C. 炎症反应最主要作用
D. 引起炎症最常见原因
E. 急性炎症早期血管反应的标志
1. 血管反应是
2. 炎性渗出是
3. 生物性因子是
4. 局限和消灭损伤因子，修复损伤是

A. 可稀释毒素
B. 可使炎症局限
C. 可清除致炎因子
D. 可加重组织损伤
E. 可起调理素的作用
5. C3b 渗出
6. 血浆渗出
7. 白细胞渗出
8. 纤维蛋白渗出
9. 溶酶体酶的溢出

A. 对中性粒细胞有趋化作用
B. 对嗜酸性粒细胞有趋化作用
C. 对嗜碱性粒细胞有趋化作用
D. 对单核细胞有趋化作用
E. 对肥大细胞有趋化作用
10. 组胺
11. IL-8
12. 纤维蛋白降解产物
13. 葡萄球菌
14. 伤寒沙门（杆）菌

A. 浆液性卡他
B. 黏液性卡他
C. 化脓性卡他
D. 浆膜的浆液性炎
E. 疏松结缔组织的浆液性炎

15. 心包积液属于
16. 菌痢的早期属于
17. 尿道的淋病属于
18. 感冒初期的鼻炎属于
19. 咽喉部软组织炎性水肿属于

A. 肠伤寒
B. 阿米巴痢疾
C. 鼻息肉
D. 急性细菌性痢疾
E. 中毒性细菌性痢疾

20. 变质性炎见于
21. 急性卡他性炎见于
22. 急性增生性炎见于
23. 慢性增生性炎见于

A. 与脓肿的形成有关
B. 与窦道或瘘管的形成有关
C. 与溃疡的形成有关
D. 与疏松结缔组织炎的形成有关
E. 与易形成转移性脓肿有关

24. 血浆凝固酶
25. 链激酶与透明质酸酶
26. 皮肤或黏膜的化脓性炎破溃
27. 深部脓肿向体表或空腔脏器穿破

A. 多核巨细胞
B. 淋巴细胞
C. 单核细胞
D. 中性粒细胞
E. 嗜酸性粒细胞

28. 寄生虫感染和变态反应性炎时增多的细胞多为
29. 结核、麻风等疾病时浸润的细胞常为
30. 急性炎症或急性化脓性炎症浸润的细胞多为
31. 当体内有较大的异物，如虫卵、外科缝线等，则可出现

A. 中性粒细胞
B. 单核细胞
C. 肝细胞
D. 淋巴细胞
E. 呼吸道上皮细胞

32. 具有解毒功能的是
33. 具有排除功能的是
34. 具有免疫活性作用的是
35. 具有消化组织碎片功能的是

A. 脚部感染引起腹股沟淋巴结肿大
B. 患者无全身中毒症状，血培养阳性
C. 患者有全身中毒症状，血培养阴性
D. 患者有全身中毒症状，血培养阳性
E. 患者有全身中毒症状，伴全身多发性小脓肿

36. 毒血症
37. 菌血症
38. 败血症
39. 脓毒败血症
40. 淋巴管扩散

A. 有组织的坏死、液化
B. 有大量嗜酸性粒细胞浸润
C. 有大量血清渗出
D. 由巨噬细胞增生形成结节
E. 由局部黏膜、腺体和肉芽组织增生形成的肿块

41. 炎性息肉是
42. 浆液性炎是

43. 过敏性炎的镜下所见是
44. 化脓性炎的镜下所见是
45. 肉芽肿性炎的镜下所见是

A. 肿瘤样团块
B. 异物肉芽肿
C. 肉芽肿块
D. 假结核结节
E. 急性血吸虫虫卵结节

46. 硅沉着病的形态属于
47. 炎性假瘤的表现为
48. 嗜酸性脓肿又称为
49. 炎性息肉的形态属于

A. 皮肤、黏膜的浅表缺损
B. 皮肤黏膜的深层缺损
C. 有腔脏器的化脓坏死连通于体外
D. 坏死累及有腔脏器全层，穿透浆膜
E. 深部脓肿向体表穿破，在组织内形成盲端管道

50. 溃疡的特征是
51. 糜烂的特征是
52. 窦道的特征是
53. 瘘管的特征是

【C型题】

A. 使炎症局限
B. 稀释毒素
C. 二者均可
D. 二者均无

1. 浆液渗出
2. 纤维素渗出

A. 淋巴细胞
B. 单核细胞
C. 二者均可
D. 二者均无

3. 产生细胞因子
4. 产生血小板激活因子

A. 对中性粒细胞和单核细胞有趋化作用
B. 对中性粒细胞和单核细胞有激活作用
C. 二者均可
D. 二者均无

5. C5a
6. 细胞因子（IL-8、TNF）

A. 可出现假膜性炎
B. 可出现卡他性炎
C. 二者均可
D. 二者均无

7. 白喉
8. 淋病
9. 菌痢
10. 皮肤水疱
11. 中毒性痢疾
12. 阿米巴痢疾

A. 纤维素性炎
B. 卡他性炎
C. 二者均有
D. 二者均无

13. 大叶性肺炎
14. 小叶性肺炎
15. 间质性肺炎

A. 镜下可见大量巨噬细胞
B. 镜下可见大量成纤维细胞及内皮细胞
C. 二者均可
D. 二者均无

16. 肉芽肿
17. 肉芽组织

A. 多见中性粒细胞

B. 多见单核细胞
C. 二者均可
D. 二者均无
18. 急性炎症中
19. 慢性炎症中

A. 可形成炎性肉芽肿
B. 可形成炎性息肉
C. 二者均有
D. 二者均无
20. 巨噬细胞增生
21. 实质或间质及血管内皮细胞增生

【X型题】
1. 参与炎症反应过程的成分有
A. 血管
B. 神经
C. 体液
D. 细胞
E. 毛发

2. 感染的特点有
A. 由生物病原体引起
B. 局部病变为炎症反应
C. 可出现全身反应
D. 病变可蔓延、扩散
E. 可出现双重或多重感染

3. 急性炎症反应的特征性改变有
A. 炎性充血
B. 炎性出血
C. 炎性浸润
D. 炎性渗出
E. 炎性增生

4. 炎性渗出的发生机制有
A. 血管内流体静压升高
B. 血浆胶体渗透压升高
C. 毛细血管壁通透性升高
D. 组织液流体静压升高
E. 组织液胶体渗透压升高

5. 炎性渗出对局部炎症反应的意义在于
A. 稀释和带走有害物质
B. 可能引起组织粘连
C. 可能加重血循环障碍
D. 提供补体、抗体及营养物质
E. 形成纤维蛋白网架有利于修复

6. 渗出液和漏出液的主要差异有
A. 蛋白质含量不同
B. 产生部位及量的不同
C. 含有较多的细胞成分
D. 产生的原因不同
E. 比重及外观性状不同

7. 炎症时引起血管通透性增加的因素有
A. 血管内皮细胞损伤
B. 内皮细胞间隙加宽
C. 新生毛细血管增多
D. 血管扩张
E. 内皮细胞的胞饮作用增强

8. 能释放血管活性胺的细胞主要有
A. 嗜碱性粒细胞
B. 肥大细胞
C. 单核细胞
D. 中性粒细胞
E. 血小板

9. 可引起肥大细胞释放组胺的有
A. C3a 和 C5a
B. IL-1 和 IL-8
C. P 物质

D. 免疫反应
E. 创伤或冷热刺激

10. 可产生细胞因子的细胞有
A. 淋巴细胞
B. 巨噬细胞
C. 内皮细胞
D. 成纤维细胞
E. 中性粒细胞

11. 花生四烯酸代谢产物的主要功能有
A. 扩张血管
B. 损伤组织
C. 趋化作用
D. 疼痛、发热
E. 增加血管通透性

12. 缓激肽的作用有
A. 扩张细动脉
B. 增加血管通透性
C. 引起疼痛
D. 使细动脉内皮细胞收缩
E. 使血管以外的平滑肌收缩

13. 补体在炎症中的作用有
A. 直接杀伤病原体
B. 具有趋化作用
C. 造成组织损伤
D. 具有调理作用
E. 可引起肥大细胞释放组胺，导致血管通透性增加

14. 具有趋化作用的有
A. 细菌
B. 补体
C. 免疫球蛋白
D. 炎性介质
E. 某些细胞因子

15. 中性粒细胞在急性炎症中的作用有
A. 血管通透性增加
B. 吞噬和杀菌
C. 造成组织损伤
D. 释放炎性介质
E. 促进血栓形成

16. 慢性炎症的组织学特征有
A. 血管反应轻
B. 病灶内有病原体存在
C. 组织损伤明显
D. 伴有小血管和纤维细胞增生
E. 浸润的细胞以淋巴细胞、单核细胞和浆细胞为主

17. 慢性炎症病灶中最常见的炎细胞是
A. 中性粒细胞
B. 单核巨噬细胞
C. 浆细胞
D. 淋巴细胞
E. 嗜酸性粒细胞

18. 造成慢性炎症内巨噬细胞积聚的可能原因有
A. 单核细胞持续渗出
B. 局部巨噬细胞分裂增生
C. 致炎因子的性质
D. 巨噬细胞寿命长
E. 局部巨噬细胞被多种因素激活

19. 单核巨噬细胞在炎症中的作用有
A. 引起组织损伤
B. 吞噬病原体
C. 分泌细胞因子
D. 释放炎性介质

E. 产生免疫球蛋白

20. 可组成肉芽肿病变的细胞成分主要有
A. 单核巨噬细胞
B. 中性粒细胞
C. 上皮样细胞
D. 成纤维细胞
E. 淋巴细胞

21. 下列中属于纤维素性炎的有
A. 风湿性关节炎
B. 大叶性肺炎
C. 小叶性肺炎
D. 流行性脑膜炎
E. 细菌性痢疾

22. 以化脓性炎症为主要表现的疾病有
A. 流行性脑膜炎
B. 急性阑尾炎
C. 病毒性肝炎
D. 胃穿孔所致腹膜炎
E. 结肠阿米巴病

23. 脓肿可进一步发展为
A. 炎性息肉
B. 窦道
C. 瘘管
D. 炎性假瘤
E. 溃疡

24. 纤维素性炎多发生于
A. 黏膜
B. 浆膜
C. 肺
D. 皮肤
E. 实质脏器

25. 假膜性炎常见于
A. 大叶性肺炎
B. 白喉
C. 菌痢
D. 小叶性肺炎
E. 风湿性心包炎

26. 浆液性炎症的特点有
A. 是以血浆成分渗出为主的病变
B. 症状较轻，易于消退愈复
C. 常好发于疏松结缔组织、浆膜和黏膜
D. 黏膜的浆液性炎又称为浆液性卡他
E. 渗出液中含有较多的白细胞和纤维素

27. 不属于肉芽肿性炎的疾病有
A. 麻风
B. 原发性肺结核
C. 阿米巴病
D. 消化性溃疡
E. 链球菌感染

28. 炎症扩散的途径有
A. 局部蔓延
B. 经血道播散
C. 经淋巴道播散
D. 沿天然腔道播散
E. 医源性异常途径播散

29. 影响炎症转归的因素有
A. 致炎因子的质和量
B. 机体的免疫状态
C. 致炎因子入侵途径
D. 消炎措施
E. 局部组织血液循环状态

30. 炎症的结局可能有
A. 病灶愈复
B. 病灶蔓延
C. 机化粘连
D. 播及全身
E. 迁延不愈

三、问答题

1. 简述炎症的基本病理变化。
2. 简述炎症的局部表现及其机制。
3. 炎症时可能发生哪些全身反应?
4. 试述炎症时血管壁通透性增高的主要机制和特点。
5. 试述急性炎症的类型及特点。
6. 简述纤维素性炎的好发部位及病变特点。
7. 试述化脓性炎的主要类型和病变特点。
8. 简述白细胞的种类及其所参与的炎症类型。
9. 试述常见炎症介质的种类及其主要作用。
10. 试述炎症介质的共同特点。
11. 举例说明几种肉芽肿性病变的特点。
12. 漏出液与渗出液有什么不同?
13. 试述白细胞游出血管壁的过程。
14. 简述渗出液的防御作用。
15. 影响炎症过程的主要因素有哪些?
16. 为什么不同炎症及炎症不同阶段渗出的细胞种类不同?

参考答案

一、填空题

1. ①物理性因子 ②化学性因子 ③生物性因子 ④组织坏死 ⑤变态反应
2. ①变质 ②渗出 ③增生
3. ①红 ②肿 ③热 ④痛 ⑤功能障碍
4. ①发热 ②末梢血白细胞计数增多
5. ①急性炎症 ②慢性炎症
6. ①细动脉短暂收缩 ②血管扩张和血流加速 ③血流速度减慢最终停止
7. ①白细胞边集和滚动 ②白细胞黏附 ③白细胞游出 ④趋化作用 ⑤吞噬作用 ⑥免疫作用
8. ①环氧合酶途径 ②脂质氧合酶途径 ③前列腺素 ④白细胞三烯 ⑤扩张血管 ⑥增加血管通透性 ⑦平滑肌收缩支气管痉挛 ⑧趋化作用 ⑨发热 ⑩引起疼痛

9. ①使血管通透性增加 ②促使白细胞黏附 ③趋化作用 ④激活 C3 ⑤促进成纤维细胞增生

10. ①持续存在 ②毒性因子环境中 ③产生免疫反应

11. ①毛细血管 ②后微静脉

12. ①浆液性炎 ②纤维素性炎 ③化脓性炎 ④出血性炎 ⑤表面化脓和积脓 ⑥疏松结缔组织炎⑦脓肿

13. ①黏膜 ②浆膜 ③肺 ④纤维素性炎 ⑤纤维素 ⑥坏死组织 ⑦中性粒细胞

14. ①炎症灶内浸润的主要细胞为巨噬细胞、淋巴细胞和浆细胞 ②组织破坏 ③修复反应

15. ①血液中的单核细胞 ②组织中的巨噬细胞

16. ①吞噬、清除微生物和坏死组织 ②启动组织修复，参与瘢痕形成和组织纤维化 ③分泌 TNF、IL-1 等炎症介质 ④为 T 细胞呈递抗原物质，并参与 T 细胞介导的细胞免疫反应，杀伤微生物

17. ①不易被消灭降解 ②结核 ③麻风 ④猫抓病 ⑤梅毒 ⑥组织胞质菌病 ⑦慢性血吸虫病 ⑧各种异物 ⑨结节病

18. ①机体的免疫状态 ②营养状态 ③内分泌状态

19. ①血液循环状态 ②是否被及时清除

二、选择题

【A 型题】

1. A　2. D　3. C　4. D　5. C　6. C　7. C　8. E　9. B　10. A
11. C　12. D　13. E　14. E　15. E　16. A　17. B　18. C　19. B　20. E
21. C　22. E　23. C　24. D　25. C　26. C　27. E　28. C　29. C　30. B
31. E　32. E　33. C　34. A　35. E　36. C　37. B

【B 型题】

1. A　2. B　3. D　4. C　5. E　6. A　7. C　8. B　9. D　10. B
11. A　12. D　13. A　14. D　15. D　16. B　17. C　18. A　19. E　20. B
21. E　22. A　23. C　24. A　25. D　26. C　27. B　28. E　29. C　30. D
31. A　32. C　33. E　34. D　35. B　36. C　37. B　38. D　39. E　40. A
41. E　42. C　43. B　44. A　45. D　46. B　47. A　48. E　49. C　50. B
51. A　52. E　53. C

【C 型题】

1. B　2. A　3. C　4. B　5. A　6. C　7. A　8. B　9. C　10. D

11. B 12. D 13. A 14. D 15. D 16. A 17. B 18. A 19. B 20. A
21. B

【X 型题】

1. ABCD 2. ABCDE 3. ACD 4. ACE 5. ABCDE 6. ACDE
7. ABCE 8. ABE 9. ABCDE 10. ABCD 11. ACDE 12. ABCE
13. BDE 14. ABDE 15. ABCD 16. ADE 17. BCD 18. ABCDE
19. ABCD 20. ACDE 21. BE 22. ABD 23. BCE 24. ABC
25. BC 26. ABCD 27. CDE 28. ABCDE 29. ABCDE 30. ABCDE

三、问答题

1. 答题要点参阅表 4-2。
2. 答题要点参阅表 4-3。
3. 答题要点参阅表 4-4。
4. 答题要点参阅表 4-5。
5. 答题要点参阅表 4-6。
6. 答题要点参阅表 4-7。
7. 答题要点参阅表 4-8。
8. 答题要点参阅表 4-9。
9. 答题要点参阅表 4-10。
10. 答题要点参阅表 4-11。
11. 答题要点参阅表 4-12。
12. 答题要点参阅表 4-13。

13. 答：白细胞首先离开轴流进入边流，并黏附于内皮细胞表面→移动到内皮细胞连接处→通过阿米巴运动的方式从内皮细胞间逸出→到达内皮细胞与基膜之间→穿过基膜到血管外。

14. 答：渗出液的防御作用有：①稀释和中和毒素，减轻局部损伤；②为局部浸润的白细胞带来营养物质并运走代谢产物；③带来抗体或补体，有利于消灭病原体；④渗出的纤维蛋白交织成网、限制病原体的扩散，并有利于修复；⑤渗出的白细胞吞噬和杀灭病原微生物，清除坏死组织；⑥病原微生物和毒素随淋巴回流，刺激细胞免疫和体液免疫。

15. 答：影响炎症过程的主要因素有：①病因：取决于致病因子的数量、毒力及作用时间的长短；②全身性因素：如机体的免疫功能状态、营养状态和内分泌状态；③局部因素：如局部血液循环状态、炎性渗出物和异物是否被清除或引流是否通畅。

16. 不同的炎症由于致炎因子不同，炎症局部存在的趋化因子也不相同，故渗出的白细胞也不相同。通常葡萄球菌和链球菌感染以中性粒细胞浸润为主，病毒性感染以淋巴细胞浸润为主；在一些过敏反应中则以嗜酸性粒细胞为主。

炎症的不同阶段渗出的白细胞种类也可能不同。急性炎症早期（24 h 内）中性粒细胞首先游出，48 h 后则以单核细胞浸润为主。其原因有：①中性粒细胞寿命短，24~48 h 后崩解消失，而单核细胞寿命长。②中性粒细胞停止游出后，单核细胞可继续游出。③炎症的不同阶段所激活的黏附因子及趋化因子不同。例如中性粒细胞游出后，能释放单核细胞趋化因子，因此中性粒细胞渗出后必然会引起单核细胞游出。④致炎因子的不同，渗出的白细胞也不同。例如，葡萄球菌和链球菌以中性粒细胞浸润为主，病毒感染以淋巴细胞浸润为主，过敏反应以嗜酸性粒细胞浸润为主。

（戴 洁）

第五章 肿 瘤

学习要求

学习要求	内 容
了解	1. 肿瘤的病因学及发病学
	2. 早发现、早诊断、早治疗在肿瘤防治中的意义
	3. 常用的肿瘤病理检查方法
熟悉	1. 一些常见肿瘤的好发部位，形态特点及生长特性
	2. 常见的癌前病变及原位癌
掌握	1. 肿瘤的概念、肿瘤与非肿瘤性增生的区别
	2. 肿瘤的一般形态与结构
	3. 肿瘤的异型性
	4. 肿瘤的生长方式与转移途径
	5. 肿瘤对机体的影响
	6. 良性肿瘤与恶性肿瘤的区别
	7. 肿瘤的命名原则及分类
	8. 癌与肉瘤的区别

常用名词解释

名 词	英 文 名	定义或概念
肿瘤	tumor，neoplasm	机体在致瘤因素作用下局部细胞的基因突变或调控失常，导致克隆性异常增殖而形成的新生物，该新生物常表现为局部肿块
肿瘤的分化	differentiation of tumor	肿瘤组织在形态和功能上向其来源组织的方向成熟的过程
肿瘤分化程度	degree of differentiation	肿瘤组织在形态和功能上与正常组织的相似的程度。如果与正常组织很相似，表明其分化程度高或分化好，反之亦然

续　表

名　词	英文名	定义或概念
肿瘤异型性	atypia	由于分化程度不同，肿瘤的细胞形态和组织结构与相应正常组织之间的差异
间变	anaplasia	异型性大、分化差的状态
间变性肿瘤	anaplastic neoplasm	异型性大的肿瘤，多为高度恶性的肿瘤
肿瘤的结构异型性	architectural atypia of tumor	肿瘤组织结构在细胞排列方式上与相应正常组织的差异
肿瘤的细胞异型性	cellular atypia of tumor	肿瘤细胞与相应正常细胞在胞体、胞核和胞质方面的差异
癌症	cancer	恶性肿瘤的统称
癌	carcinoma	上皮组织恶性肿瘤的统称
腺癌	adenocarcinoma	腺上皮的恶性肿瘤
肉瘤	sarcoma	间叶组织的恶性肿瘤
未分化肉瘤	undifferentiated sarcoma	形态和（或）免疫表型可以确定为肉瘤，但缺乏特定间叶组织分化特征的肉瘤
癌肉瘤	carcinosarcoma	具有癌的成分，又有肉瘤成分的肿瘤
母细胞瘤	-blastoma	形态类似发育过程中的某种幼稚组织的肿瘤
腺鳞癌	adenosquamous carcinoma	具有腺癌和鳞癌成分的肿瘤
纤维腺瘤	fibroadenoma	肿瘤实质由增生的纤维结缔组织及腺体共同构成的良性混合瘤，多发生于乳腺
畸胎瘤	teratoma	性腺或胚胎剩件中全能细胞发生的肿瘤，一般含有两个以上胚层的多种成分，结构混乱，分为良性畸胎瘤和恶性畸胎瘤两类，多见于卵巢
皮样囊肿	dermoid cyst	以表皮及其附件组成的单胚层囊性畸胎瘤
癌前病变	precancerous lesions	是某些具有癌变潜在可能的良性病变，如长期不治愈可能转变为癌，例如不典型性增生、皮肤慢性溃疡、黏膜白斑等
癌前疾病	precancerous diseases	为一类独立性良性疾病、在某些因素作用下可转变成癌，例如胃溃疡、纤维囊性乳腺病、慢性溃疡性结肠炎等
转移瘤（继发瘤）	metastatic (secondary) tumors	瘤细胞侵入淋巴管、血管或体腔、被带到他处继续生长，形成与原发瘤同样类型的肿瘤
黏液腺癌（胶样癌）	mucinous carcinoma (colloid carcinoma)	具有黏液分泌功能的上皮组织来源的恶性肿瘤，多见于胃肠，由于形成的腺腔无相应的排出管道，分泌的黏液堆集在腺腔中，腺体崩解而形成黏液池。肉眼癌组织呈灰白色，湿润，半透明如胶冻样

续 表

名 词	英文名	定义或概念
病理性核分裂象	pathological mitotic figure	不对称性、多极性及顿挫性核分裂等，只发生在恶性肿瘤细胞，对诊断恶性肿瘤有重要意义
肿瘤间质	mesenchyma (stroma) of tumor	肿瘤的组成部分之一，由结缔组织和血管组成，不具特异性，起支持和营养肿瘤实质的作用。在某些情况下，有限制肿瘤生长的作用
肿瘤实质	parenchyma of tumor	肿瘤细胞的总称，是肿瘤的主要成分，决定肿瘤的生物学特性及肿瘤的特殊性
交界瘤	borderline tumor	某些肿瘤在组织结构和生物学行为上界于良、恶性肿瘤之间，此类肿瘤有恶变倾向
原位癌	carcinoma in situ	限于表皮层内的癌，没有突破基膜向下浸润
囊腺瘤	cystadenoma	腺上皮发生的良性肿瘤，由于腺瘤组织中的腺体分泌物淤积，腺腔逐渐扩大并相互融合，肉眼观肿物呈现大小不等的囊腔而得名
非典型性增生	atypical hyperplasia, displasia	上皮细胞异常增生，细胞排列紊乱，极向消失，细胞大小不一，形态多样，但这种具有异型性的细胞没有累及上皮的全层
原发瘤	primary tumor	原发部位的肿瘤
癌巢	carcinoma nest	呈巢状排列的癌细胞团
未分化癌	undifferentiated carcinoma	形态或免疫表型可以确定为癌，但缺乏特定上皮分化特征的癌
癌珠（角化珠）	keratin pearl	分化较好的鳞状上皮细胞癌，癌巢中心出现同心圆状角化物质
分化	differentiation	机体的组织细胞，逐渐从幼稚细胞发展到具有特殊形态和功能的成熟细胞的过程
膨胀性生长	expansive growth	为良性肿瘤的生长方式，随着肿瘤体积的逐渐增大，将四周组织推开或挤压，但不侵入破坏邻近正常组织
浸润性生长	infiltrating growth	为大多数恶性肿瘤的生长方式，瘤细胞侵入、破坏邻近正常组织的现象
外生性生长	exophytic growth	见于良性和恶性肿瘤的生长方式，多发生在体表或管腔内，向表面生长，形成乳头状、菜花状或息肉状
（肿瘤）转移	metastasis	肿瘤细胞从原发部位侵入淋巴管、血管或体腔，被带到他处继续生长，形成与原发瘤相同类型肿瘤的过程
直接蔓延	direct spreading	瘤细胞沿组织、淋巴管、血管或神经间隙侵入并破坏邻近正常器官或组织，继续生长形成连续不断的瘤体的过程
淋巴道转移	lymphatic metastasis	瘤细胞从原发部位侵入淋巴管，随着淋巴流到达局部淋巴结（区域淋巴结）形成转移瘤的过程

续 表

名 词	英文名	定义或概念
血道转移	hematogenous metastasis	瘤细胞从原发部位侵入血管，随着血流到达远处器官继续生长形成转移瘤的过程
种植性转移	implantation metastasis	体腔（常见于腹腔）内器官的恶性肿瘤蔓延到器官表面时，瘤细胞脱落后像播种一样种植在其他器官的表面而形成转移瘤的过程
恶病质	cachexia	恶性肿瘤患者晚期出现的严重消瘦、无力、贫血和全身衰竭的状态，常致死亡
印戒细胞	signet-ring cell	黏液癌细胞产生的黏液聚积在胞质内，将核挤向一侧，使细胞呈印戒状
肿瘤异质性	heterogeneity	由一个克隆来源的肿瘤细胞在生长过程中形成的在侵袭能力、生长速度、对激素的反应和对抗癌药物敏感性等方面有所不同的亚克隆过程
恶性转化	malignant transformation	正常细胞向具有恶性潜能的细胞转变的过程
副肿瘤综合征	paraneoplastic syndrome	由肿瘤产物（如易位激素）和异常免疫（如交叉免疫）等间接引起的病变和临床表现，可有内分泌、神经、消化、造血、骨关节、肾脏和皮肤等系统异常
原癌基因	proto-oncogene	促进细胞生长增殖的一大类基因
癌基因	oncogene	突变或过表达后可以导致细胞恶性转化的原癌基因
抑癌基因	tumor suppressor gene	抑制细胞生长增殖的一大类基因
致癌物	carcinogen	导致恶性肿瘤发生的物质
促癌物	promoter	增加致癌物的致癌性的物质
直接致癌物	direct carcinogen	直接导致恶性肿瘤发生的物质
间接致癌物	indirect carcinogen	需要在体内代谢转化才能导致恶性肿瘤发生的物质
致突变剂	mutagen	导致 DNA 结构改变的物质
肿瘤病毒	tumor virus	导致肿瘤发生的病毒，可分为 DNA 肿瘤病毒（如 HPV、EBV、HBV 等）和 RNA 肿瘤病毒（如 HTLV-1 等）
肿瘤特异性抗原	tumor specific antigen	肿瘤细胞独有的抗原
肿瘤相关抗原	tumor associated antigen	肿瘤细胞和正常细胞都有的抗原
肿瘤分化抗原	tumor differentiation antigen	肿瘤细胞和正常细胞都有的与某个方向分化有关的抗原
肿瘤胚胎抗原	oncofetal antigen	肿瘤细胞和胚胎细胞有但正常成熟细胞无或少的抗原

基本内容复习

表 5-1 肿瘤性增生与非肿瘤性增生的主要区别

区别内容	肿瘤性增生	非肿瘤性增生
细胞克隆性	常是单克隆性	一般是多克隆性
细胞形态、代谢、功能	异常	正常
细胞分化能力	不同程度失去分化能力	能分化成熟
细胞生长自主性	自主性生长，不依赖致瘤因素	增生原因去除后不再生长
细胞遗传特点	控制细胞增殖、分化、凋亡等基因或基因表达发生了改变，并可传给子代细胞	一般不传给子代细胞
与机体协调	不协调，对机体有害，恶性肿瘤的增生可发生侵袭、转移	协调，属于正常更新或修复性反应，对机体有利

表 5-2 肿瘤细胞异型性

分　类	说　明
肿瘤细胞异型性	
肿瘤细胞多形性	①肿瘤细胞之间的大小和形态有差异
	②肿瘤细胞与其来源组织的细胞有差异
	③恶性肿瘤细胞多形性明显，可出现瘤巨细胞
肿瘤细胞核多形性	①肿瘤细胞核的大小，形态不一（多核、巨核、怪核）
	②核质比增大（>1∶4~6）、核膜增厚、核深染、核仁大
	③核分裂象多，有病理性核分裂（不对称性、多极性、顿挫性）
胞质的异型性	①多呈嗜碱性（因胞质内核糖体增多）
	②可产生异常物质成分（如激素、黏液、糖原、脂质、高蛋白和色素等）
肿瘤组织结构异型性	肿瘤组织在极向、器官样结构及其与间质的关系等方面与其来源组织有差异

表 5-3 肿瘤的命名原则（或方法）

肿　瘤	命名原则	举　例
良性肿瘤	来源组织名称（或形态特征）+瘤	脂肪瘤、纤维瘤
恶性肿瘤		
来源于上皮组织	来源组织名称（或形态特征）+癌	腺癌、鳞状细胞癌
来源于间叶组织	来源组织名称+肉瘤	平滑肌肉瘤、骨肉瘤

续 表

肿 瘤	命名原则	举 例
有癌和肉瘤成分	称为癌肉瘤	
特殊命名		
来源于幼稚组织	称为母细胞瘤	骨母细胞瘤、肾母细胞瘤
肿瘤细胞特殊	按瘤细胞的形态命名	透明细胞肉瘤
多发性良性肿瘤	称为瘤病	血管瘤病
泛指恶性肿瘤	称为癌症	
习惯命名的肿瘤	按发现者命名	尤因瘤（Ewing's tumor）

表 5-4 肿瘤的生长方式

比较内容	膨胀性生长	浸润性生长	外生性生长
概念	肿瘤体积逐渐增大，有如膨胀的气球将四周组织推开或挤压，但不浸润、破坏周围组织	瘤细胞侵入周围组织间隙、淋巴管或血管内，像树根长入泥土一样，浸润、破坏周围组织	体表体腔或管道器官表面的肿瘤常向表面生长，形成乳头状、息肉状、菜花状肿物
特点	肿瘤常呈结节状，周围往往有包膜，与周围组织分界清楚	没有包膜，与邻近的正常组织紧密连接，无明显界限	恶性肿瘤外生性生长的同时基底部也呈浸润性生长，良性肿瘤基底部无浸润性生长
肿瘤性质	多为良性肿瘤	多为恶性肿瘤	良、恶性均可
临床意义	位于皮下者触诊时往往可以推动，容易手术切除，不易复发	触诊时固定不活动，肿瘤切除时范围要大，应包括部分周围正常组织，但仍可能复发	分别与良、恶性者相同

表 5-5 肿瘤的扩散途径

扩散途径	说 明
直接蔓延	癌细胞向邻近的组织或器官浸润性生长形成连续不断的瘤体
转移	
淋巴道转移	瘤细胞→输入淋巴管→淋巴结局部（边缘窦）→整个淋巴结→下一站淋巴结；是癌的主要转移途径；可有逆行性转移或跳跃式转移；最后可经胸导管进入血流
血道转移	①肿瘤侵入体循环静脉→肺；②侵入肺静脉→左心→体循环动脉→全身各器官；③侵入门静脉→肝；④少数肿瘤→脊椎静脉丛→脊椎、脑
种植性转移	体腔（常见于腹腔）内器官的恶性肿瘤蔓延到器官表面时，瘤细胞脱落后像播种一样种植在其他器官的表面而形成转移瘤

表 5-6 肿瘤对机体的影响

肿瘤对机体的影响	说　明
局部影响	
压迫和阻塞	是良性肿瘤的主要表现，恶性肿瘤亦可发生
破坏器官的结构和功能	多见于恶性肿瘤
疼痛	多见于恶性肿瘤，因压迫浸润局部神经所致
出血和感染	良、恶性肿瘤均可出现
全身性影响	
内分泌紊乱	见于内分泌腺的良性肿瘤和某些恶性肿瘤；异位内分泌肿瘤引起的异位内分泌综合征；副肿瘤综合征
发热	由肿瘤产物或合并感染引起
恶病质	常见于恶性肿瘤的晚期

表 5-7 良性肿瘤与恶性肿瘤的主要鉴别

鉴别要点	良性肿瘤	恶性肿瘤
组织结构		
分化程度	高	低
异型性	小，与其原发组织形态相似	大，与其原发组织形态差别大
细胞间变	无	有
核分裂象	少见或无	多见，并可见病理性核分裂
生长速度	缓慢，有时可呈间断性生长与停滞	迅速
继发性变化	很少发生坏死或出血	常发生坏死、出血及继发性感染
生长方式	呈膨胀性和外生性生长	呈浸润性和外生性生长
包膜	常有	无
边界	清楚	不清楚
可推动性	可推动	通常不能推动
转移	不转移	可转移（淋巴道、血道或种植性转移）
复发	手术后很少复发	手术后较多复发
对机体影响	影响小，主要为局部压迫或阻塞，如是内分泌腺肿瘤可引起相应的功能亢进	影响大，压迫、阻塞、破坏组织器官，引起出血感染及转移，晚期有恶病质，最后使患者死亡

表 5-8　癌与肉瘤的区别

区别要点	癌	肉　瘤
组织来源	上皮组织	间叶组织
发病率	较常见，约为肉瘤的 9 倍	较少见
发病年龄	多见于 40 岁以后成人	大多见于青少年
大体特点	质较硬、色灰白、较干燥	质软、色灰红、鱼肉状、湿润
组织学特征	多形成癌巢、实质与间质分界清楚，纤维组织常有增生	肉瘤细胞呈弥漫分布，实质与间质分界不清，间质内血管丰富，纤维组织少
网状纤维	见于癌巢周围，癌细胞间多无网状纤维	肉瘤细胞间多有网状纤维
转移途径	多经淋巴道转移	多经血道转移

表 5-9　恶性肿瘤的分级与分期

比较内容	分级（恶性程度）	分期（发展的早晚）
依据	①分化程度的高低 ②异型性的大小 ③核分裂象的多少	①原发肿瘤的大小 ②浸润的深度和范围 ③转移的情况
指标		TNM 分期系统
	Ⅰ级：分化良好，属低度恶性 Ⅱ级：分化中度，属中度恶性 Ⅲ级：分化很差，属高度恶性	T（T_1~T_4）：代表原发灶的大小 N（N_0~N_3）：代表淋巴结有无受累及受累的程度和范围 M（M_0~M_2）：代表有无血行转移及转移的范围

注：分期中的 T（T_1~T_4）和 N（N_0~N_3）在不同肿瘤有不同的具体标准。

表 5-10　常见的癌前病变

癌前病变	说　明
黏膜白斑	如果长期不愈可能转变为鳞状细胞癌
慢性子宫颈炎和子宫颈糜烂	与 HPV 感染有关，少数患者可通过非典型增生进展为宫颈鳞状细胞癌
乳腺增生性纤维囊性变	由内分泌失调引起，伴有上皮乳头状增生者较易癌变
结肠、直肠的息肉状腺瘤	属于遗传性癌前病变，癌变的危险性很大
慢性萎缩性胃炎及胃溃疡	慢性萎缩性胃炎可有肠上皮化生，通过非典型增生进展为癌，慢性胃溃疡的癌变率约为 1%

续 表

癌前病变	说　明
慢性溃疡性结肠炎	在黏膜增生的基础上可发生结肠腺癌
皮肤慢性溃疡	表皮鳞状上皮增生，可发生癌变
肝硬化	由慢性乙型病毒性肝炎所致的肝硬化，有相当一部分进展为肝细胞性肝癌

表 5-11　常见间接致癌物的作用机制

致癌物种类	来　源	作用机制
多环芳烃（3，4 苯并芘、1，2，5，6-双苯并蒽）	煤烟、烟草燃烧产物、煤焦油、烟熏和烧烤的食物	在肝内氧化后形成环氧化物，其亲电子基团与核酸结合致癌
芳香胺类（乙苯胺、联苯胺、4-胺基联苯）和氨基偶氮染料	染料、橡胶、食用色素	在肝内经代谢形成羟胺衍生物致癌
亚硝胺类	含亚硝胺的食物或细菌分解硝酸盐产生	在体内经羟化形成烷化碳离子致癌
真菌毒素（黄曲霉毒素）	霉变食物	黄曲霉毒素 B_1 在肝细胞内氧化成环氧化物致肝细胞基因突变

表 5-12　常见化学致癌物及其诱发的肿瘤

化学致癌物	易感人群	诱发的主要肿瘤
直接作用的烷化剂	接受化学治疗的恶性肿瘤患者	白血病
间接作用		
多环芳烃	吸烟者、食用熏制鱼肉者	肺癌、胃癌
芳香胺	染料工人、橡胶工人	膀胱癌
亚硝胺	亚硝酸盐污染食物的食用者	食管癌
黄曲霉毒素 B_1	污染食物的食用者	肝细胞性肝癌

表 5-13　与人类肿瘤有关的肿瘤病毒

种　类	名　称	简称	相关肿瘤	辅助致瘤因素
RNA 肿瘤病毒				
反转录病毒	人类 T 细胞白血病/淋巴瘤病毒-Ⅰ	HTLV-1	成人 T 细胞白血病/淋巴瘤	

续 表

种 类	名 称	简称	相关肿瘤	辅助致瘤因素
DNA 肿瘤病毒	人乳头瘤病毒	HPV	宫颈癌、皮肤癌、咽乳头状瘤、头颈部鳞状细胞癌	吸烟、遗传缺陷、阳光
	乙肝病毒	HBV	原发性肝细胞癌	黄曲霉毒素、酒精、吸烟
	EB 病毒	EBV	鼻咽癌、Burkitt 淋巴瘤、Hodgkin 淋巴瘤	亚硝胺、HLA

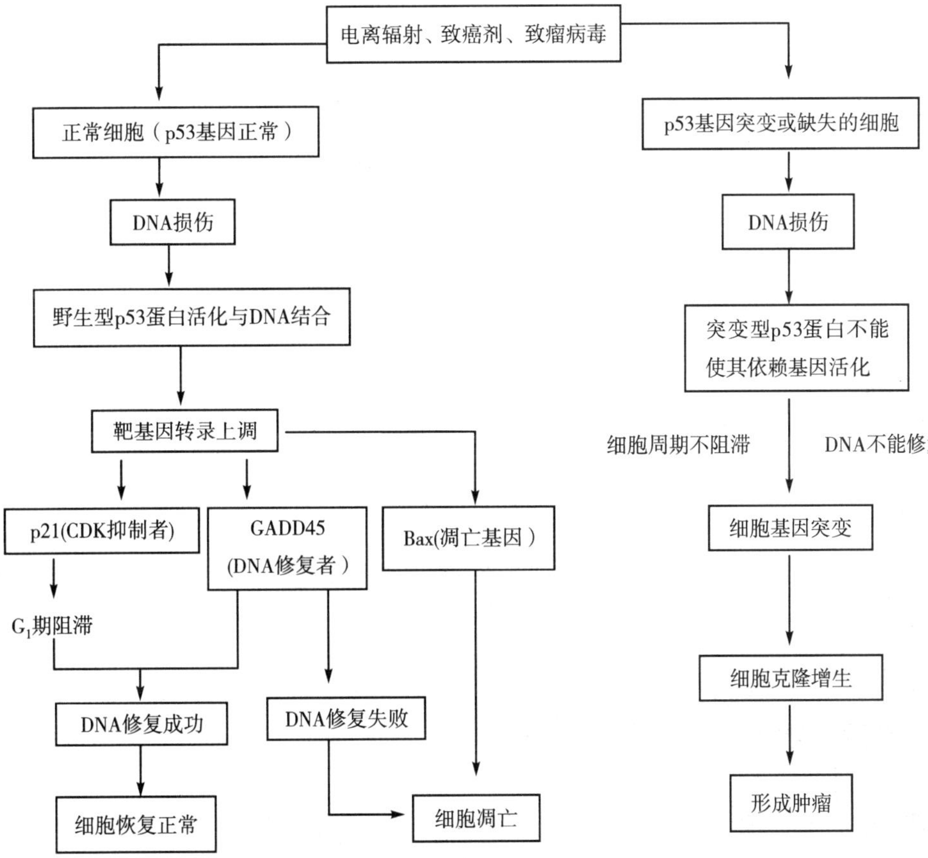

图 5-1 野生型 p53 和突变型 p53 基因的作用示意图

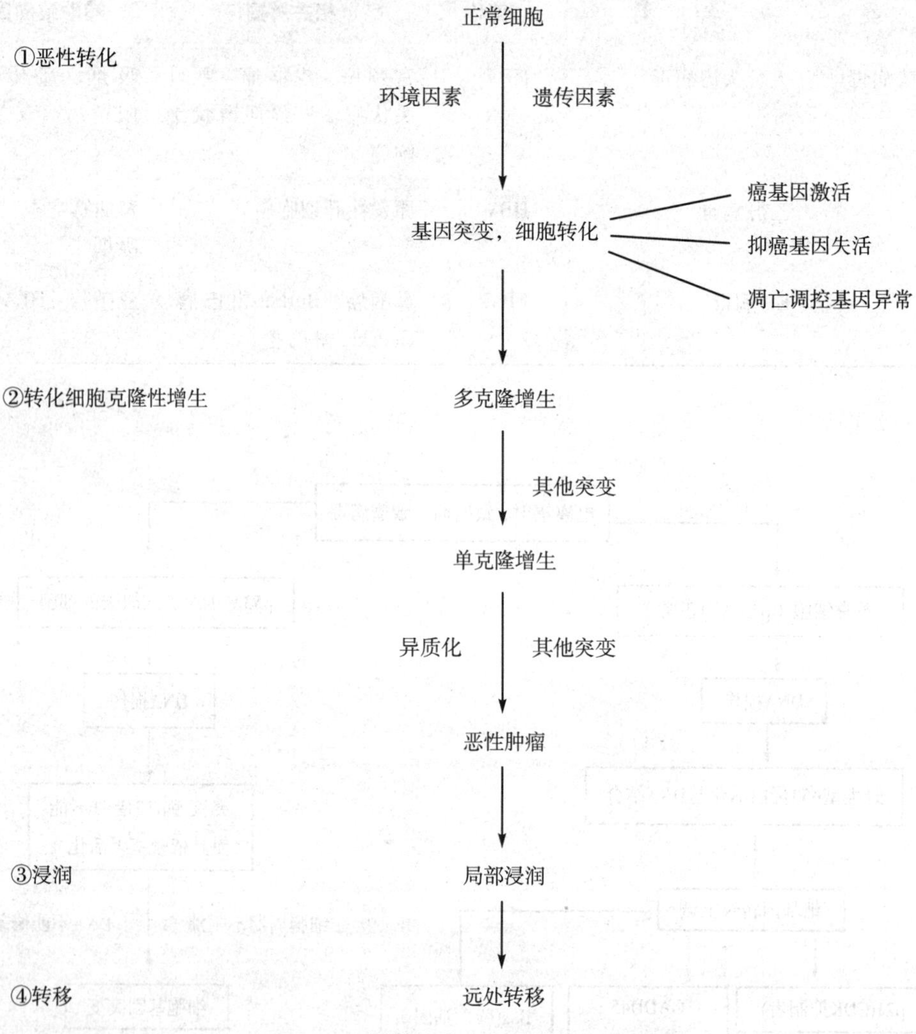

图 5-2 恶性肿瘤发生发展的基本过程

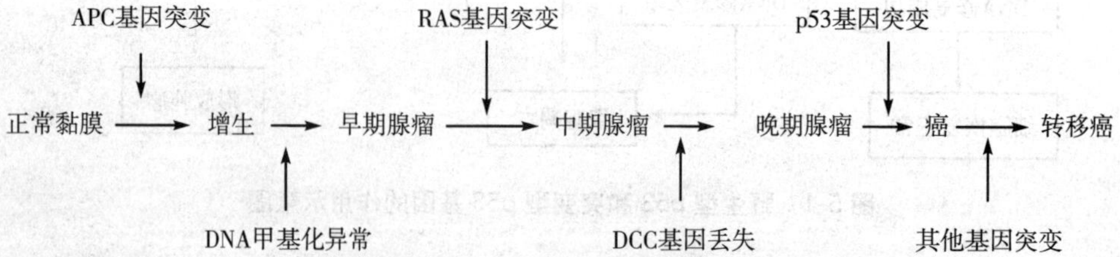

图 5-3 结肠直肠癌多步骤发生模式

瘤细胞间黏附力降低、细胞脱离瘤体

↓ 受体+配体

瘤细胞与基膜紧密附着

↓ 瘤细胞分泌蛋白溶解酶

瘤细胞外基质降解

↓ 瘤细胞产生自分泌移动因子

瘤细胞移出

图 5-4 恶性肿瘤局部浸润的基本步骤

试 题 精 选

一、填空题

1. 癌是①________，其镜下特点是②________。

2. 肉瘤是①________，其组织学特点是②________。

3. 癌症是①________，癌肉瘤是②________。

4. 鉴别良性与恶性肿瘤的主要根据是①________和②________。

5. 良性肿瘤其实质细胞的①________及②________与其发源组织③________，分化程度④________。

6. 恶性肿瘤其实质细胞的①________及②________与其发源组织③________，细胞异型性④________，分化程度⑤________。

7. 肿瘤组织的异型性表现在①________和②________两个方面。

8. 肿瘤细胞的异型性表现在①________、②________及③________三个方面，其中④________的异型性最重要。

9. 良性肿瘤的生长方式主要是①________和②________；恶性肿瘤的生长方式主要是③________。

10. 肿瘤的发生是一个①________、②________和③________的过程。

11. 肿瘤的扩散途径有①________、②________、③________和④________。

12. 常见的癌前病变有①________、②________、③________、④________、⑤________、⑥________、⑦________和⑧________。

13. 目前已知具有直接作用的化学致癌物质主要有①________和②________；具有间接作用的化学致癌物有③________、④________、⑤________、⑥________和⑦________等几大类。

14. 肿瘤免疫反应以①________为主，②________为辅。参加前者的效应细胞主要有③________、④________和⑤________。

二、选择题

【A 型题】

1. 肿瘤性增生与其他类型的增生最根本的区别是
   A. 增生迅速
   B. 增生范围广
   C. 增生持续进行
   D. 增生对机体有害
   E. 增生细胞分化不成熟

2. 肿瘤实质是指
   A. 肿瘤的本质
   B. 肿瘤组织
   C. 结缔组织
   D. 肿瘤细胞
   E. 肿瘤的异常增生

3. 判定肿瘤的组织来源主要根据肿瘤的
   A. 生长方式
   B. 实质
   C. 间质
   D. 良恶性
   E. 实质与间质的分界是否清楚

4. 下列哪一种形态的肿块，癌的可能性最大
   A. 有较长的蒂
   B. 蒂状
   C. 肿块大
   D. 乳头状
   E. 火山口状溃疡

5. 肿瘤的分化程度高是指
   A. 与起源的组织相似
   B. 肿瘤周围有大量淋巴细胞
   C. 高度恶性的肿瘤
   D. 有较大的异型性
   E. 不容易引起器官的阻塞和破坏

6. 下列哪项是诊断恶性肿瘤的主要依据
   A. 核分裂象
   B. 核大
   C. 多核
   D. 巨核
   E. 病理性核分裂象

7. 诊断癌的主要依据是
   A. 异型性大
   B. 癌巢形成
   C. 浸润性生长
   D. 老年人
   E. 病理性核分裂象

8. 肿瘤对放射线治疗和化学治疗的敏感性取决于
   A. 是否有包膜
   B. 主质、间质的比例
   C. 发生的部位
   D. 瘤细胞的分化成熟程度
   E. 是否有变性坏死

9. 含有三个胚层组织成分的肿瘤称为
A. 癌肉瘤
B. 畸胎瘤
C. 混合瘤
D. 错构瘤
E. 胚胎瘤

10. 淋巴结转移性癌的诊断依据是
A. 淋巴结肿大
B. 淋巴结内出现癌巢
C. 淋巴结变硬
D. 淋巴结疼痛
E. 淋巴滤泡内出现异型细胞

11. 肿瘤血道转移的可靠依据是
A. 血液中发现瘤细胞
B. 肺部见到阴影
C. 肿瘤细胞侵入静脉
D. 肿瘤细胞侵入动脉
E. 肿瘤细胞栓塞于远隔器官动脉并生长

12. 左锁骨上淋巴结转移性腺癌的原发部位最可能是
A. 胃
B. 肝
C. 食管
D. 乳腺
E. 甲状腺

13. 胃肠道恶性肿瘤多转移到
A. 胃
B. 肝
C. 脑
D. 骨
E. 肾

14. 下列中最易发生血道转移的肿瘤是
A. 子宫颈癌
B. 食管癌
C. 肠癌
D. 胃癌
E. 绒毛膜癌

15. 肝癌一般不转移到
A. 肺
B. 脑
C. 腹膜
D. 脾
E. 淋巴结

16. 肺癌一般不转移到
A. 脑
B. 骨
C. 心
D. 肝
E. 肾

17. 呈浸润性生长的良性肿瘤是
A. 平滑肌瘤
B. 脂肪瘤
C. 纤维瘤
D. 脉管瘤
E. 骨瘤

18. 某患者宫颈活体组织检查，镜下见上皮层下部近 2/3 的细胞出现异型性，应诊断为
A. 宫颈原位癌
B. 宫颈浸润癌
C. 宫颈黏膜上皮Ⅰ度非典型性增生
D. 宫颈黏膜上皮Ⅱ度非典型性增生
E. 宫颈黏膜上皮Ⅲ度非典型性增生

19. 胫骨旁一巨大肿块，包膜不完整，切面灰白色，已侵犯骨皮质。镜检瘤细胞弥漫性分布，细胞异型性明显，有少量胶原纤维形成，拟诊断为
A. 未分化肉瘤
B. 纤维瘤
C. 骨瘤
D. 纤维肉瘤
E. 未分化癌

20. 良性肿瘤对机体的影响主要取决于肿瘤的
A. 组织来源
B. 大小
C. 继发性改变
D. 生长部位
E. 生长时间长短

21. 容易恶变的痣是
A. 皮内痣
B. 交界痣
C. 蓝痣
D. 上皮样痣
E. 混合痣

22. 癌与肉瘤最主要的区别是
A. 生长方式不同
B. 发生部位不同
C. 发生年龄不同
D. 转移途径不同
E. 组织来源不同

23. 肿瘤血道转移最常见的部位是
A. 肝、肺
B. 肝、脑
C. 肝、肾
D. 肺、脑
E. 肺、脾

24. 临床最易发现原位癌的部位是
A. 支气管
B. 膀胱
C. 结肠
D. 子宫颈
E. 乳腺

25. 畸胎瘤最常见于
A. 睾丸
B. 卵巢
C. 纵隔
D. 骶尾部
E. 腹膜后

26. 平滑肌瘤最常发生于
A. 血管壁
B. 子宫
C. 膀胱
D. 胃肠道
E. 食管

27. 目前诊断肿瘤常用的可靠的方法是
A. X 线检查
B. 磁共振成像检查
C. 活体组织检查
D. CT 检查
E. 彩色超声波检查

28. 囊腺瘤常见的部位是
A. 胃肠道
B. 甲状腺
C. 胰腺
D. 卵巢
E. 乳腺

29. 可以发生自发性消退的肿瘤是
A. 卵巢囊腺癌
B. 葡萄胎
C. 绒毛膜癌
D. 子宫平滑肌瘤
E. 子宫颈鳞状上皮癌

30. 异位于其他部位的分化正常的组织叫
A. 错构瘤
B. 迷离瘤
C. 绿色瘤
D. 畸胎瘤
E. 尤文瘤

31. 下述肿瘤中，哪一种是良性肿瘤
A. 白血病
B. 神经母细胞瘤
C. 骨母细胞瘤
D. 无性细胞瘤
E. 骨髓瘤

32. 下述哪种肿瘤是良性肿瘤
A. 淋巴瘤
B. 黑色素瘤
C. 尤因瘤
D. 骨髓瘤
E. 间皮瘤

33. 下述哪个病变是癌前病变
A. 大肠腺瘤样息肉
B. 皮下脂肪瘤
C. 皮肤纤维瘤
D. 子宫平滑肌瘤
E. 乳腺纤维腺瘤

34. 前列腺癌患者血清中增高的物质是
A. 酸性磷酸酶
B. 碱性磷酸酶
C. 甲胎蛋白
D. 癌胚抗原
E. CA19-9

35. 下述哪项关于放射性致癌的描述是错误的
A. 组织损伤的程度与放射剂量有关
B. RNA 是放射损伤的主要物质
C. 细胞具有修复放射损伤的能力
D. 放射治疗史与癌发生有关
E. 职业性放射暴露与癌发生有关

36. 下述哪项是恶性肿瘤最具特征的变化
A. 出血坏死
B. 浸润
C. 转移和浸润性生长
D. 细胞多形性
E. 生长迅速

37. 诊断腺癌，下列指标中哪项最重要
A. 肿瘤出血坏死明显
B. 肿瘤呈浸润性生长
C. 肿瘤细胞异型性明显
D. 肿瘤发生于实体腺
E. 恶性肿瘤细胞呈腺样排列

38. 下列哪种肿瘤是恶性肿瘤
A. 畸胎瘤
B. 错构瘤
C. 精原细胞瘤
D. 多形性腺瘤
E. 纤维腺瘤

39. 下列哪项关于恶性肿瘤发生发展的叙述是错误的
A. 癌症是一种基因病

B. 多种因素起作用
C. 常为多阶段演进过程
D. 单个基因改变即可引起细胞恶性转化
E. 既有癌基因改变，又有肿瘤抑制基因改变

40. 下述哪种是原位癌
A. 小肝癌
B. 胃黏膜内癌
C. 大肠黏膜下癌
D. 早期食管癌
E. 乳腺导管内癌

41. 食管脱落细胞学检查时，下述哪项支持食管癌的诊断
A. 出现大量鳞状上皮细胞
B. 出现中性粒细胞
C. 出现大量腺上皮细胞
D. 出现核大、深染、核仁明显的细胞
E. 出现大量红细胞

42. 下列哪种肿瘤呈浸润性生长
A. 脂肪瘤
B. 畸胎瘤
C. 淋巴瘤
D. 腺瘤
E. 乳头状瘤

43. 下列哪种肿瘤以局部破坏为主，很少发生转移
A. 腺癌
B. 鳞癌
C. 黑色素瘤
D. 基底细胞癌
E. 乳头状腺瘤

44. 交界性肿瘤是指
A. 既有癌组织、又有肉瘤组织的肿瘤
B. 既有鳞癌、又有腺癌的肿瘤
C. 既有上皮组织、又有间叶组织的肿瘤
D. 介于良性和恶性之间的肿瘤
E. 以局部浸润为主要特点的低度恶性肿瘤

45. 关于p53的叙述，哪项是正确的
A. 野生型p53蛋白促进细胞生长
B. p53基因是肿瘤抑制基因
C. p53基因定位于13号染色体
D. 突变型p53与生长因子受体同源
E. p53基因突变由染色体易位引起

46. 关于恶性肿瘤的超微结构的叙述，错误的是
A. 细胞器数目减少
B. 可见核内陷和怪形核
C. 可见特异性超微结构
D. 细胞间连接减少
E. 核仁数目增多

47. 原位癌是指
A. 早期癌
B. 原发癌
C. 黏膜内癌
D. 未发生转移的癌
E. 未突破基膜的癌

48. 不发生癌的组织是
A. 皮肤附属器
B. 软骨
C. 子宫内膜
D. 甲状旁腺
E. 肾上腺

49. 下列肿瘤中，属于良性的是
A. 淋巴瘤
B. 黑色素瘤
C. 神经鞘瘤
D. 肾母细胞瘤
E. 精原细胞瘤

50. 下列哪项属于真性肿瘤
A. 畸胎瘤
B. 动脉瘤
C. 错构瘤
D. 迷离瘤
E. 结核瘤

51. 下列哪项不属于肿瘤
A. 血管瘤
B. 白血病
C. 霍奇金淋巴瘤
D. 动脉瘤
E. 色素痣

52. 下列哪项不属于细胞异型性
A. 核数目不一
B. 核肿胀，核膜不清
C. 病理性核分裂象
D. 核染色质分布不均匀
E. 核大小不等，核畸形

53. 以下哪项不是血道转移瘤的大体特点
A. 边界清楚
B. 多个圆形结节
C. 有包膜
D. 散在分布
E. 常分布在表面

54. 下列哪种组织发生的肿瘤不能称为癌
A. 肠上皮
B. 甲状腺上皮
C. 血管内皮
D. 肝细胞
E. 乳腺导管上皮

55. 下列哪项不是基底细胞癌的特征
A. 好发于面部
B. 多见于老年人
C. 少发生转移
D. 对放射治疗敏感
E. 发生缓慢，不形成溃疡

56. 下列哪项不属于横纹肌肉瘤的特征
A. 好发于心肌
B. 易复发
C. 肉眼呈鱼肉状
D. 发生于青少年
E. 易发生血道转移

【B 型题】

A. 结节状
B. 分叶状
C. 息肉状
D. 乳头状
E. 树根状

1. 乳腺癌多呈
2. 表皮的良性肿瘤多呈
3. 子宫的平滑肌瘤多呈
4. 皮下脂肪的良性肿瘤多呈
5. 直肠黏膜上皮的良性肿瘤多呈

A. 上皮组织肿瘤
B. 间叶组织肿瘤
C. 淋巴造血组织肿瘤
D. 神经组织肿瘤
E. 其他恶性肿瘤

6. 滑膜瘤属于

7. 霍奇金淋巴瘤属于
8. 髓母细胞瘤属于
9. 膀胱乳头瘤属于
10. 血管内皮肉瘤属于
11. 精原细胞瘤属于
12. 多发性骨髓瘤属于
13. 绒毛膜癌属于

A. 良性肿瘤
B. 恶性肿瘤
C. 癌前疾病
D. 癌前病变
E. 非肿瘤性良性病变

14. 黑痣属于
15. 淋巴瘤属于
16. 黑色素瘤属于
17. 黏膜白斑属于
18. 肠上皮化生属于
19. 神经母细胞瘤属于
20. 慢性萎缩性胃炎属于
21. 宫颈上皮非典型增生属于

A. 降钙素
B. 甲胎蛋白
C. 酸性磷酸酶
D. 胎儿硫糖蛋白
E. 绒毛膜促性腺激素

22. 胃癌可产生
23. 绒癌可产生
24. 前列腺癌能产生
25. 肝细胞癌能合成
26. 甲状腺髓样癌能产生

A. 血道转移
B. 直接蔓延
C. 淋巴道转移
D. 种植性转移
E. 胃肠道管腔内转移

27. 胃癌转移到卵巢表面是
28. 直肠癌转移到肝为
29. 鼻咽癌转移到颈部多为
30. Krukenberg 瘤的发生是

A. 镜影细胞
B. 印戒细胞
C. 透明细胞
D. 嗜银细胞
E. 空泡状核细胞

31. 鼻咽癌中可见
32. 霍奇金淋巴瘤中可见
33. 肾癌组织中可见
34. 乳腺胶样癌中可见
35. 小肠类癌来源于
36. APUD 瘤的组织来源于
37. 胃癌中可见
38. 结肠黏液癌的癌细胞可能是

A. EBV
B. HPV
C. HBV
D. HIV
E. HTIV-1

39. 与艾滋病发生有关的是
40. 与鼻咽癌发生有关的是
41. 与肝细胞癌发生有关的是
42. 与子宫颈癌发生有关的是
43. 与 T 淋巴细胞白血病或淋巴瘤发生有关的是

A. 食管癌
B. 皮肤癌
C. 膀胱癌
D. 肺癌
E. 肝癌

44. 与吸入乙萘胺有关的肿瘤是
45. 与食入黄曲霉毒素有关的肿瘤是
46. 与紫外线照射有关的肿瘤是
47. 与吸入3，4-苯并芘有关的肿瘤是
48. 与食入不对称的亚硝胺类物质有关的肿瘤是
49. 吸烟患者易患的肿瘤是
50. 食入亚硝酸盐污染食物者易患的肿瘤是

A. 原癌基因
B. 肿瘤抑制基因
C. 化学促癌物
D. 直接作用的化学致癌物
E. 间接作用的化学致癌物

51. RB、p53 基因属于
52. ras、myc 与 eRB-B2 基因属于
53. 巴豆油、激素、酚属于
54. 烷化剂、酰化剂属于
55. 镍、铬、镉、铍属于
56. 亚硝胺、真菌毒素属于
57. 多环芳烃、芳香胺类与氨基偶氮染料属于

A. 囊状结构
B. 癌珠
C. 癌脐
D. 砂粒体
E. 乳头状结构

58. 高分化鳞癌癌巢中可见
59. 卵巢浆液性腺瘤常出现
60. 膀胱分化较好的上皮性肿瘤常呈
61. 肺表面转移性癌结节中央常可见

【C 型题】

A. 持续增生
B. 不同程度的分化异常
C. 二者均有
D. 二者均无

1. 良性肿瘤
2. 恶性肿瘤
3. 炎性增生
4. 化生

A. 有纤维性包膜
B. 不发生转移
C. 二者均有
D. 二者均无

5. 骨肉瘤
6. 乳腺纤维腺瘤
7. 子宫平滑肌瘤
8. 子宫原位癌累及腺体
9. 纤维瘤
10. 血管瘤

A. 膨胀性生长
B. 浸润性生长
C. 二者均有
D. 二者均无

11. 血管瘤
12. 脂肪瘤
13. 乳头状瘤
14. 纤维肉瘤
15. 乳腺小叶原位癌

A. 外生性生长
B. 浸润性生长
C. 二者均有
D. 二者均无

16. 脂肪瘤
17. 原位癌
18. 平滑肌瘤
19. 乳头状腺癌
20. 菜花状鳞癌
21. 皮肤乳头状瘤

22. 肠息肉状腺癌

A. 细胞形态的异型性
B. 组织结构的异型性
C. 二者均有
D. 二者均无

23. 畸形
24. 迷离瘤
25. 动脉瘤
26. 炎性假瘤
27. 炎性息肉
28. 间变性肿瘤
29. 胃壁胰腺异位
30. 脂肪瘤主要是
31. 血管瘤主要是
32. 乳腺小叶原位癌

A. 可发生鳞癌
B. 可发生腺癌
C. 二者均可
D. 二者均无

33. 膀胱
34. 食管
35. 输尿管
36. 子宫内膜

A. 可有淋巴道、血道转移
B. 可种植转移
C. 二者均可
D. 二者均无

37. 胃癌
38. 肺癌
39. 血管瘤
40. 甲状腺癌
41. 脑恶性胶质瘤

【X 型题】

1. 肿瘤性增生表现为

A. 细胞生长旺盛
B. 形成肿块
C. 可侵犯周围组织
D. 不同程度去分化
E. 生长与整个机体不协调

2. 肿瘤细胞的异常增生，其“异常”的含义是指

A. 自主性
B. 侵袭性
C. 由量变到质变
D. 生理性
E.“遗传性”(可传给子代细胞)

3. 恶性肿瘤细胞的形态特征有

A. 异型性增加
B. 染色质呈粗颗粒状、深染
C. 去分化
D. 不典型增生
E. 不对称核分裂

4. 恶性肿瘤与良性肿瘤的主要区别是

A. 生长快
B. 症状明显
C. 可伴有转移
D. 细胞分化差
E. 肿瘤边界不清

5. 癌与肉瘤所不同的是

A. 好发年龄
B. 组织来源
C. 肿瘤质地
D. 转移途径
E. 瘤细胞排列方式

6. 癌不发生于

A. 子宫内膜

B. 骨组织
C. 骨骼肌
D. 声带
E. 淋巴造血组织

7. 由光镜下确定肿瘤来自上皮的标志有
A. 桥粒丝
B. 微管结构
C. 分泌颗粒
D. 肌微丝
E. 张力原纤维

8. 癌的特征有
A. 来源于上皮
B. 质地较坚硬
C. 预后最差
D. 细胞排列成巢
E. 多经淋巴道转移

9. 肉瘤的特征有
A. 来自间叶组织
B. 多经血道转移
C. 预后较好
D. 瘤细胞分散排列
E. 容易浸润肌肉组织

10. 肉瘤在镜下的特征有
A. 肿瘤实质与间质分界不清
B. 间质血管丰富
C. 瘤细胞间有网状纤维包绕
D. 瘤细胞成巢状排列
E. 瘤细胞弥散分布

11. 病理性核分裂表现为
A. 菊花样
B. 不对称性
C. 多极性
D. 顿挫性
E. 双极赤道板样

12. 恶性肿瘤的恶性指征主要表现为
A. 浸润性生长
D. 可伴有转移
C. 生长快，常伴有出血坏死
D. 细胞分化差，异型性明显
E. 核分裂象增多，伴病理性核分裂

13. 分化好的恶性肿瘤通常表现为
A. 出血坏死少
B. 核分裂象增多不明显
C. 浸润转移不明显
D. 细胞分化好，异型性不明显
E. 对放疗、化疗不敏感，手术预后好

14. 分化差的恶性肿瘤通常表现为
A. 出血坏死明显
B. 细胞分化差，异型性大
C. 核分裂象多见
D. 病理性核分裂象多见
E. 对放疗、化疗敏感，预后差

15. 术后易复发的肿瘤有
A. 多形性腺瘤
B. 神经纤维瘤
C. 血管瘤
D. 膀胱乳头状瘤
E. 结肠多发性腺瘤

16. 癌前病变
A. 不是癌也不是肿瘤
B. 是早期癌
C. 是有癌变倾向的病变
D. 不一定癌变
E. 发展的结果一定癌变

17. 恶性肿瘤 TNM 分期的依据是
A. 原发瘤的浸润深度
B. 原发瘤的浸润范围
C. 是否有淋巴结转移
D. 肿瘤的分化程度
E. 是否有远处器官的转移

18. 与肿瘤的浸润性生长有关的因素有
A. 肿瘤细胞的运动
B. 肿瘤细胞释放的蛋白酶
C. 肿瘤的生长速度
D. 瘤组织内的血管生成
E. 侵袭性强的亚克隆出现

19. 与肿瘤转移有关的因素有
A. 机体的免疫状态
B. 肿瘤细胞本身的特性
C. 机体的营养状态
D. 肿瘤间质的结构及成分
E. 被转移器官的结构及组织特点

20. 较常发生血道转移的肿瘤有
A. 食管癌
B. 肺腺癌
C. 肾癌
D. 前列腺癌
E. 绒毛膜癌

21. 肿瘤血道转移最常累及的脏器是
A. 脑
B. 肝
C. 脾
D. 肺
E. 肾

22. 易发生骨转移的肿瘤有
A. 乳腺癌
B. 甲状腺癌
C. 肺癌
D. 前列腺癌
E. 肾癌

23. 肝、肺等器官血道转移的转移瘤与原发瘤在肉眼观察上的不同在于
A. 肿瘤较小
B. 肿瘤多发性
C. 位于脏器边缘
D. 多呈球形结节
E. 中央表面可见“脐凹”

24. 淋巴结有肿瘤转移，可表现为
A. 疼痛明显
B. 肿大
C. 切面呈灰白色
D. 质软
E. 固定欠活动

25. 浆膜腔肿瘤种植性转移可导致
A. 积液
B. 间皮瘤形成
C. 假黏液瘤形成
D. 粘连
E. 多个转移瘤结节形成

26. 肿瘤病理诊断的意义在于明确肿瘤的
A. 分级
B. 良、恶性
C. 生长范围
D. 分期
E. 组织来源

27. 基因突变导致肿瘤发生时，其 DNA 结构改变的方式有
A. 基因缺失

B. 插入诱变
C. 点突变
D. 基因扩增
E. 染色体易位

28. 下列中有明显家族遗传倾向的肿瘤有
A. 肾母细胞瘤
B. 神经纤维瘤
C. 神经母细胞瘤
D. 视网膜母细胞瘤
E. 结肠多发性腺瘤样息肉

29. 下列致癌因素中，与肝细胞癌发生关系密切的有
A. EBV
B. 砷
C. 黄曲霉毒素 B_1
D. HBV
E. 二甲基氨基偶氮苯

30. EB 病毒与下列肿瘤的发生有关的是
A. 肝细胞癌
B. 大肠癌
C. 膀胱癌
D. 鼻咽癌
E. Burkitt 淋巴瘤

31. 与肿瘤发生有关的机体内在因素有
A. 年龄
B. 遗传
C. 免疫状态
D. 营养
E. 内分泌激素

32. 肿瘤发生与激素有关的有
A. 乳腺癌
B. 子宫体癌
C. 前列腺癌
D. 阴茎癌
E. 卵巢癌

三、问答题

1. 肿瘤的异型性有哪些表现？
2. 阐述肿瘤的命名原则（方法）？
3. 简述肿瘤的生长方式。
4. 简述肿瘤的扩散途径。
5. 简述肿瘤的浸润和转移机制。
6. 简述恶性肿瘤的分级与分期。
7. 肿瘤对机体有什么影响？
8. 试述良性与恶性肿瘤的区别。
9. 试述肿瘤性增生与非肿瘤性增生的区别。
10. 常见的癌前病变有哪些？
11. 简述 p53 基因抑制肿瘤发生的机制。
12. 试述恶性肿瘤形成的基本过程。
13. 试述癌与肉瘤的主要区别。

参 考 答 案

一、填空题

1. ①上皮组织来源的恶性肿瘤 ②实质与间质界限清楚
2. ①间叶组织来源的恶性肿瘤 ②实质与间质分界不清
3. ①恶性肿瘤的统称 ②同一肿瘤中既有癌又有肉瘤成分
4. ①异型性 ②侵袭转移
5. ①形态 ②结构 ③相似 ④高
6. ①形态 ②结构 ③不相似 ④大 ⑤低
7. ①组织结构 ②细胞形态
8. ①细胞 ②细胞核 ③细胞质 ④细胞核
9. ①膨胀性生长 ②外生性生长 ③浸润性生长
10. ①长时间 ②多因素 ③多步骤
11. ①直接蔓延 ②淋巴道转移 ③血道转移 ④种植性转移
12. ①黏膜白斑 ②慢性子宫颈炎伴宫颈糜烂 ③乳腺纤维囊性增生 ④结肠和直肠的腺瘤样息肉 ⑤慢性萎缩性胃炎和胃溃疡 ⑥慢性溃疡性结肠炎 ⑦皮肤慢性溃疡 ⑧肝硬化
13. ①烷化剂 ②酰化剂 ③多环芳烃 ④芳香胺类 ⑤氨基偶氮染料 ⑥亚硝胺类 ⑦真菌毒素
14. ①细胞免疫 ②体液免疫 ③细胞毒性 T 细胞（CTL）④自然杀伤细胞（NK）⑤巨噬细胞

二、选择题

【A 型题】

1. E　2. D　3. B　4. E　5. A　6. E　7. B　8. D　9. B　10. B
11. E　12. A　13. B　14. E　15. D　16. C　17. D　18. D　19. D　20. D
21. B　22. E　23. A　24. D　25. B　26. B　27. C　28. D　29. C　30. B
31. C　32. E　33. A　34. A　35. B　36. C　37. E　38. C　39. D　40. E
41. D　42. C　43. D　44. D　45. B　46. C　47. E　48. B　49. C　50. A
51. D　52. B　53. C　54. C　55. E　56. A

【B 型题】

1. E　2. D　3. A　4. B　5. C　6. B　7. C　8. D　9. A　10. B

11. E　12. E　13. A　14. E　15. B　16. B　17. D　18. E　19. B　20. C
21. D　22. D　23. E　24. C　25. B　26. A　27. D　28. A　29. C　30. D
31. E　32. A　33. C　34. B　35. D　36. D　37. B　38. B　39. D　40. A
41. C　42. B　43. E　44. C　45. E　46. B　47. D　48. A　49. D　50. A
51. B　52. A　53. C　54. D　55. D　56. E　57. E　58. B　59. A　60. E
61. C

【C 型题】

1. C　2. C　3. D　4. D　5. D　6. C　7. B　8. B　9. C　10. B
11. B　12. A　13. D　14. B　15. D　16. D　17. D　18. D　19. C　20. C
21. A　22. C　23. D　24. D　25. D　26. D　27. D　28. C　29. D　30. B
31. B　32. C　33. C　34. C　35. C　36. C　37. C　38. C　39. D　40. A
41. B

【X 型题】

1. ABCDE　2. ABE　3. ABCE　4. ABCDE　5. ABCDE　6. BCE
7. ACE　8. ABDE　9. ABD　10. ABCE　1. BCD　12. ABCDE
13. ABCDE　14. ABCDE　15. ACDE　16. ACD　17. ABCE　18. ABCDE
19. ABDE　20. CE　21. BD　22. ABCDE　23. ABCDE　24. BCE
25. ACDE　26. ABCE　27. ABCDE　28. ABCDE　29. CDE　30. DE
31. ABCE　32. ABC

三、问答题

1. 答题要点参阅表 5-2。
2. 答题要点参阅表 5-3。
3. 答题要点参阅表 5-4。
4. 答题要点参阅表 5-5。
5. 答题要点参阅图 5-4 及表 5-5。
6. 答题要点参阅表 5-9。
7. 答题要点参阅表 5-6。
8. 答题要点参阅表 5-7。
9. 答题要点参阅表 5-1。
10. 答题要点参阅表 5-10。

11. 答题要点参阅图 5-1。
12. 答题要点参阅图 5-2、图 5-3。
13. 答题要点参阅表 5-8。

（胡新荣）

第六章　心血管系统疾病

学习要求

学习要求	内　　容
了解	1. 动脉粥样硬化及冠状动脉粥样硬化性心脏病的病因、发病机制
	2. 高血压病的病因、发病机制
	3. 动脉瘤的病因、类型及合并症
	4. 心肌病的病理变化
	5. 心肌炎的病理变化
熟悉	1. 心瓣膜病的病因、病变特点及其对血流动力学的影响
	2. 感染性心内膜炎的病因、病理变化及临床病理联系
掌握	1. 动脉粥样硬化、冠状动脉粥样硬化性心脏病的病理变化、临床病理联系
	2. 高血压病的病理变化、临床病理联系
	3. 风湿病的病理变化、临床病理联系

常用名词解释

名　词	英 文 名	定义或概念
动脉粥样硬化	atherosclerosis	心血管系统疾病中最常见的疾病，属于弥漫性病变，其基本病变是动脉内膜的脂质沉积，内膜灶状纤维化，粥样斑块形成，致管壁变硬、管腔狭窄，引起相应器官缺血性改变
动脉硬化	arteriosclerosis	泛指动脉壁增厚变硬、失去弹性、硬化性的一类疾病，包括动脉粥样硬化、细动脉硬化和动脉中层钙化三种类型
高脂血症	hyperlipidemia	血浆总胆固醇和（或）甘油三酯的异常增高
泡沫细胞	foamy cell	吞噬脂质的细胞，动脉粥样硬化病变中的泡沫细胞来源于巨噬细胞和平滑肌细胞

续 表

名 词	英文名	定义或概念
脂纹	fatty streak	动脉粥样硬化肉眼可见的最早病变，为点状或条纹状黄色不隆起或微隆起于内膜的病灶，光镜下病灶处的内膜下有大量泡沫细胞聚集
纤维斑块	fibrous plaque	由脂纹发展而来，肉眼可见内膜面散在不规则表面隆起的斑块，颜色从浅黄或灰黄色变为瓷白色，光镜下病灶表面为纤维帽，其下可见数量不等的泡沫细胞、平滑肌细胞、细胞外基质和炎细胞
粥样斑块（粥瘤）	atheromatous plaque (atheroma)	由纤维斑块深层细胞的坏死发展而来，肉眼可见内膜面灰黄色斑块，光镜下在表面的纤维帽之下含有大量不定形的坏死崩解产物、胆固醇结晶、钙盐沉积，斑块底部和边缘出现肉芽组织、少量淋巴细胞和泡沫细胞
动脉瘤	aneurysm	动脉壁因局部病变而向外膨出，形成永久性的局限性扩张
冠状动脉性心脏病（冠心病）	coronary heart disease	因冠状动脉狭窄所致心肌缺血而引起的缺血性心脏病，简称冠心病
心绞痛	angina pectoris	由于心肌急剧的、暂时性缺血、缺氧所造成的一种常见的临床综合征。临床表现为阵发性心前区疼痛或压迫感，可放射至心前区、左上肢，持续数分钟，用硝酸酯制剂或稍休息后症状可缓解
稳定性心绞痛	stable angina pectoris	又称轻型心绞痛，一般不发作，可稳定数月，仅在体力活动过度增加，心肌耗氧量增多时发作
不稳定性心绞痛	instable angina pectoris	一种进行性加重的心绞痛，临床上很不稳定，在负荷时、休息时均可发作，患者多有一支或多支冠状动脉狭窄，光镜下常可见到因弥漫性心肌坏死而引起的心肌纤维化
变异性心绞痛	variant angina pectoris	又称 Prinzmetal 心绞痛，多无明显诱因，常在休息或梦醒时发作，冠状动脉明显狭窄或发生痉挛
心肌梗死	myocardial infarction	由于冠状动脉供血中断，致供血区持续缺血而导致的较大范围的心肌坏死
心内膜下心肌梗死	subendocardial myocardial infarction	病变主要累及心室壁内层 1/3 的心肌，并波及肉柱和乳头肌，常表现为多发性、小灶性坏死
透壁性心肌梗死	transmural myocardial infarction	又称区域性心肌梗死，病变累及心室壁全层或未累及全层而深达室壁 2/3
室壁瘤	ventricular aneurysm	梗死心肌或瘢痕组织在左心室内压力作用下形成的局限性向外膨隆
附壁血栓	mural thrombosis	多见于左心室，心肌梗死波及心内膜使之粗糙，或因室壁瘤形成处血流形成涡流等原因，可促进局部附壁血栓的形成

续 表

名 词	英文名	定义或概念
原发性高血压	primary or essential hypertension	一种原因未明的、以体循环动脉血压升高为主要表现的独立性全身性疾病
继发性高血压（症状性高血压）	secondary hypertension (symptomatic hypertension)	患有某些疾病时出现的血压升高，这种血压升高是某种疾病的病症之一，是一个体征
良性高血压（缓进性高血压）	benign hypertension (chronic hypertension)	高血压病患者病程长，进展缓慢，可达十余年或数十年
向心性肥大	concentric hypertrophy	高血压病时，当心脏处于代偿阶段，表现为左心室壁肥厚，乳头肌和肉柱明显增粗，心腔不扩张，相对缩小
离心性肥大	eccentric hypertrophy	高血压病晚期，当左心室代偿失调，心肌收缩力降低时，逐渐出现心腔扩张
冠状动脉性猝死	sudden coronary death	是心源性猝死中最常见的一种，多见于男性青壮年，可发生于某种诱因后，如饮酒、劳累、吸烟及运动后，发病后迅速死亡
高血压脑病	hypertensive encephalopathy	高血压病时，由于脑小动脉硬化和痉挛，局部组织缺血，毛细血管通透性增加，发生脑水肿，表现为头痛、头晕、眼花、呕吐、视力障碍等症状
高血压危象	hypertensive crisis	高血压病时，有时血压急剧升高，患者可出现剧烈头痛、意识模糊、抽搐等症状
急进型高血压（恶性高血压）	accelerated hypertension (malignant hypertension)	多见于青少年，血压显著升高，常超过230/130mmHg，病变进展迅速，可发生高血压脑病，或较早出现肾功能衰竭，或常出现视网膜出血及视盘水肿
脑软化	softening of brain	由于脑细小动脉硬化和痉挛，造成供血区域脑组织缺血而发生多个微梗死灶，光镜下梗死灶组织液化性坏死，形成质地疏松的筛网状病灶
风湿病	rheumatism	一种与A组β型溶血性链球菌感染有关的变态反应性疾病。病变主要累及全身结缔组织及血管，常形成特征性风湿肉芽肿即Aschoff小体。病变最常累及心脏、关节和血管等处，以心脏病变最为严重
风湿细胞（Aschoff细胞）	Aschoff cell	由巨噬细胞吞噬纤维素样坏死物质转变而来的，多位于小血管旁，细胞体积大，呈圆形，胞质丰富，略嗜碱性，核大，圆形或椭圆形，核膜清晰，染色质集中于中央，核的横切面似枭眼状，纵切面呈毛虫状

续 表

名 词	英文名	定义或概念
风湿小体（Aschoff 小体）	rheumatic body（Aschoff body）	在风湿病增生期，由成群的风湿细胞聚集于纤维素样坏死灶内，并由少量的淋巴细胞和浆细胞构成的特征性的肉芽肿性病变
风湿性心脏病	rheumatic heart disease	风湿病引起的心脏病变，可以表现为风湿性心内膜炎、风湿性心肌炎和风湿性心外膜炎，若病变累及心脏全层组织，则称为风湿性全心炎或风湿性心脏炎
绒毛心	cor villosum	纤维素性心外膜炎时，覆盖于心外膜表面的纤维素可因心脏的不停搏动和牵拉而形成绒毛状
缩窄性心外膜炎	constrictive pericarditis	纤维素性心外膜炎时，心外膜腔内渗出的大量纤维素如不能被溶解吸收，则发生极化，使心外膜脏层和壁层互相粘连
环形红斑	erythema annulare	为风湿性皮肤渗出性病变，多见于躯干和四肢皮肤，为淡红色环形红晕，中央皮肤色泽正常。镜下，红斑处真皮浅层血管充血，血管周围水肿，淋巴细胞和单核细胞浸润
皮下结节	subcutaneous nodule	为风湿性皮肤增生性病变，多见于肘、腕、膝、踝关节附近的伸面皮下结缔组织，直径 0.5~2cm，呈圆形或椭圆形，质硬、无压疼的结节。镜下，结节中心为大片状纤维蛋白样坏死物，周围呈放射状排列的风湿细胞和成纤维细胞，伴有以淋巴细胞为主的炎细胞浸润
小舞蹈病	chorea minor	风湿性脑病时，当锥体外系受累时，患儿出现肢体的不自主运动
心瓣膜病	valvular vitium of the heart	心瓣膜受各种原因损伤后或先天性发育异常所造成的器质性病变，表现为瓣膜口的狭窄和（或）关闭不全，最后导致心功能不全，引起全身血液循环障碍
瓣膜口狭窄	valvular stenosis	瓣膜口在开放时不能完全张开，导致血液通过障碍
瓣膜关闭不全	valvular insufficiency	心瓣膜关闭时瓣膜口不能完全闭合，使部分血液发生反流
心肌病	cardiomyopathy	除冠心病、高血压性心脏病、心脏瓣膜病、先天性心脏病和肺源性心脏病等以外的以心肌结构和功能异常为主要表现的一组疾病
扩张性心肌病（充血性心肌病）	dilated cardiomyopathy（congestive cardiomyopathy）	一类既有遗传因素又有非遗传因素导致的复合性心肌病，以左心室、右心室或双心室腔扩大，收缩功能障碍等为特征
肥厚性心肌病	hypertrophic cardiomyopathy	以左心室和（或）右心室肥厚、心室腔变小、左心室充盈受阻和舒张期顺应性下降为特征的心肌病
限制性心肌病	restrictive cardiomyopathy	以单侧或双侧心室充盈受限和舒张期容量减少为特征的心肌病

续　表

名　词	英文名	定义或概念
克山病	Keshan disease	一种地方性心肌病，可能是由于缺乏硒等某些微量元素和营养物质，干扰和破坏了心肌代谢而引起心肌细胞的损伤，伴有急、慢性充血性心力衰竭和心律失常
心肌炎	myocarditis	各种原因引起的心肌局限性或弥漫性炎症病变
心包炎	pericarditis	由病原微生物（主要为细菌）和某些代谢产物引起的脏层、壁层心外膜发生的炎症反应，大多数是一种并发性疾病，多继发于变态反应性疾病、尿毒症、心脏创伤及恶性肿瘤转移等
多发性大动脉炎	polyarteritis	主要累及主动脉及其大分支，包括高安动脉炎和巨细胞性动脉炎
结节性多动脉炎	polyarteritis nodosa	一类原因不明的、主要侵犯中、小动脉的一种坏死性血管炎
Wegener 肉芽肿	Wegener granuloma	一种少见的原因不明的疾病，主要病变特点是上、下呼吸道坏死性肉芽肿性血管炎，局灶性坏死性肾小球肾炎和其他部位（眼、皮肤）坏死性小血管炎
动脉瘤	aneurysm	动脉壁因局部病变（可因薄弱或结构破坏）而向外膨出，形成永久性局限性扩张
夹层动脉瘤	dissecting aneurysm	常发生于血压变动最明显的升主动脉和主动脉弓等部位。血液可从动脉内膜的破裂口进入动脉的中膜，使中膜形成假血管腔
急性感染性心内膜炎	acute infective endocarditis	主要是由致病力强的化脓菌引起的急性化脓性心瓣膜炎，主要侵犯二尖瓣和主动脉瓣，在受累的心瓣膜上形成赘生物
亚急性感染性心内膜炎	subacute infective endocarditis	主要由毒力相对较弱的草绿色链球菌所引起，最常侵犯二尖瓣和主动脉瓣，病变特点是常在有病变的瓣膜上形成赘生物

基本内容复习

表 6-1　动脉粥样硬化的危险因素

动脉粥样硬化的危险因素	说　明
高脂血症	LDL 被动脉壁细胞氧化修饰后具有促进粥样斑块形成的作用，氧化 LDL（ox-LDL）是最重要的致粥样硬化因子，是损伤内皮细胞和平滑肌细胞的主要因子
高血压	高血压时血管内皮细胞易受损伤，使内膜对脂质的通透性增加

续 表

动脉粥样硬化的危险因素	说　明
吸烟	血中CO浓度增高，造成血管内皮细胞缺氧性损伤；促进LDL氧化，氧化的LDL可促进血液单核细胞迁入内膜并转为泡沫细胞；使血管平滑肌细胞增生
致继发性高脂血症的疾病	糖尿病、高胰岛素血症、甲状腺功能减退症、肾病综合征等
遗传因素	LDL受体的基因突变导致血浆LDL极度升高；某些已知基因可能对脂质的摄取、代谢和排泄产生影响
性别与年龄	雌激素具有改善血管内皮的功能、降低血胆固醇水平的作用
代谢综合征	合并有高血压以及葡萄糖与脂质代谢异常，伴有LDL升高和HDL胆固醇降低

表 6-2　动脉粥样硬化的基本病变和继发性病变

类别	脂纹 →	纤维斑块→	粥样斑块 →	继发性病变
肉眼	点状或条纹状黄色不隆起或微隆起于内膜的病灶	内膜面散在不规则隆起的斑块，颜色由浅黄或灰黄色变为瓷白色	内膜面灰黄色斑块，切面纤维帽下为黄色粥样物	斑块内出血、斑块破裂、血栓形成
镜下	内膜下大量泡沫细胞聚集	表面为薄层纤维帽，其下为泡沫细胞、SMC、细胞外基质及炎细胞	在表面的纤维帽之下有大量坏死、胆固醇结晶和钙盐沉积，周围有肉芽组织、少量淋巴细胞和泡沫细胞	钙化 动脉瘤形成 血管腔狭窄

注：SMC＝平滑肌细胞

表 6-3　心肌梗死的病理变化

心肌梗死发生时间	梗死灶的病理变化
梗死6小时内	肉眼变化不明显
梗死6小时	梗死灶呈苍白色
梗死8~9小时	梗死灶呈土黄色，镜下见心肌纤维早期凝固性坏死、核碎裂、消失，胞质均质红染或不规则粗颗粒状，间质水肿，不同程度中性粒细胞浸润
梗死4天后	梗死灶外周出现充血出血带
梗死7天~2周	梗死灶边缘区开始出现肉芽组织，或肉芽组织向梗死灶内长入，呈红色
梗死3周后	肉芽组织开始机化，逐渐形成瘢痕组织

表 6-4　心肌梗死的合并症

合并症	时　间	原　因	部　位	后　果
心力衰竭		梗死后心肌收缩力丧失	左心衰或全心衰	死亡
心脏破裂	梗死后两周内	坏死的中性粒细胞和单核细胞释放大量水解酶	左心室下 1/3 处、室间隔和左心室乳头肌	心包填塞而死亡
室壁瘤	急性期或愈合期	梗死灶向外膨隆	左室前壁近心尖处	心功能不全或继发血栓形成
附壁血栓形成		梗死波及心内膜使之粗糙，或因室壁瘤形成处涡流形成	多见于左心室	机化或脱落引起栓塞
心源性休克		梗死面积大于 40% 时，心肌收缩力极度减弱，心输出量显著下降		死亡
急性心包炎	梗死后 2~4 天	坏死组织累及心外膜，引起纤维素性心包炎	心外膜	机化、粘连
心律失常		梗死累及传导系统，引起传导紊乱		心脏骤停、猝死

表 6-5　良、恶性高血压的病变特点

比较内容	良性高血压	恶性高血压
临床特点	常见，多见于中老年人，血压升高缓慢，并发症出现晚，病程长、进展缓慢，可达数年或十余年	少见，多见于青少年，血压显著升高，并发症出现早，病程短、进展快
病理特点	细小动脉玻璃样变性，肌型小动脉硬化，大动脉硬化	坏死性细动脉炎，增生性小动脉硬化
病变范围	全身弥漫性病变	以肾、脑和视网膜病变为主
并发症	心脏肥大、颗粒性固缩肾、脑水肿、脑软化、脑出血、视盘水肿、视网膜出血	心力衰竭、尿毒症、脑软化、脑出血
致死原因	脑出血、心力衰竭和慢性肾功能衰竭	尿毒症、脑出血、心力衰竭

表 6-6　风湿病的基本病理变化

分　期	主要病理变化
变质渗出期	病变部位结缔组织基质的黏液样变性和胶原纤维素样坏死，炎性渗出
增生期	特征性的肉芽肿性病变（风湿小体或 Aschoff 小体），除风湿细胞外还可见多个核的 Aschoff 巨细胞
纤维化期	Aschoff 小体纤维化，形成瘢痕

表 6-7 几种心内膜炎的特点

比较内容	风湿性心内膜炎	急性细菌性心内膜炎	亚急性细菌性心内膜炎
病因	与A组β溶血性链球菌感染有关的变态反应性疾病	由致病力强的化脓菌引起，如金黄色葡萄球菌、溶血性链球菌	由毒力相对较弱的草绿色链球菌引起
脓肿	无	化脓菌引起脓肿，可形成溃疡	瓣膜上可形成溃疡
部位	二尖瓣>二尖瓣+主动脉瓣>三尖瓣、肺动脉瓣	二尖瓣、主动脉瓣>三尖瓣、肺动脉瓣	二尖瓣+主动脉瓣>三尖瓣、肺动脉瓣
病变基础	常累及正常心瓣膜	常累及正常心瓣膜	常累及有病变的心瓣膜
赘生物			
部位	瓣膜闭锁缘上	瓣膜表面	瓣膜上
特点	单行排列、细小、灰白色，半透明	较大、质地疏松、黄色/浅绿色	息肉状或菜花状，质松脆
脱落	牢固、不易脱落	易脱落、形成细菌栓子	易破碎、脱落
细菌	不含细菌	含细菌	含细菌
组成	血小板、纤维蛋白	脓性渗出物、血栓、坏死组织、细菌菌落	血小板、纤维蛋白、细菌菌落、中性粒细胞、坏死组织
瓣膜	瓣膜及心内膜增厚	破裂、穿孔或腱索断裂	瓣膜易变形，溃疡和穿孔

表 6-8 二尖瓣狭窄、二尖瓣关闭不全、主动脉瓣狭窄、主动脉瓣关闭不全的区别

疾病名称	原　因	血流动力学	临床表现
二尖瓣狭窄	风湿性心内膜炎 感染性心内膜炎	二尖瓣狭窄→左心房代偿性肥大→左心房代偿失调→肺淤血、水肿、肺动脉高压→右心室代偿性肥大→右心室代偿失调→右心房及体循环淤血	颈静脉怒张、肝淤血肿大、下肢水肿、浆膜腔积液；心尖区舒张期隆隆样杂音 X线：“梨形心”
二尖瓣关闭不全	风湿性心内膜炎 亚急性细菌性心内膜炎	二尖瓣关闭不全→左心房代偿性肥大→左心室代偿性肥大→右心室、右心房代偿性肥大→右心衰竭、体循环淤血	颈静脉怒张、肝肿大、下肢水肿、浆膜腔积液；心尖区收缩期吹风样杂音 X线：“球形心”

续 表

疾病名称	原 因	血流动力学	临床表现
主动脉瓣狭窄	风湿性主动脉炎	主动脉瓣狭窄→左心室代偿性肥大→左心衰竭→肺淤血→右心衰竭及体循环淤血	心绞痛，脉压减小等症状；颈动脉搏动、水冲脉；主动脉瓣区粗糙、喷射性收缩期杂音 X线："靴形心"
主动脉瓣关闭不全	风湿性主动脉炎 感染性心内膜炎 主动脉粥样硬化 梅毒性主动脉炎	主动脉瓣关闭不全→左心室代偿性肥大→左心衰竭→肺淤血、肺动脉高压→右心肥大及体循环淤血	颈动脉搏动、水冲脉、血管枪击音及毛细血管搏动；主动脉区舒张期吹风样杂音 X线："靴形心"

表 6-9 心肌病分类及特点

内容	扩张性心肌病	肥厚性心肌病	限制性心肌病
特征	左心室、右心室或双心室扩大，收缩功能障碍	左心室和（或）右心室肥厚，心室腔变小	单侧或双侧心室充盈受限，舒张期容积减少
病因	病毒感染、酗酒、遗传	遗传，50%有家族史	特发性，病因未明
肉眼	①心脏重量增加，心腔扩大 ②心室壁略增厚或正常 ③三尖瓣及二尖瓣可出现关闭不全	①心脏增大，重量增加 ②心室壁肥厚，室间隔肥厚 ③二尖瓣及主动脉瓣下内膜增厚	心腔狭窄，心内膜及心内膜下纤维性增厚，以心尖部为重
特点	①心腔扩大，心室扩张 ②心肌细胞不均匀性肥大，空泡变，小灶性肌肉溶解	①非对称性室间隔肥厚 ②心肌细胞弥漫性肥大，核大、畸形、深染，排列紊乱	①间质纤维组织增生 ②心内膜纤维化，玻璃样变，钙化及附壁血栓
临床表现	心力衰竭	心输出量下降，肺动脉高压可致呼吸困难，附壁血栓脱落可引起栓塞	心力衰竭和栓塞，少数猝死

表 6-10 动脉炎的分类及各型动脉炎的病理学改变

内 容	高安动脉炎	巨细胞性动脉炎	结节性多动脉炎	Wegener 肉芽肿
好发年龄	青年，女性多见	中老年，女性多见，男女比 1∶2	中年人，男女比 2.5∶1	中年人，男略多于女
病变性质	肉芽肿性血管炎	肉芽肿性血管炎	自身免疫性坏死性血管炎	坏死性肉芽肿性血管炎
累及血管	主动脉及其大分支	中、小动脉	小、中动脉	小动脉和小静脉

续 表

内 容	高安动脉炎	巨细胞性动脉炎	结节性多动脉炎	Wegener 肉芽肿
病变特点	连续性增生性全层炎，肉芽肿不明显	节段性血管壁增厚	累及多个器官和组织，动脉壁增厚，管腔狭窄	上、下呼吸道、肾脏、眼、皮肤等部位的坏死性肉芽肿小血管炎
病理变化	中膜黏液变性，弹力板破坏，肉芽组织、纤维组织增生，慢性炎细胞浸润	中膜 SMC 变性、坏死，内弹力膜周围淋巴细胞、单核细胞浸润	中膜纤维素样坏死，全层炎细胞浸润，继而肉芽组织增生	小动脉和小静脉纤维素性坏死，中性粒细胞、淋巴细胞及多核巨细胞浸润，继而肉芽组织增生

试 题 精 选

一、填空题

1. 动脉粥样硬化的主要危险因素是①________、②________、③________和④________。

2. 高脂血症与动脉硬化发生的关系密切，其中血浆①________、②________水平的持续升高和③________水平的降低与动脉硬化的发生率呈④________。

3. 动脉粥样硬化的基本病变为①________、②________和③________。

4. 动脉粥样硬化的继发性改变有①________、②________、③________、④________、⑤________和⑥________。

5. 冠状动脉粥样硬化的最好发部位是①________，其次为②________。

6. 透壁性心肌梗死最常发生的部位是①________、②________和③________。

7. 心绞痛是由于心肌的①________、②________缺血、缺氧所造成的一种常见的临床综合征。

8. 心肌梗死的并发症有①________、②________、③________、④________、⑤________、⑥________和⑦________。

9. 高血压病的病变主要累及全身①________动脉，表现为②________。

10. 高血压病时心脏病变主要表现为①________的肥大，②________增加。

11. 高血压病时脑部病变包括①________、②________和③________。

12. 高血压病时脑出血最常发生的部位是①________和②________。

13. 风湿病是一种与①________感染有关的②________性疾病，其基本病理变化过程可分为③________期、④________期和⑤________期。

14. 风湿病的特征性病变为①________形成。病变最常累及②________、③________和

④________，其中以累及⑤________最为严重。

15. 风湿性心脏病可以表现为①________、②________和③________。若病变累及心脏全层各组织，则称为④________。

16. 风湿性心内膜炎主要侵犯①________，其中以②________受累最为常见，其次为③________和④________同时受累，三尖瓣和⑤________极少受累。

17. 风湿性关节炎常累及①________关节，关节腔内有②________渗出，愈复时一般③________后遗症。

18. 风湿病的皮肤病变主要表现为①________和②________。

二、选择题

【A 型题】

1. 动脉粥样硬化最好发的部位是
   A. 主动脉
   B. 脑动脉
   C. 肾动脉
   D. 冠状动脉
   E. 四肢动脉

2. 动脉粥样硬化的危险因素不包括
   A. 糖尿病
   B. 吸烟
   C. 高血压病
   D. 动脉内膜的损伤
   E. 雌激素

3. 冠状动脉粥样硬化最好发的部位是
   A. 左主干
   B. 左前降支
   C. 左旋支
   D. 左主干
   E. 右回旋支

4. 关于动脉粥样硬化症的描述，哪项是正确的
   A. 主动脉脂纹仅见于中年以上人群
   B. 粥瘤内泡沫细胞均来自单核细胞
   C. 脂纹以主动脉前壁多见
   D. 氧化低密度脂蛋白具有细胞毒性
   E. 粥瘤内胶原由成纤维细胞形成

5. 下述哪项不属于动脉粥样硬化症的危险因素
   A. 高胆固醇血症
   B. 甲状腺功能亢进
   C. 糖尿病
   D. 吸烟
   E. 高血压病

6. 抑制动脉粥样硬化症发病的因素是
   A. 低密度脂蛋白
   B. β 脂蛋白
   C. 胆固醇
   D. 高密度脂蛋白
   E. 极低密度脂蛋白

7. 早期动脉粥样硬化的肉眼病变是
   A. 玻璃样变
   B. 脂纹
   C. 出血
   D. 纤维斑块
   E. 粥样坏死

8. 早期动脉粥样硬化镜下病变的特点是

A. 外膜泡沫细胞形成
B. 溃疡形成
C. 中膜泡沫细胞形成
D. 中膜增厚
E. 内膜下泡沫细胞聚集

9. 动脉粥样硬化时，最早迁入内膜的细胞是
A. 单核细胞
B. 中性粒细胞
C. 成纤维细胞
D. 淋巴细胞
E. 平滑肌细胞

10. 粥瘤中不具备的成分是
A. 较多的中性粒细胞
B. 纤维组织玻璃样变
C. 坏死物质及钙盐
D. 肉芽组织
E. 胆固醇结晶及泡沫细胞

11. 动脉粥样硬化合并血栓形成的主要原因是
A. 血液凝固性增高
B. 内膜损伤
C. 血流缓慢
D. 血流旋涡形成
E. 中膜损伤

12. 心肌梗死室壁瘤形成最多发于
A. 左心室侧壁
B. 室间隔
C. 右心室
D. 左心室后壁
E. 左心室前壁近心尖处

13. 原发性高血压最常受损的血管是全身的
A. 大、中动脉
B. 中、小动脉
C. 细小动脉
D. 中动脉
E. 细小静脉

14. 良性高血压的主要病变特征是
A. 小动脉壁纤维素样坏死
B. 中动脉粥样硬化
C. 细小动脉壁玻璃样变
D. 肌型动脉中膜增厚
E. 肌型动脉内膜增厚

15. 血管壁玻璃样变常见于
A. 慢性肾小球肾炎
B. 动脉粥样硬化
C. 高血压病
D. 风湿性动脉炎
E. 高血压病和慢性肾小球肾炎

16. 高血压脑出血常见部位是
A. 大脑皮质
B. 小脑
C. 脑室
D. 蛛网膜下腔
E. 内囊及基底节

17. 高血压脑出血的血管是
A. 基底动脉
B. 大脑前动脉
C. 大脑后动脉
D. 豆纹动脉
E. 大脑中动脉

18. 高血压代偿期心脏的病变为
A. 左心室向心性肥大
B. 左心室明显扩张

C. 心肌弥漫性纤维化
D. 左心室乳头肌明显增粗
E. 主动脉瓣关闭不全

19. 在下列描述中，哪一项不符合高血压的病理变化
A. 细小动脉硬化
B. 左心室肥大
C. 肾脏大瘢痕性萎缩
D. 脑出血
E. 视盘水肿、出血

20. 有关高血压脑病变的描述中，哪项是不正确的
A. 脑内可有小软化灶形成
B. 脑内可有微小动脉瘤形成
C. 脑出血是常见的致死原因
D. 基底节、内囊是出血的常见部位
E. 脑动脉栓塞常见

21. 下列符合恶性高血压特征性病理变化的是
A. 肾入球小动脉玻璃样变
B. 肾细动脉壁纤维素样坏死
C. 肾动脉粥样斑块
D. 肾小球毛细血管内透明血栓
E. 肾小球纤维化

22. 对人体造成最严重的风湿病病变发生在
A. 心脏
B. 关节
C. 皮肤
D. 血管
E. 脑

23. 风湿性心脏病最常累及的瓣膜是
A. 二尖瓣
B. 三尖瓣
C. 主动脉瓣
D. 肺动脉瓣
E. 二尖瓣和主动脉瓣

24. 对风湿性心脏病最具有诊断意义的病变是
A. 心瓣膜赘生物
B. 风湿小体
C. 心肌变性、坏死
D. 纤维蛋白性心外膜炎
E. 心间质炎性细胞浸润

25. 风湿性肉芽肿中不包含
A. 成纤维细胞
B. Aschoff 巨细胞
C. Anitschkow 细胞
D. 泡沫细胞
E. 淋巴细胞及中性粒细胞

26. 慢性风湿性瓣膜病最常见的联合瓣膜病变是
A. 二尖瓣和三尖瓣
B. 二尖瓣和肺动脉瓣
C. 二尖瓣和主动脉瓣
D. 主动脉瓣和肺动脉瓣
E. 三尖瓣和主动脉瓣

27. 风湿性心肌炎的特征性病变是
A. 心肌细胞肥大
B. 心肌细胞变性坏死
C. 心肌细胞萎缩
D. 阿少夫小体形成
E. 大量慢性炎性细胞浸润

28. 风湿性心内膜炎的病变是
A. 瓣膜溃疡

B. 瓣膜穿孔
C. 心内膜弥漫增厚
D. 瓣膜形成较大的疣状赘生物
E. 心内膜 1~2 mm 疣状赘生物

29. 疣状赘生物是指
A. 心内膜上附壁血栓
B. 心内膜新生物
C. 心瓣膜纤维化
D. 心瓣膜钙化
E. 心瓣膜增厚

30. 有关风湿病的描述，哪项是错误的
A. 可引起缩窄性心包炎
B. 风湿性关节炎为纤维素性炎
C. 风湿性肉芽肿具有诊断意义
D. Aschoff 细胞可能为巨噬细胞源性
E. Aschoff 小体内淋巴细胞主要是 T 细胞

31. 下列有关风湿病的描述，错误的是
A. 属于变态反应性疾病
B. 与溶血性链球菌感染有关
C. 心脏病变对机体影响最重
D. 常导致关节畸形
E. 皮下结节和环形红斑有助于临床诊断

32. 风湿性肉芽肿多见于
A. 心外膜
B. 心瓣膜
C. 关节
D. 心肌间质
E. 血管

33. 感染性心内膜炎最常见的病原体是
A. 细菌
B. 病毒
C. 真菌
D. 衣原体
E. 立克次体

34. 亚急性细菌性心内膜炎的最常见病原体是
A. 大肠埃希菌
B. β 溶血性链球菌
C. 铜绿假单胞菌（绿脓杆菌）
D. 草绿色链球菌
E. 金黄色葡萄球菌

35. 亚急性细菌性心内膜炎内膜疣赘物的描述，错误的是
A. 质脆、易脱落
B. 灰黄色、污秽
C. 息肉样
D. 内含细菌菌落
E. 由纤维素和血小板构成

36. 二尖瓣狭窄的临床表现可为
A. 左心室肥大
B. 水冲脉
C. 球形心
D. 慢性肺淤血
E. 心尖部闻及收缩期杂音

37. 下列哪项符合心肌病
A. 炎症性心肌病变
B. 冠状动脉硬化引起的心肌病变
C. 心肌结构和功能异常的一组疾病
D. 高血压引起的心肌病变
E. 甲状腺功能低下引起的心肌病变

38. 下述哪种疾病属于心肌病
A. 克山病

B. 冠心病
C. 病毒性心肌炎
D. 风湿性心脏病
E. 高血压性心脏病

39. 限制性心肌病的病变特点是
A. 心内膜及心内膜下心肌纤维化
B. 心肌间质纤维化
C. 心肌细胞呈旋涡状排列
D. 心肌细胞变性坏死
E. 心肌间质内淋巴细胞浸润

40. 下列哪种疾病一般不引起左室壁心肌广泛坏死
A. 克山病
B. 冠状动脉粥样硬化
C. 二尖瓣狭窄
D. 柯萨奇病毒性心肌炎
E. 白喉性心肌炎

41. 形成肉芽肿的心肌炎是
A. 特发性巨细胞性心肌炎
B. 柯萨奇 B 病毒性心肌炎
C. 埃可病毒性心肌炎
D. 白喉性心肌炎
E. 葡萄球菌性心肌炎

42. 引起心肌炎的最常见原因是
A. 免疫反应
B. 药物
C. 酗酒
D. 原虫感染
E. 柯萨奇病毒

43. 急性细菌性心内膜炎瓣膜赘生物的成分不包括
A. 大量肉芽组织
B. 大量中性粒细胞
C. 大量坏死组织
D. 大量细菌
E. 大量血小板和纤维素

44. 引起左室壁明显增厚的原因应除外
A. 主动脉瓣狭窄
B. 高血压
C. 第三期梅毒
D. 肥厚性心肌病
E. 扩张性心肌病

45. 下列有关亚急性感染性心内膜炎的描述，错误的是
A. 病程较长
B. 病变瓣膜常发生溃疡
C. 赘生物不易脱落
D. 常为草绿色链球菌感染
E. 常发生在有病变的瓣膜上

46. 具有纤维素样坏死和肉芽肿形成的动脉炎是
A. 高安动脉炎
B. 巨细胞性动脉炎
C. 结节性多动脉炎
D. Wegener 肉芽肿
E. 风湿性动脉炎

47. 结节性多动脉炎的病理特点是
A. 动脉壁糖原沉积
B. 动脉壁黏液样变性
C. 动脉壁脂质沉积
D. 动脉壁纤维素样坏死及炎细胞浸润
E. 动脉壁肉芽肿性炎症反应

48. 多由外伤引起的动脉瘤是
A. 假性动脉瘤

B. 夹层动脉瘤
C. 蜿蜒性动脉瘤
D. 囊状动脉瘤
E. 舟状动脉瘤

【B 型题】
A. 梨形心
B. 球形心
C. 靴形心
D. 绒毛心
E. 虎斑心
1. 尿毒症并发心包炎
2. 克山病
3. 主动脉瓣狭窄
4. 二尖瓣狭窄
5. 二尖瓣关闭不全
6. 急性渗出性心包炎

A. 左心室肥大为主
B. 右心室肥大为主
C. 室间隔肥厚为主
D. 可有左心房扩大
E. 左、右心室均可肥大
7. 良性高血压
8. 二尖瓣狭窄
9. 主动脉瓣狭窄
10. 二尖瓣关闭不全
11. 肥厚性心肌病

A. Aschoff 小体
B. McCallum 斑
C. Mallory 小体
D. 环形红斑
E. Osler 结节
12. 风湿性心肌炎可见
13. 风湿性心内膜炎
14. 急性风湿热皮肤表现
15. 亚急性感染性心内膜炎皮肤表现

A. 白喉棒状杆菌
B. 白假丝酵母菌
C. 草绿色链球菌
D. 金黄色葡萄球菌
E. A 组乙型溶血性链球菌
16. 与风湿病的发生有关的是
17. 急性细菌性心内膜炎常见的致病菌是
18. 亚急性细菌性心内膜炎常见的致病菌是

A. 可引起心脏离心性肥大
B. 可引起胆固醇性栓塞
C. 多引起非感染性梗死
D. 可见心肌间质内肉芽肿形成
E. 可引起多发性栓塞性小脓肿
19. 风湿热
20. 扩张性心肌病
21. 动脉粥样硬化
22. 急性细菌性心内膜炎
23. 亚急性细菌性心内膜炎

A. 动脉内膜肉芽肿性炎
B. 动脉内膜斑块形成
C. 动脉壁纤维素样坏死
D. 闭塞性动脉内膜炎
E. 动脉壁营养不良性钙化
24. 动脉粥样硬化
25. 巨细胞性动脉炎
26. 恶性高血压的病变特点

A. 细动脉玻璃样变
B. 主动脉瘤形成
C. 小动脉化脓性栓塞
D. Aschoff 小体形成
E. 细动脉纤维素样坏死
27. 风湿病

28. 良性高血压
29. 恶性高血压
30. 动脉粥样硬化
31. 急性感染性心内膜炎

A. 瓣膜穿孔
B. 瓣膜增厚
C. 瓣膜粘连、卷曲
D. 瓣膜闭锁缘粟粒状赘生物
E. 在已有病变的心瓣膜上形成菜花状、易脱落的赘生物

32. 急性细菌性心内膜炎
33. 亚急性细菌性心内膜炎
34. 风湿性心内膜炎

【C 型题】

A. 心瓣膜上赘生物形成
B. 心瓣膜上有溃疡或穿孔
C. 二者均有
D. 二者均无

1. 高血压心脏病
2. 细菌性心内膜炎
3. 风湿性心内膜炎

A. 主动脉瓣狭窄
B. 主动脉瓣关闭不全
C. 二者均有
D. 二者均无

4. 主动脉粥样硬化
5. 风湿性主动脉瓣膜炎

A. 颗粒性固缩肾
B. 左心室向心性肥大
C. 二者均有
D. 二者均无

6. 良性高血压
7. 冠状动脉性心脏病
8. 风湿病主动脉瓣狭窄

A. 细小动脉玻璃样变
B. 细小动脉纤维素样坏死
C. 二者均有
D. 二者均无

9. 良性高血压的血管病变包括
10. 恶性高血压的血管病变包括

A. 脓毒败血症
B. 心内膜炎
C. 二者均有
D. 二者均无

11. 急性细菌性心内膜炎可有
12. 亚急性细菌性心内膜炎可有

A. 脑出血
B. 脑梗死
C. 二者均有
D. 二者均无

13. 高血压可引起
14. 动脉粥样硬化可引起

A. 纤维素样坏死
B. 肉芽肿形成
C. 二者均有
D. 二者均无

15. 巨细胞性动脉炎
16. 结节性多动脉炎
17. 风湿性动脉炎

【X 型题】

1. 与动脉粥样硬化发生有关的因素有
A. 高血脂
B. 高血压
C. 糖尿病
D. 吸烟

E. 肾病综合征

2. 动脉粥样硬化病变中的脂质来源于
A. 胆固醇酯
B. 磷脂
C. apoB
D. 三酰甘油
E. 游离胆固醇

3. 动脉粥样硬化早期脂纹的病变包括
A. 泡沫细胞
B. 纤维帽
C. 无定形的坏死物
D. 胆固醇结晶
E. 钙化

4. 粥样斑块（粥样瘤）在光镜下可见
A. 无定形坏死物
B. 胆固醇结晶
C. 较多的中性粒细胞
D. 泡沫细胞
E. 纤维组织增生伴玻璃样变

5. 粥样斑块中的泡沫细胞来自
A. 单核细胞
B. 内皮细胞
C. 平滑肌细胞
D. 成纤维细胞
E. 未分化间充质细胞

6. 粥样斑块的继发性变化有
A. 斑块内出血
B. 溃疡
C. 钙化
D. 血栓形成
E. 动脉瘤形成

7. 左冠状动脉前降支阻塞引起心肌梗死的区域包括
A. 左心室侧壁
B. 左心室前壁
C. 左心室后壁
D. 室间隔前 2/3 处
E. 心尖部

8. HDL 能防止动脉粥样硬化发生的机制是
A. 可逆向运输清除动脉壁中的胆固醇
B. 促进肝脏摄取和利用胆固醇
C. 具有抗氧化作用，防止 LDL 氧化
D. 竞争性抑制 LDL 与内皮细胞受体结合
E. 促进 VLDL 和乳糜微粒在血液中的代谢清除

9. 与高血压发病可能有关的因素有
A. 遗传和基因因素
B. 社会心理因素
C. 神经内分泌因素
D. 高盐膳食
E. 体力活动

10. 良性高血压可出现的病变有
A. 左心室肥大
B. 原发性颗粒性固缩肾
C. 脑软化、出血
D. 大、中动脉粥样硬化
E. 视网膜漏出性出血

11. 恶性高血压常见的死亡原因有
A. 尿毒症
B. 心肌梗死
C. 心力衰竭
D. 脑出血
E. 动脉瘤破裂

12. 说明风湿病与A组乙型溶血性链球菌感染有关的证据有
A. 发病前常有链球菌感染史
B. 患者血清抗O滴度增高
C. 多发于链球菌感染的高发季节
D. 多发于链球菌感染的高发地区
E. 抗生素治疗可以减少风湿病的发病及复发

13. 风湿病
A. 是一种变态反应性疾病
B. 与溶血性链球菌感染有关
C. 主要累及全身结缔组织
D. 北方寒冷潮湿地区发病率高
E. 初次发病多为儿童或青少年

14. 风湿病可表现为
A. 风湿性全心炎
B. 风湿性关节炎
C. 风湿性动脉炎
D. 小舞蹈病
E. 皮下结节和环形红斑

15. Aschoff细胞的形态特点有
A. 细胞体积大
B. 胞质丰富，略呈嗜碱性
C. 核膜清楚
D. 核仁大，呈枭眼状或毛虫状
E. 染色质集中于核中央，呈枭眼状或毛虫状

16. 引起“绒毛心”的常见疾病有
A. 结核病
B. 冠心病
C. 肺源性心脏病
D. 尿毒症
E. 风湿性心脏病

17. 风湿性关节炎的特点有
A. 多累及大关节
B. 呈游走性
C. 常造成肢体畸形
D. 反复发作
E. 关节腔内有浆液和纤维蛋白渗出

18. 急性细菌性心内膜炎的特点有
A. 细菌致病力及侵袭力强
B. 赘生物粗大，易脱落
C. 可造成瓣膜溃疡和穿孔
D. 多有全身严重的化脓性感染
E. 多发生于风湿性心脏病或先天性心脏病变瓣膜

19. 扩张性心肌病的病变特点是
A. 非对称性室间隔肥厚
B. 心肌纤维走行紊乱
C. 心肌间质纤维化
D. 附壁血栓形成
E. 双侧心室扩大

20. 肥厚性心肌病的病变特点是
A. 非对称性室间隔肥厚
B. 心肌细胞弥漫性肥大
C. 心肌纤维走行紊乱
D. 弥漫性心肌间质纤维化
E. 心肌细胞变性、坏死

21. 限制性心肌病的病变特点是
A. 心室充盈受限
B. 心肌细胞肥大，核深染
C. 心肌纤维走行紊乱
D. 心内膜纤维化
E. 附壁血栓形成

22. 下列血管炎中，属于肉芽肿性血管炎

的有

A. 风湿性动脉炎

B. 结节性多动脉炎

C. 高安动脉炎

D. 巨细胞性动脉炎

E. 恶性高血压的坏死性细动脉炎

三、问答题

1. 简述动脉粥样硬化的基本病变。
2. 简述动脉粥样硬化的继发性病变。
3. 简述心肌梗死的合并症及其后果。
4. 试比较良、恶性高血压的病变特点。
5. 简述心肌梗死的病理变化过程。
6. 试述风湿病的基本病变及其发展过程。
7. 试述亚急性细菌性心内膜炎的病因、心脏的病理变化及临床表现。
8. 试比较风湿性心内膜炎与急性细菌性心内膜炎的病因及病理特点。
9. 试述几种常见瓣膜狭窄或关闭不全的血流动力学特点及其临床表现。
10. 简述心肌病的分类及特点。

参考答案

一、填空题

1. ①高脂血症 ②高血压 ③吸烟 ④致继发性高脂血症的疾病

2. ①LDL（低密度脂蛋白）②VLDL（极低密度脂蛋白）③HDL（高密度脂蛋白）④正相关

3. ①脂纹 ②纤维斑块 ③粥样斑块

4. ①斑块内出血 ②斑块破裂 ③血栓形成 ④钙化 ⑤动脉瘤形成 ⑥血管腔狭窄

5. ①左冠状动脉前降支 ②右冠状动脉主干

6. ①左心室前壁 ②心尖部 ③室间隔前 2/3 处

7. ①急剧的 ②暂时性

8. ①心力衰竭 ②心脏破裂 ③室壁瘤 ④附壁血栓形成 ⑤心源性休克 ⑥急性心包炎 ⑦心律失常

9. ①细小 ②细小动脉玻璃样变

10. ①左心室 ②重量

11. ①脑水肿或高血压脑病 ②脑软化 ③脑出血

12. ①基底节 ②内囊

13. ① A 组 β 型溶血性链球菌 ②变态反应 ③变质渗出 ④增生（或肉芽肿）⑤纤维化（或硬化）

14. ①风湿小体（或 Aschoff 小体）②心脏 ③关节 ④血管 ⑤心脏
15. ①风湿性心内膜炎 ②风湿性心肌炎 ③风湿性心外膜炎 ④风湿性全心炎
16. ①心瓣膜 ②二尖瓣 ③二尖瓣 ④主动脉瓣 ⑤肺动脉瓣
17. ①大 ②浆液及纤维蛋白 ③不留
18. ①环形红斑 ②皮下结节

二、选择题

【A 型题】

1. A　2. B　3. B　4. D　5. B　6. D　7. B　8. E　9. A　10. A
11. B　12. E　13. C　14. C　15. E　16. E　17. D　18. A　19. C　20. E
21. B　22. A　23. A　24. B　25. D　26. C　27. D　28. E　29. A　30. B
31. D　32. D　33. A　34. D　35. E　36. D　37. C　38. A　39. A　40. C
41. A　42. E　43. A　44. E　45. C　46. E　47. D　48. A

【B 型题】

1. D　2. B　3. C　4. A　5. B　6. D　7. A　8. D　9. A　10. E
11. C　12. A　13. B　14. D　15. E　16. E　17. D　18. C　19. D　20. A
21. B　22. E　23. C　24. B　25. A　26. C　27. D　28. A　29. E　30. B
31. C　32. A　33. E　34. D

【C 型题】

1. D　2. C　3. A　4. C　5. C　6. C　7. D　8. B　9. A　10. B
11. C　12. B　13. C　14. C　15. B　16. A　17. C

【X 型题】

1. ABCDE　2. ABCDE　3. A　4. ABDE　5. AC　6. ABCDE
7. BDE　8. ACD　9. ABCDE　10. ABCDE　11. ACD　12. ABCDE
13. ABCDE　14. ABCDE　15. ABCE　16. ADE　17. ABDE　18. ABCD
19. CDE　20. ABC　21. ADE　22. ACD

三、问答题

1. 答题要点参阅表 6-2。
2. 答题要点参阅表 6-2。
3. 答题要点参阅表 6-4。

4. 答题要点参阅表6-5。
5. 答题要点参阅表6-3。
6. 答题要点参阅表6-6。
7. 答题要点参阅表6-7。
8. 答题要点参阅表6-7。
9. 答题要点参阅表6-8。
10. 答题要点参阅表6-9。

（程　虹）

第七章 呼吸系统疾病

学习要求

学习要求	内容
了解	1. 慢性支气管炎、肺气肿、肺心病、大叶性肺炎、小叶性肺炎和硅肺的病因和发病机制
	2. 呼吸系统肿瘤的病因和临床表现
熟悉	1. 大叶性肺炎的结局及并发症，病毒性肺炎和支原体肺炎
	2. 硅肺的分期及主要并发症
	3. 支气管哮喘的病变特点及临床病理联系
	4. 呼吸系统肿瘤（鼻咽癌、肺癌）的病理变化、转移与扩散
掌握	1. 慢性支气管炎、肺气肿、支气管扩张症、慢性肺源性心脏病的病变特点及临床病理联系
	2. 大、小叶性肺炎的病理变化及临床病理联系
	3. 硅肺的基本病变

常用名词解释

名 词	英 文 名	定义或概念
肺炎	pneumonia	肺的急性渗出性炎症
大叶性肺炎	lobar pneumonia	主要由肺炎链球菌引起的以肺泡内弥漫性纤维素渗出为主的炎症，病变通常累及肺大叶的大部或全部
红色肝样变	red hepatization	是大叶性肺炎的典型病理变化之一，于发病后3~4天出现。肺泡壁毛细血管扩张充血，肺泡腔内充满纤维素和大量红细胞。病变肺叶外观充血肿胀，质地变实，切面灰红，似肝样外观

续 表

名 词	英文名	定义或概念
灰色肝样变	gray hepatization	大叶性肺炎发病第5~6天，肺泡腔内渗出的纤维素增多，纤维素网中有大量中性粒细胞，很少有红细胞，肺泡壁毛细血管受压。病变肺叶肿大，但充血消退，呈灰白色，质实如肝
肺肉质变	pulmonary carnification	大叶性肺炎的并发症，系肺泡内渗出的纤维素不能被完全溶解吸收，由肉芽组织取代而发生机化，使病变肺组织呈褐色肉样外观
小叶性肺炎（支气管肺炎）	lobular pneumonia (bronchopneumonia)	主要是由化脓菌感染引起的以细支气管为中心并向周围或末梢肺组织发展的一种急性化脓性炎，病变以小叶为单位，在肺组织内呈灶性分布
融合性支气管肺炎	confluent bronchopneumonia	小叶性肺炎病情严重者，其病灶可互相融合，甚至累及全叶，形成融合性支气管肺炎
军团菌肺炎	legionella pneumonia	是由嗜肺军团菌引起的、以肺组织急性纤维素性化脓性炎为病变特点的急性传染病
支原体肺炎	mycoplasmal pneumonia	是由肺炎支原体引起的一种间质性肺炎
病毒性肺炎	viral pneumonia	由病毒引起的以肺间质炎性病变为特点的肺炎。常由上呼吸道病毒感染向下蔓延所致
巨细胞肺炎	giant-cell pneumonia	麻疹病毒肺炎时，细支气管及肺泡上皮细胞明显增生、肥大，并常形成多核巨细胞，增生的上皮细胞和多核巨细胞中可见病毒包涵体，称作巨细胞肺炎
严重急性呼吸综合征	severe acute respiratory syndrome (SARS)	由SARS冠状病毒引起的以呼吸道传播为主的急性传染病
慢性阻塞性肺疾病	chronic obstructive pulmonary disease (COPD)	是一组慢性气道阻塞性疾病的统称，其共同特点为肺实质和小气道受损，导致慢性气道阻塞、呼吸阻力增加和肺功能不全，主要包括慢性支气管炎、支气管哮喘、支气管扩张症和肺气肿等疾病
慢性支气管炎	chronic bronchitis	是指支气管黏膜及其周围组织的慢性非特异性炎症，临床症状每年至少持续3个月，连续2年以上
支气管哮喘（哮喘）	bronchial asthma	由于呼吸道过敏反应引起的以可逆性发作性支气管痉挛为特征的慢性阻塞性支气管炎性疾病
支气管扩张症	bronchiectasis	肺内小支气管管腔持久性扩张伴管壁纤维性增厚的一种慢性化脓性疾病

续　表

名　词	英 文 名	定义或概念
肺气肿	pulmonary emphysema	呼吸性细支气管、肺泡管、肺泡囊和肺泡因过度充气呈持久性扩张，伴有肺泡间隔破坏，肺组织弹性减弱，导致肺体积膨大，通气功能降低的一种病理状态
肺泡性肺气肿（阻塞性肺气肿）	alveolar emphysema (obstructive emphysema)	病变发生在肺腺泡内，因常合并有小气道的阻塞性通气障碍，也称为阻塞性肺气肿
间质性肺气肿	interstitial emphysema	由于外伤或剧烈咳嗽引起肺内压急剧增高导致细支气管或肺泡间隔破裂，使空气进入肺间质内，形成间质性肺气肿。气体常在小叶间隔与肺膜连接处排列成串
代偿性肺气肿	compensatory emphysema	指肺萎缩或肺叶切除后残余肺组织或肺炎性实变病灶周围肺组织的肺泡代偿性过度充气，通常不伴气道或肺泡壁的破坏或仅有少量肺泡壁破坏
老年性肺气肿	senile emphysema	是指老年人的肺组织弹性回缩力减弱使肺残气量增多而引起的肺膨胀
桶状胸	barrel chest	肺气肿的患者，胸廓呈过度吸气状态，肋骨上抬，肋间隔增宽，胸廓前后径增大，呈桶状
肺大疱	bullae lung	局灶性肺泡破坏，小叶间隔也遭破坏后形成的直径超过 2cm 的大囊泡，常单个孤立位于脏层胸膜下
肺透明膜	pulmonary hyaline membrane	某些肺部疾患时，肺泡内纤维素和蛋白性渗出液浓缩凝结成一层红染的膜样物贴附于呼吸性细支气管、肺泡管和肺泡内表面
肺尘埃沉着病（尘肺）	pneumoconiosis	简称尘肺，是长期吸入有害粉尘在肺内沉着，引起以粉尘结节和肺纤维化为主要病变的常见职业病。常见的类型有肺硅沉着病、肺石棉沉着病等
肺硅沉着病（简称硅肺，曾称矽肺）	silicosis	游离二氧化硅（SiO_2）的粉尘沉着于肺组织所引起的一种常见职业病（硅肺），病变以硅结节形成和肺广泛纤维化为特征
硅结节	silicotic nodule	是硅肺的特征性病变，为界限清楚的圆形或椭圆形结节，直径 3~5mm。早期为吞噬硅尘微粒的巨噬细胞聚集形成的细胞性结节。随病变发展，结节内成纤维细胞增生结节纤维化，形成纤维性结节
肺石棉沉着病（石棉肺）	asbestosis	是长期吸入石棉粉尘引起的以肺组织和胸膜纤维化为主要病变的职业病

续 表

名　词	英文名	定义或概念
胸膜斑	pleural plaques	石棉肺病变晚期胸膜壁层凸起的局限性纤维瘢痕斑块。灰白色、质硬、半透明，状似软骨，常位于中、下胸壁，双侧呈对称性分布
石棉小体	asbestos body	由铁蛋白包裹的石棉纤维（铁反应阳性），黄褐色，多呈棒状或蝌蚪形，有分节，长短不一。石棉小体是石棉肺的重要病理诊断依据
慢性肺源性心脏病（肺心病）	chronic cor pulmonale	因慢性肺疾病、肺血管及胸廓的疾病引起肺循环阻力增加，肺动脉压升高而导致以右心室壁肥厚、心腔扩大甚至发生右心衰竭的心脏病
成人呼吸窘迫综合征	adult respiratory distress syndrome (ARDS)	是指全身遭受严重创伤、感染及肺内严重疾病时出现的一种以进行性呼吸窘迫和低氧血症为特征的急性呼吸衰竭综合征。这是一种急性肺损伤的严重阶段，并常和全身多器官功能衰竭同时出现
新生儿呼吸窘迫综合征	neonatal respiratory distress syndrome (NRDS)	是指新生儿出生后仅出现数分钟至数小时的短暂自然呼吸便发生进行性呼吸困难、发绀等急性呼吸窘迫症状和呼吸衰竭综合征。多见于早产儿、过低体重儿或过期产儿。患儿肺内形成透明膜为主要病变特点，故又称为新生儿肺透明膜病
泡状核细胞癌	vesicular nucleus cell carcinoma	鼻咽癌的一种组织学类型，属未分化性鳞状细胞癌，癌细胞呈片状或不规则巢状分布，境界不如分化性癌清晰，癌细胞或癌巢间大量淋巴细胞浸润。癌细胞胞质丰富，境界不清，呈合体状，有1~2个大而明显的核仁，核分裂象少见，又称为大圆细胞癌，对放疗敏感
喉癌	laryngeal carcinoma	是来源于喉黏膜上皮的恶性肿瘤，多为鳞状细胞癌，声嘶是喉癌（声带癌）患者常见的早期症状
肺癌	carcinoma of the lung	是常见的恶性肿瘤之一，多数起源于支气管黏膜上皮，少数源于支气管腺体或肺泡上皮
小细胞癌	small cell cancer	一类具有少量胞质，细胞界限不明显，细胞圆形、卵圆形或梭形，核染色质呈细颗粒状，核仁不明显的小细胞恶性上皮性肿瘤，该肿瘤高度恶性
大细胞癌	large cell cancer	属未分化的非小细胞肺癌，缺乏小细胞肺癌、鳞癌及腺癌的细胞和结构特点
肉瘤样癌	sarcomatoid carcinoma	一组分化差，含有肉瘤或肉瘤样分化的非小细胞肺癌
肺瘢痕癌	pulmonary scar carcinoma	当肺腺癌中心区有纤维化或玻璃样变瘢痕灶，并有大量炭末沉着时，称为肺瘢痕癌

续　表

名　词	英 文 名	定义或概念
早期肺癌	early pulmonary carcinoma	定义上有争议，一般分为中央型和周边型早期肺癌。中央型早期肺癌：发生于段以上大支气管，癌组织仅局限于管壁内生长（包括腔内型和管壁浸润型），不突破外膜，未侵犯肺实质，无淋巴结转移。周边型早期肺癌：发生于小支气管者，肺内癌块直径<2cm 并局限于肺内，无局部淋巴结转移
隐性肺癌	occult pulmonary carcinoma	是指痰细胞学检查癌细胞阳性，而临床及 X 线检查阴性，手术切除标本经病理检查证实为原位癌或早期浸润癌，无淋巴结转移
胸膜间皮瘤	pleural mesothelioma	是原发于胸膜间皮的肿瘤，系由被覆胸膜的间皮细胞发生
Horner 综合征	Horner syndrome	肺尖部肺癌常侵犯交感神经链，引起患侧眼睑下垂、瞳孔缩小和胸壁皮肤无汗等交感神经麻痹症状

基本内容复习

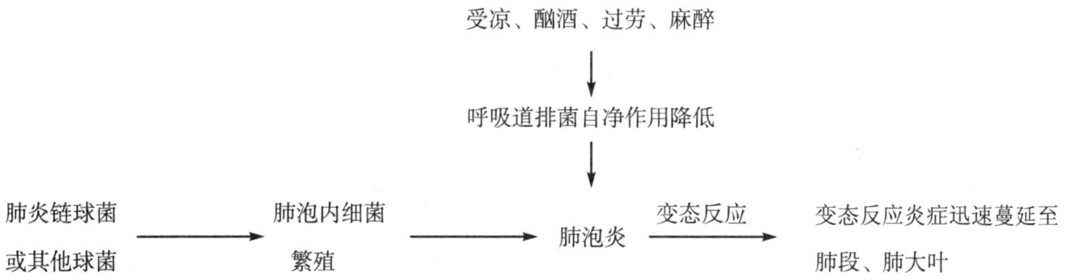

图 7-1　大叶性肺炎的病因和发病机制

表 7-1　大叶性肺炎的病理变化及临床病理联系

比较内容	充血水肿期	红色肝样变期	灰色肝样变期	溶解消散期
发生时间	发病后 1~2 天	发病后 3~4 天	发病后 5~6 天	发病后 1 周左右
肉眼观察	病变肺叶肿胀，暗红色	病变肺叶肿大，暗红色，质实如肝，切面颗粒状	病变肺叶肿大，灰白色，质实如肝，切面颗粒状	肺叶呈灰红色，质地变软，逐渐恢复正常
炎症特点	浆液性渗出性炎症	纤维素性出血性炎症	纤维素性化脓性炎症	炎症渗出物溶解吸收

续 表

比较内容	充血水肿期	红色肝样变期	灰色肝样变期	溶解消散期
组织学	肺泡壁毛细血管扩张充血，肺泡腔大量浆液及少量细胞渗出	肺泡壁毛细血管扩张充血，肺泡腔内有大量红细胞和较多纤维素	肺泡壁毛细血管受压闭合，肺泡腔内有大量纤维素和中性粒细胞	中性粒细胞变性、坏死，纤维素溶解吸收，肺组织结构恢复正常
临床症状	寒战，高热，咳泡沫状痰，外周血白细胞增多	稽留热，咳铁锈色痰，发绀，呼吸困难，胸痛	同红肝期，但发绀、呼吸困难、咳铁锈色痰减轻	体温下降，症状和体征逐渐减轻、消失，肺功能恢复正常
X线检查	病变处呈片状分布的模糊阴影	大片致密阴影	大片致密阴影	病变处阴影密度减弱至消失，恢复正常

表 7-2 大叶性肺炎、小叶性肺炎与间质性肺炎之比较

比较项目	小叶性肺炎	大叶性肺炎	间质性肺炎	
			支原体肺炎	病毒性肺炎
病理性质	以细支气管为中心的肺组织的急性化脓性炎症	以肺泡腔弥漫性纤维素渗出为主的急性炎症	肺间质的炎症	肺间质的炎症。有病毒包涵体形成
好发人群	儿童和老年人	青壮年	儿童和青年	在儿童和老年人中，病情常较严重
肉眼观察	双肺表面和切面散在分布0.5~1.0cm灰黄质实病灶。下叶和背侧多见。严重者病变可相互融合成片，甚至累及整个大叶	常为单侧肺下叶。可同时或先后累及多个大叶，早期充血水肿，病变肺叶肿胀，暗红。随后出现红色肝样变期和灰色肝样变期	常累及一叶肺组织，以下叶多见。病变肺组织暗红，实变不明显	病变常不明显，病变肺组织也可因肺间质充血水肿而轻度肿大
胸膜受累	一般不累及	累及	不累及	不累及
镜下观察	早期细支气管壁充血水肿，继而形成以细支气管及其周围肺组织的化脓性炎症	典型自然发展过程大致可分为4期：充血水肿期（浆液性渗出性炎症）、红色肝样变期（纤维素性出血性炎症）、灰色肝样变期（纤维素性化脓性炎症）和溶解消散期	炎症反应集中于肺泡壁、细支气管及其周围组织，表现为间质增宽，水肿、血管扩张、充血，且常有大量淋巴细胞、单核细胞浸润，也可有少量浆细胞浸润	主要表现为沿支气管壁、细支气管壁、小叶间隔及肺泡间隔分布的间质性炎症。炎症程度可因病情轻重而不同。在病毒性肺炎中，具有诊断意义的是找到病毒包涵体

续　表

比较项目	小叶性肺炎	大叶性肺炎	间质性肺炎	
			支原体肺炎	病毒性肺炎
并发症及预后	婴幼儿、老年人和久病体衰者并发症多见，预后较差，常可成为患者死亡的直接原因。常见并发症有呼吸功能不全、心功能不全、支气管扩张症、肺脓肿和脓胸等	并发症较少见。并发症可有肺肉质样变、中毒性休克、肺脓肿及脓胸等	大多数支原体肺炎预后良好，自然病程约为2周，患者可完全痊愈	病情严重者可有坏死性支气管肺炎。缺氧严重时导致心功能不全。严重病例愈合修复时，肺内遗留有瘢痕

表 7-3　肺泡性肺气肿的分型

项　目	腺泡中央型肺气肿	腺泡周围型肺气肿	全腺泡型肺气肿
英文名称	centriacinar emphysema	periacinar emphysema	panacinar emphysema
其他名称		隔旁肺气肿	囊泡性肺气肿
呼吸性细支气管	囊状扩张	正常	扩张
肺泡管、肺泡囊	扩张不明显	扩张	扩张

表 7-4　引起肺心病的常见疾病

分　类	疾病或病变
慢性阻塞性肺疾病	慢性支气管炎并发阻塞性肺气肿 支气管哮喘 支气管扩张症 肺尘埃沉着症 慢性纤维空洞型肺结核 肺间质纤维化
肺血管病变	广泛或反复发生的肺小动脉栓塞 原发性肺动脉高压症
影响胸廓运动的病变	脊柱后侧弯 类风湿性关节炎 胸膜广泛粘连 胸廓严重畸形

表 7-5 硅肺分期及病变特征

比较内容	Ⅰ期硅肺	Ⅱ期硅肺	Ⅲ期硅肺
硅结节数量	较少，主要分布于中下叶近肺门处	数量增多，散布于双肺，中下叶近肺门处密度高	硅结节密集与肺纤维化融合成团块
硅结节大小	直径1~3mm	体积增大，直径<1cm	可与肺纤维化融合成团块，直径>2cm，可形成硅肺空洞
硅结节分布范围	①肺：两肺中下叶近肺门处 ②胸膜：可有硅结节，增厚不明显	①肺：散布全肺，集中在两肺中下叶。总病变范围不超过全肺1/3 ②胸膜：增厚	①肺：团块状硅结节累及全肺 ②胸膜：增厚明显
肺纤维化程度	肺门淋巴结有硅结节形成和纤维化改变	双肺均有较明显的肺纤维化	硅结节与肺纤维化融合成团块，肺组织弥漫纤维化
肺大体检查	重量、体积、硬度无明显改变	重量、体积及硬度均增加	重量硬度明显增加、新鲜病变肺组织可竖立，浮沉实验（+）
胸透	肺野一定量小阴影分布不少于2个肺区	小阴影≤1cm分布不少于4个肺区	大的团块阴影≥2cm×1cm，肺门淋巴结肿大、钙化

表 7-6 肺硅沉着病与肺石棉沉着病之比较

比较内容	肺硅沉着病	肺石棉沉着病
病因	长期吸入含游离二氧化硅的粉尘微粒	长期吸入石棉粉尘
好发人群	长期从事采石、开矿、坑道作业以及在石英粉厂、玻璃厂、陶瓷厂和耐火材料厂等生产作业的工人	石棉矿的开采、选矿、运输工人，石棉加工及石棉制品厂的工人
主要病变	肺组织内硅结节的形成和弥漫性肺间质纤维化	石棉刺激引起广泛的肺间质弥漫性纤维化、石棉小体形成，胸膜肥厚及胸膜斑形成
分期	可分为三期	无相应的分期
并发症	肺结核；肺心病；慢性支气管炎及阻塞性肺气肿；自发性气胸	恶性肿瘤；肺心病；肺结核
预后	晚期预后差	晚期预后差；并发恶性肿瘤预后差

表 7-7　鼻咽癌的扩散途径

扩散途径	说　明
直接蔓延	向上可侵犯颅内，向下侵犯会厌部，向外破坏耳咽管侵犯中耳，向前可蔓延至鼻腔或眼眶，也可由鼻腔向下破坏硬腭和软腭，向后破坏上段颈椎、脊髓，其中颅底骨、卵圆孔外被破坏最多见
转移	
淋巴道转移	先至咽后壁淋巴结，然后至颈上深淋巴结
血道转移	常可转移至肝、肺、骨、肾和肾上腺等

试　题　精　选

一、填空题

1. 慢性阻塞性肺病主要包括①________、②________、③________和④________。

2. 慢性支气管炎的病理变化有：①________、②________和③________。

3. 肺气肿的发病机制为①________、②________。肺气肿的严重后果有③________、④________、⑤________和⑥________。

4. 肺源性心脏病发病的基本原因是________。

5. 细菌性肺炎常见的类型有①________和②________。

6. 大叶性肺炎常见于①________，其主要的病原体是②________，其病变起始于③________。其病理变化过程分为以下四期：④________、⑤________、⑥________和⑦________。

7. 小叶性肺炎是由于①________感染所致；它是一种以②________为中心的③________炎症。

8. 引起病毒性肺炎的病毒有①________、②________、③________和④________等。镜下检见⑤________是病理学诊断病毒性肺炎的重要依据。

9. SARS 是由一种①________引起的，以②________传播为主的急性传染病。主要损伤③________和④________。

10. 新生儿呼吸窘迫综合征的主要病变特点是肺泡内①________形成。这是由于胎儿期肺发育②________，导致③________数量减少或功能下降，从而引起④________的合成和分泌⑤________。

11. 典型的硅结节主要由①________组成。Ⅰ期硅肺的硅结节主要局限于②________淋巴结。

12. 鼻咽癌最多见于鼻咽①________，其次为②________和③________，鼻咽癌的淋巴道转移，一般最先到达④________处淋巴结。

13. 肺癌的肉眼类型有①________、②________和③________。

14. 肺小细胞癌又称①________，因其具有②________功能而引起③________症状。
15. 支气管黏膜上皮炎症修复时受到反复的长时间刺激可发生①________化生。

二、选择题

【A 型题】

1. 慢性支气管炎患者咳痰的病变基础是
A. 支气管壁充血、水肿
B. 支气管壁瘢痕形成
C. 支气管壁炎症细胞浸润
D. 支气管黏膜变性
E. 腺体肥大、增生、浆液腺黏液化

2. 发病率最高的鼻窦炎是
A. 上颌窦炎
B. 额窦炎
C. 筛窦炎
D. 全鼻窦炎
E. 蝶窦炎

3. 引起支气管扩张最主要的病变基础是
A. 支气管发育畸形
B. 肺不张和肺实变
C. 肺纤维化
D. 支气管淋巴组织增生
E. 支气管壁因炎症遭到破坏

4. 慢性支气管炎最常见的并发症是
A. 肺脓肿
B. 肺结核
C. 肺气肿和肺心病
D. 肺炎
E. 支气管扩张

5. 下列中能反映大叶性肺炎病变本质的是
A. 浆液性炎症
B. 化脓性炎症
C. 出血性炎症
D. 卡他性炎症
E. 纤维素性炎症

6. 下列中能反映小叶性肺炎病变本质的是
A. 出血性炎症
B. 卡他性炎症
C. 浆液性炎症
D. 化脓性炎症
E. 纤维素性炎症

7. 患者突发畏寒、高热、胸痛、咳嗽、咳铁锈色痰时，最可能是患了
A. 大叶性肺炎
B. 肺结核
C. 支气管扩张
D. 慢性支气管炎
E. 肺源性心脏病

8. 大叶性肺炎患者出现明显发绀等缺氧症状时，提示病变处于
A. 充血水肿期
B. 红色肝样变期
C. 灰色肝样变期
D. 溶解消散期
E. 合并肺肉质变时

9. 铁锈色痰常见于大叶性肺炎的
A. 中毒休克期
B. 充血水肿期
C. 红色肝样变期
D. 灰色肝样变期
E. 溶解消散期

10. 易发生肺肉质变的肺部疾病是
A. 间质性肺炎
B. 小叶性肺炎
C. 大叶性肺炎
D. 肺梗死
E. 成人呼吸窘迫综合征

11. 一个儿童临床出现发热，并伴有咳嗽，胸透见两肺下叶散在边缘不清的小点状阴影，其最可能的病变是
A. 间质性肺炎
B. 大叶性肺炎
C. 小叶性肺炎
D. 干酪性肺炎
E. 转移性肿瘤

12. 病毒性肺炎常为
A. 大叶性肺炎
B. 小叶性肺炎
C. 间质性肺炎
D. 肺泡性肺炎
E. 吸入性肺炎

13. 肺炎时肺泡上皮细胞或巨细胞内包涵体常见于
A. 杆菌性肺炎
B. 球菌性肺炎
C. 病毒性肺炎
D. 支原体性肺炎
E. 军团菌肺炎

14. 最常见的慢性阻塞性肺疾病是
A. 支气管扩张
B. 支气管哮喘
C. 硅肺
D. 慢性支气管炎
E. 慢性空洞性肺结核

15. 某男性患者，58 岁，咳嗽、咳痰 10 年余。体检：桶状胸，两肺可闻及少许湿性啰音，三尖瓣听诊区闻及收缩期杂音，可平卧，肝、脾无肿大，下肢无水肿，其诊断可能是
A. 肺炎
B. 慢性支气管炎、肺气肿
C. 慢性支气管炎、肺气肿、肺心病代偿期
D. 慢性支气管炎、肺气肿、肺心病失代偿期
E. 慢性支气管炎、肺心病

16. 新生儿呼吸窘迫综合征的主要病变特征是
A. 肺淤血水肿
B. 羊水吸入
C. 肺不张
D. 肺透明膜形成
E. 毛细血管内微血栓形成

17. 有关 SARS 的描述中，错误的是
A. 是由新型冠状病毒引起的一种急性传染病
B. 以空气飞沫传播为主
C. 肺泡弥漫性损伤、重度间质性肺炎、透明膜形成
D. 淋巴组织萎缩、淋巴细胞减少
E. 发热（38℃ 以上），肌肉、关节酸痛，白细胞和淋巴细胞计数升高，肺部可见片状阴影

18. 男，58 岁，干咳、痰中带少许血丝半年。患者自幼吸烟，每天 3 包。查体：左胸廓饱满，左胸腔穿刺抽出血性胸腔积液 500 ml。X 线示左下肺周边有一个 3 cm×5 cm 大小、边界毛糙的致密阴

影。其诊断最可能为

A. 肺结核
B. 肺脓肿
C. 支气管扩张
D. 肺栓塞
E. 周围型肺癌

19. 肺癌的临床病理特点，错误的是

A. 生长迅速，转移较早
B. 早期症状隐匿
C. 可发生种植性转移
D. 不引起内分泌紊乱
E. 易发生脑、骨及肾上腺转移

20. 下述哪种慢性肺疾病与遗传性 α_1-抗胰蛋白酶缺乏有关

A. 肺出血肾炎综合征
B. 全腺泡型肺气肿
C. 支气管扩张症
D. 慢性支气管炎
E. 肺间质纤维化

21. 下述哪项有关肺疾病的描述是正确的

A. 硅肺主要由小于 5 μm 的粉尘引起
B. 支原体主要引起小叶性肺炎
C. α_1-抗胰蛋白酶缺乏是肺气肿的常见原因
D. 支气管腔扩大称为支气管扩张症
E. 支气管肺炎常作为独立疾病发生

22. 遗传性 α_1-抗胰蛋白酶缺乏与下列哪种肺气肿的发生关系密切

A. 腺泡中央型肺气肿
B. 间质性肺气肿
C. 全腺泡型肺气肿
D. 肺大疱
E. 瘢痕旁肺气肿

23. 硅肺的特征性病变是

A. 类上皮肉芽肿
B. 胸膜呈斑状增厚
C. 硅肺空洞
D. 硅结节
E. 肺间质纤维化

24. 下列肺癌的描述中，哪项正确

A. 腺癌最多见
B. 小细胞癌多呈弥漫型
C. 鳞状细胞癌多有吸烟史
D. 周围型多为鳞癌
E. 细支气管肺泡癌多为中央型

25. 下列哪项符合肺小细胞癌

A. 与吸烟关系不密切
B. 可伴有异位激素分泌
C. 起源于化生的上皮细胞
D. 5 年存活率高
E. 发病率在肺癌中占首位

26. 关于硅肺的描述，正确的是

A. 大于 5 μm 的硅尘致病性强
B. 硅酸导致巨噬细胞损伤
C. 硅结节内无免疫球蛋白
D. 纤维性结节是早期病变
E. 胸膜常无病变

27. 硅肺的基本病变是硅结节形成以及

A. 大量炭末沉着
B. 并发肺结核
C. 灶性肺气肿
D. 并发支气管扩张
E. 弥漫性肺间质纤维化

28. 硅肺的早期病变发生在

A. 双肺上叶

B. 双肺下叶
C. 胸膜
D. 右肺中叶
E. 肺门淋巴结

29. 硅肺最常见的并发症是
A. 肺结核
B. 肺脓肿
C. 肺癌
D. 肺心病
E. 胸膜间皮瘤

30. 肺癌最常见的组织学类型是
A. 大细胞癌
B. 腺癌
C. 类癌
D. 小细胞癌
E. 鳞状细胞癌

31. 肺癌血道转移最常见于
A. 肾
B. 肝
C. 脑
D. 骨
E. 肠

32. 下列各项中不属于肺源性心脏病病变的是
A. 心肌纤维肥大
B. 肺小气道慢性炎症
C. 左心室肥厚，心腔扩张
D. 右心室肥厚，心腔扩张
E. 肺小动脉无肌型细动脉肌化

33. 肺大疱的病变特点应除外
A. 直径超过 2 cm 的大囊泡
B. 肺泡结构常无破坏
C. 常单个位于脏层胸膜下
D. 小叶间隔破坏
E. 破裂后可引起自发性气胸

34. 下列中不符合小叶性肺炎的是
A. 病变多局限于一个小叶
B. 属化脓性炎症
C. 常是某些疾病的并发症
D. 可并发心衰和呼衰
E. 多发生于小儿和年老体弱者

35. 下列哪一项不是大叶性肺炎的并发症
A. 肺脓肿
B. 肺肉质变
C. 脓胸
D. 败血症
E. 肺褐色硬变

36. 硅肺的并发症应除外
A. 支气管扩张
B. 肺气肿
C. 肺部感染
D. 硅肺结核病
E. 肺源性心脏病

37. 肺气肿的病变部位发生在
A. 肺泡
B. 支气管
C. 呼吸性细支气管及其远端肺组织
D. 管径<2mm 的小支气管
E. 终末细支气管

38. 慢性支气管炎患者出现阻塞性通气障碍、缺氧的主要环节是
A. 支气管壁组织因炎症而破坏
B. 支气管壁腺体增生、肥大
C. 病变引起小气道狭窄或阻塞

D. 肺组织高度纤维化
E. 急、慢性细支气管炎及细支气管周围炎

39. 鼻咽癌的好发部位是鼻咽的
A. 顶部
B. 前壁
C. 外侧壁
D. 咽隐窝
E. 顶部和侧壁

40. 肺癌的早期诊断中最有价值的检查是
A. 早期症状的发现
B. 纤维支气管镜检
C. X 线检查
D. CT 检查
E. 血液检查

41. 下列哪项不属于肺癌的肺外症状
A. 肌无力综合征
B. 类癌综合征
C. Horner 综合征
D. 肺性骨关节病
E. 类 Cushing 综合征

42. 慢性支气管炎支气管黏膜上皮常见的化生是
A. 杯状细胞化生
B. 鳞状上皮化生
C. 黏液腺化生
D. 移行上皮化生
E. 肠腺上皮化生

43. 下列哪项可确诊支气管扩张症
A. 肺实变体征
B. 咳大量浓痰
C. 反复咯血
D. 肺部湿性啰音
E. 支气管碘油造影

44. 支气管扩张症的发生主要是由于
A. 支气管周围肺纤维化
B. 支气管腔阻塞或狭窄
C. 支气管壁支撑结构破坏
D. 支气管壁慢性化脓性炎症
E. 先天性支气管发育畸形

45. 间质性肺炎的主要病变特点是
A. 间质充血水肿、单核细胞和淋巴细胞浸润
B. 间质充血水肿、淋巴细胞浸润
C. 间质充血水肿、中性粒细胞浸润
D. 间质充血水肿及出血
E. 间质充血水肿及结缔组织增生

46. 下列哪种疾病无肺透明膜的形成
A. 流感病毒肺炎
B. 腺病毒肺炎
C. 大叶性肺炎
D. 新生儿呼吸窘迫综合征
E. 成人呼吸窘迫综合征

47. 引起间质性肺炎的病原体是
A. 金黄色葡萄球菌
B. 肺炎链球菌
C. 溶血性链球菌
D. 肺炎支原体
E. 流感嗜血杆菌

48. 引起肺气肿的最重要原因是
A. 吸烟
B. 空气污染
C. 小气道感染
D. 慢性阻塞性细支气管炎

E. 肺尘埃沉着病

49. 慢性支气管炎的病变性质是
A. 慢性特异性炎症
B. 慢性非特异性炎症
C. 浆液性炎症
D. 卡他性炎症
E. 化脓性炎症

50. 关于慢性阻塞性肺气肿，下列哪项是错误的
A. 体积增大
B. 边缘钝圆
C. 灰白色
D. 柔软且弹性增强
E. 指压后留有痕迹

【B 型题】
A. 浆液性炎
B. 化脓性炎
C. 出血性炎
D. 纤维素性炎
E. 肉芽肿性炎
1. 大叶性肺炎
2. 小叶性肺炎
3. 急性上呼吸道感染

A. 肺组织广泛纤维化
B. 肺泡上皮细胞内形成包涵体
C. 肺泡扩张，肺泡壁变薄、断裂
D. 细支气管及周围肺泡的化脓性炎
E. 支气管腺体肥大、增生，黏膜上皮杯状细胞增多
4. 硅肺
5. 病毒性肺炎
6. 小叶性肺炎
7. 慢性支气管炎
8. 慢性阻塞性肺气肿

A. 阻塞性肺气肿
B. 间质性肺气肿
C. 代偿性肺气肿
D. 老年性肺气肿
E. 不规则性肺气肿
9. 瘢痕旁肺气肿属于
10. 肺叶切除或胸廓成形术后可发生
11. 外伤引起肺泡及细支气管破裂可发生

A. 大叶性肺炎
B. 间质性肺炎
C. 干酪性肺炎
D. 过敏性肺泡炎
E. 肺间质纤维化
12. 石棉粉尘可引起
13. 结核分枝杆菌可引起
14. 流感病毒可引起
15. 硅尘微粒可引起
16. 肺炎支原体可引起
17. 肺炎链球菌可引起
18. 高温放线菌可引起

A. 肺肉质变
B. 肺结核
C. 恶性间皮瘤
D. 肺性脑病
E. 呼吸窘迫综合征
19. SARS 常可引起
20. 肺硅沉着病最常引起的并发症是
21. 慢性支气管炎合并阻塞性肺气肿合并感染常可引起

A. 主支气管黏膜上皮细胞
B. 支气管腺体
C. 小支气管黏膜上皮细胞

D. 嗜银细胞

E. Ⅱ型肺泡上皮细胞

22. 腺癌起源于

23. 小细胞癌起源于

24. 鳞状细胞癌起源于

25. 腺样囊性癌起源于

26. 细支气管肺泡细胞癌起源于

A. 铁锈色痰

B. 白色黏液痰

C. 粉红色泡沫痰

D. 大量脓痰

E. 果酱色黏稠痰

27. 阿米巴肺脓肿

28. 大叶性肺炎

29. 支气管扩张症

30. 慢性支气管炎

A. 肺水肿

B. 肺心病

C. 肺褐色硬化

D. 肺梗死

E. 肺弥漫性纤维化

31. 硅肺

32. 慢性肺淤血

33. 慢性支气管炎

34. 下肢静脉血栓脱落

A. 肺炎链球菌

B. 结核分枝杆菌

C. 真菌

D. 肺炎支原体

E. 金黄色葡萄球菌

35. 肺脓肿

36. 间质性肺炎

37. 大叶性肺炎

38. 干酪性肺炎

A. EB 病毒

B. 严重创伤、感染

C. 腺病毒

D. 流感病毒

E. 慢性支气管炎

39. 与鼻咽癌发生有关的是

40. 与慢性肺心病发生有关的是

41. 与成人呼吸窘迫综合征发生有关的是

A. 肺动脉高压

B. 肺毛细血管床显著减少

C. 肺广泛纤维化

D. 以上都有

E. 以上都没有

42. 慢性肺源性心脏病

43. 大叶性肺炎肺肉质变

44. 融合性小叶性肺炎

45. 肺硅沉着病

【C 型题】

A. 胞质内包涵体

B. 胞核内包涵体

C. 二者均有

D. 二者均无

1. 支原体肺炎

2. 腺病毒肺炎

3. 麻疹病毒肺炎

4. 呼吸道合胞病毒肺炎

A. 肺泡管和肺泡囊扩张

B. 呼吸性细支气管呈囊状扩张

C. 二者均有

D. 二者均无

5. 全腺泡型肺气肿

6. 腺泡中央型肺气肿

7. 腺泡周围型肺气肿

A. 肺泡炎
B. 细支气管炎
C. 二者均有
D. 二者均无
8. 肺淤血
9. 大叶性肺炎
10. 军团菌肺炎

A. 常伴肺泡壁结构破坏
B. 肺间质纤维化
C. 二者均有
D. 二者均无
11. 大叶性肺炎
12. 阻塞性肺气肿
13. 肺石棉沉着病

A. 因化脓性炎性渗出物而使肺组织实变
B. 可形成融合性支气管肺炎
C. 二者均有
D. 二者均无
14. 大叶性肺炎
15. 小叶性肺炎
16. 间质性肺炎
17. 病毒性肺炎
18. 支原体肺炎

A. 来自鳞状化生黏膜上皮
B. 来自黏膜上皮嗜银细胞
C. 二者均是
D. 二者均不是
19. 细支气管肺泡癌
20. 肺小细胞癌
21. 鼻咽部腺癌
22. 肺鳞状细胞癌
23. 鼻咽部鳞状细胞癌
24. 鼻咽部泡状核细胞癌

A. 属于中央型肺癌
B. 属于弥漫型肺癌
C. 二者均是
D. 二者均不是
25. Pancoast 瘤
26. 肺小细胞癌
27. 细支气管肺泡癌
28. 肺鳞状细胞癌

A. 可出现肺动脉高压
B. 可出现肺间质纤维化
C. 二者均有
D. 二者均无
29. 肺心病时肺部病变
30. 大叶性肺炎合并肺肉质变

【X 型题】

1. 大叶性肺炎的特点
A. 多由肺炎链球菌引起
B. 病变累及一个肺段以上
C. 病变性质为纤维素性炎
D. 可合并纤维素性胸膜炎
E. 常无肺泡壁结构破坏

2. 大叶性肺炎的充血水肿期与急性肺水肿的主要鉴别要点是
A. 病变局限
B. 浆膜面伴有纤维素性炎
C. 肉眼呈暗红色
D. 渗出液中可检出病原菌
E. 肺泡腔中有单核细胞和中性粒细胞

3. 小叶性肺炎的病理形态改变有
A. 病灶小但可累及两肺各叶
B. 伴肺脓肿形成
C. 肺泡腔内中性粒细胞浸润
D. 代偿性肺气肿

E. 胸膜面有纤维蛋白或脓性渗出

4. 小叶性肺炎常见的并发症有
A. 心力衰竭
B. 毒血症
C. 肺脓肿
D. 脓胸
E. 呼吸功能不全

5. 间质性肺炎的主要特点有
A. 儿童发病率较高，预后良好
B. 主要由肺炎支原体和病毒所致
C. 肺泡间隔明显增宽、水肿和充血
D. 肺泡腔内一般无渗出物或仅有少量浆液
E. 重症时肺泡腔内可出现渗出物，但实变体征不明显

6. 慢性支气管炎常见的病理变化有
A. 上皮杯状细胞增生
B. 黏液腺肥大、增生
C. 软骨萎缩、纤维化
D. 管壁淋巴细胞浸润
E. 严重者伴细支气管周围炎

7. 慢性支气管炎的晚期病变常有
A. 肺气肿
B. 细支气管和肺泡炎
C. 黏液纤毛破坏
D. 黏膜纤维组织增生
E. 管壁平滑肌和弹性纤维破坏

8. 慢性支气管炎的合并症有
A. 支气管扩张症
B. 支气管哮喘
C. 肺气肿
D. 肺源性心脏病
E. 小叶性肺炎

9. 与腺泡中央型肺气肿发生最相关的因素有
A. 周围肺组织纤维化牵拉
B. 小气道不完全阻塞
C. α_1-抗胰蛋白酶缺乏
D. 肺泡壁结构受损
E. 炎症实变灶附近功能代偿

10. 典型的硅结节在光镜下的特点是
A. 结节中央有坏死
B. 有较多免疫球蛋白沉积
C. 可见一内膜增厚的小血管
D. 偏光镜下可见双折光的硅尘
E. 同心圆状玻璃样变的胶原纤维

11. 职业病硅肺对人体的危害有
A. 易并发肺结核
B. 易诱发肺癌等恶性肿瘤
C. 易继发感染并发肺脓肿
D. 造成肺纤维化影响气体交换
E. 晚期可引起肺心病、右心衰竭

12. 能引起肺门淋巴结肿大的肺部疾病有
A. 肺癌
B. 结核
C. 硅肺
D. 慢性支气管炎
E. 支气管扩张症

13. 可引起肺源性心脏病的肺部疾病有
A. 硅肺
B. 慢性支气管炎
C. 支气管扩张症
D. 大叶性肺炎
E. 慢性纤维空洞型肺结核

14. 与肺源性心脏病发病相关的原因或病变基础有
A. 肺血管数目减少
B. 缺氧
C. 弥漫性肺纤维化
D. 肺小动脉痉挛、硬化
E. 多发性肺小动脉栓塞

15. 常见的肺阻塞性疾病有
A. 慢性支气管炎
B. 肺气肿
C. 哮喘
D. 支气管扩张症
E. ARDS

16. 可引起肺内成纤维细胞增生，发生肺纤维化病灶的疾病有
A. 大叶性肺炎
B. 硅肺
C. 慢性左心衰竭
D. 支气管扩张症
E. ARDS

17. 泡状核细胞癌的形态特点有
A. 细胞体积大
B. 细胞界限不清
C. 核大呈空泡状
D. 电镜下有张力原纤维和桥粒
E. 癌细胞间有大量淋巴、单核细胞浸润

18. 肺癌描述中正确的是
A. 肺鳞癌与吸烟关系密切
B. 肺腺癌以周围型较多见
C. 周围型肺癌的预后较好
D. 瘢痕癌虽小，但可早期经血道转移
E. 小细胞癌来源于嗜银细胞，预后良好

19. 引起胸膜炎的疾病有
A. 大叶性肺炎
B. 尿毒症
C. 结核病
D. 风湿病
E. 流感病毒性肺炎

20. 慢性肺心病伴右心衰竭时，可出现
A. 脾肿大
B. 腹水
C. 横位心
D. 槟榔肝
E. 肺棕色硬变

21. 下列中属假膜性炎的疾病有
A. 大叶性肺炎
B. 气管白喉
C. 流行性脑膜炎
D. 细菌性痢疾
E. 阿米巴痢疾

22. 下列疾病中可出现肺透明膜的有
A. 病毒性肺炎
B. 大叶性肺炎
C. 成人呼吸窘迫综合征
D. 特发性肺间质纤维化
E. 新生儿呼吸窘迫综合征

23. 肺尖部肺癌引起的 Horner 综合征是指
A. 胸壁无汗
B. 瞳孔缩小
C. 支气管哮喘
D. 心动过速
E. 眼睑下垂

24. 大叶性肺炎并发肺肉质变是由于
A. 中性粒细胞渗出过多
B. 中性粒细胞渗出过少
C. 巨噬细胞渗出过多
D. 巨噬细胞渗出过少
E. 纤维蛋白原渗出过多

25. 慢性肺源性心脏病的心血管病变的主要特点包括
A. 右心室肥大
B. 左心室肥大
C. 脾脏体积增大
D. 肺动脉圆锥膨胀
E. 心肌萎缩

三、问答题

1. 试述慢性支气管炎的病理变化及其与临床病理联系。
2. 慢性支气管炎为什么会并发支气管扩张症?
3. 试述大叶性肺炎的病理变化。
4. 大叶性肺炎为什么会并发肺肉质变?
5. 试述慢性支气管炎并发肺气肿的发病机制。
6. 肺心病的病理形态标准是什么?
7. 试比较大叶性肺炎、小叶性肺炎与间质性肺炎的特点。
8. 试述慢性肺源性心脏病的病因及发病机制。
9. 试述急性呼吸窘迫综合征呼吸衰竭的发病机制。
10. 试述肺泡性肺气肿的分型及病理学特点。
11. 试述硅肺的分期及病变特征。
12. 试述肺癌的组织学类型。
13. 简述鼻咽癌的扩散途径。

参 考 答 案

一、填空题

1. ①慢性支气管炎 ②阻塞性肺气肿 ③支气管哮喘 ④支气管扩张症
2. ①呼吸道黏膜的损伤与修复 ②腺体增生 ③管壁炎性损伤
3. ①细支气管阻塞性通气障碍 ②弹性蛋白酶增多活性增高 ③肺心病及右心衰竭 ④气胸 ⑤肺性脑病 ⑥呼吸衰竭
4. 肺动脉高压
5. ①大叶性肺炎 ②小叶性肺炎
6. ①青壮年人 ②肺炎链球菌 ③肺泡 ④充血水肿期 ⑤红色肝样变期 ⑥灰色肝样变期 ⑦溶解消散期
7. ①多种细菌 ②细支气管 ③周围肺组织

8. ①腺病毒 ②流感病毒 ③麻疹病毒 ④呼吸道合胞病毒 ⑤病毒包涵体
9. ①新型冠状病毒 ②呼吸道 ③呼吸系统 ④免疫器官
10. ①透明膜 ②不全 ③肺泡Ⅱ型细胞 ④肺表面活性物质 ⑤不足
11. ①玻璃样变的胶原纤维 ②肺门
12. ①顶部 ②外侧壁 ③咽隐窝 ④咽后
13. ①中央型 ②周围型 ③弥漫型
14. ①燕麦细胞癌 ②神经内分泌 ③肺外
15. ①鳞状上皮

二、选择题

【A 型题】

1. E　2. A　3. E　4. C　5. E　6. D　7. A　8. B　9. C　10. C
11. C　12. C　13. C　14. D　15. C　16. D　17. E　18. E　19. D　20. B
21. A　22. C　23. D　24. C　25. B　26. B　27. E　28. E　29. A　30. E
31. C　32. C　33. B　34. A　35. E　36. A　37. C　38. C　39. A　40. B
41. C　42. B　43. E　44. C　45. A　46. C　47. D　48. D　49. B　50. D

【B 型题】

1. D　2. B　3. A　4. A　5. B　6. D　7. E　8. C　9. D　10. C
11. B　12. E　13. C　14. B　15. E　16. B　17. A　18. D　19. E　20. B
21. D　22. C　23. D　24. A　25. B　26. E　27. E　28. A　29. D　30. B
31. E　32. C　33. B　34. D　35. E　36. D　37. A　38. B　39. A　40. E
41. B　42. D　43. E　44. E　45. D

【C 型题】

1. D　2. B　3. C　4. A　5. C　6. B　7. A　8. D　9. A　10. C
11. D　12. A　13. C　14. D　15. C　16. D　17. D　18. D　19. D　20. B
21. D　22. A　23. A　24. D　25. D　26. A　27. B　28. A　29. C　30. D

【X 型题】

1. ABCDE　2. ADE　3. ABCDE　4. ABCDE　5. ABCDE　6. ABCDE
7. ABCDE　8. ABCDE　9. BD　10. BCDE　11. ABCDE　12. ABC
13. ABCE　14. ABCDE　15. ABCD　16. ABCDE　17. ABCDE　18. ABCD

19. ABCD 20. ABCD 21. BD 22. ACDE 23. ABE 24. BE
25. ADE

三、问答题

1. 答：慢性支气管炎的主要病理变化有：①呼吸道黏液-纤毛排送系统的反复损伤与修复，支气管壁黏液分泌及炎性渗出增多，纤毛上皮变性坏死，杯状细胞增多和黏膜上皮鳞状化生等；②支气管壁黏液腺增生肥大，浆液腺黏液化生；③支气管壁充血、水肿及淋巴细胞、浆细胞浸润；④支气管壁平滑肌束、弹力纤维和软骨等发生萎缩、变性、断裂、钙化或骨化。

临床病理联系：由于慢性炎症刺激、支气管黏液腺及杯状细胞增多，故患者反复咳嗽、咳黏稠的白色泡沫痰，如并发感染，则咳黏液性脓痰。如支气管平滑肌痉挛，患者出现呼吸困难——喘息。肺部可闻及干、湿性啰音及哮鸣音。晚期可并发肺气肿。

2. 答：慢性支气管炎反复发作，可使支气管壁的结构破坏，呼气时不能充分弹性回缩，加上支气管周围组织纤维化对管壁的牵拉，以及咳嗽时支气管内压增高等因素，可使支气管壁持久性扩张。

3. 答题要点参阅表7-1。

4. 答：在某些大叶性肺炎患者，由于肺泡内渗出的中性粒细胞过少，或者纤维素渗出过多，释放出的纤溶酶不能及时溶解和清除肺泡内的纤维素，则由增生的肉芽组织予以机化，使病变肺组织逐渐变成褐色肉样纤维组织，即发生了肉质变。

5. 答：慢性支气管炎易发生肺气肿。其原因是小气道炎症和肺泡间隔的断裂。即细支气管炎及其周围组织的炎症，局部渗出的中性粒细胞和巨噬细胞释放大量蛋白溶解酶和氧自由基，溶解破坏了大量弹力纤维和胶原纤维；加上细支气管本身的病变，吸气时相对易吸气，呼气时因细支气管失去了支撑力而发生塌闭，造成呼气性呼吸困难，使肺泡内的残气量增多，导致呼吸性细支气管和肺泡扩张，间隔断裂融合，因而形成肺气肿。

6. 答：肺心病是因慢性肺疾病、肺血管及胸廓的病变引起肺循环阻力增加、肺动脉高压而导致以右心室壁肥厚、心腔扩大或发生右心衰竭的心脏病。常以肺动脉瓣下2 cm处右心室前壁肌层厚度超过5 mm（正常时3~4mm）作为肺心病的病理形态标准。

7. 答题要点参阅表7-2。

8. 答：慢性支气管炎并发阻塞性肺气肿、支气管哮喘、支气管扩张、尘肺等疾病引起的阻塞性通气功能障碍，破坏肺气血屏障，减少气体交换面积导致氧气弥散障碍而发生低氧血症。缺氧使得收缩和舒张血管的活性物质失衡，造成肺血管收缩，肺循环阻力增加，形成肺动脉高压。各种肺部疾病还可造成肺毛细血管床减少、闭塞，进一步使肺循环阻力增加和肺动脉高压，右心负荷增加，最终导致右心室肥大扩张。

9. 答：肺内外严重疾病导致肺毛细血管弥漫性损伤、通透性增强，发生肺水肿和纤维素渗出。Ⅱ型肺泡上皮细胞损伤，肺泡表面活性物质减少或消失，导致肺透明膜形成和肺萎陷。这些改变均可引起肺泡内氧弥散障碍，通气血流比值失调，发生低氧血症和呼吸窘迫，呼吸衰竭。

10. 答题要点参阅表 7-3。

11. 答题要点参阅表 7-5。

12. 答：肺癌组织学表现复杂多样，肺癌分为鳞状细胞癌、腺癌、腺鳞癌、小细胞癌、大细胞癌和肉瘤样癌 6 个基本类型。

13. 答题要点参阅表 7-7。

（张祥宏）

第八章 消化系统疾病

学习要求

学习要求	内容
了解	1. 急、慢性胆囊炎和胆石症的病理变化
	2. 阑尾炎、非特异性肠炎、急慢性胰腺炎的病理变化及其临床病理联系
	3. 消化系统各疾病的病因、发病机制
熟悉	1. 慢性浅表性胃炎、肥厚性胃炎的病变特点
	2. 急性重型肝炎、亚急性重型肝炎的病变特点
	3. 坏死后肝硬化、胆汁性肝硬化的病变特点
掌握	1. 慢性萎缩性胃炎的病变特点
	2. 消化性溃疡的病理变化及合并症
	3. 病毒性肝炎的基本病理变化及急性和慢性肝炎的病变特点
	4. 门静脉性肝硬化的病理变化和病理临床联系
	5. 食管癌、胃癌、原发性肝癌、大肠癌的病变类型及临床病理联系

常用名词解释

名词	英文名	定义或概念
反流性食管炎	reflux esophagitis	又称为胃食管反流性疾病，是由于胃液反流至食管，引起食管下部黏膜慢性炎性改变
Barrett 食管	Barrett esophagus	食管下段黏膜的鳞状上皮被单层柱状上皮所取代，同时含有杯状细胞，多由慢性反流性食管炎所致，可在此基础上发生溃疡或癌变

续 表

名 词	英文名	定义或概念
贲门迟缓不能	achalasis	发生在食管的中下端及贲门口，当食物通过时食管壁肌肉因Auerhach神经丛异常而失去弛缓性调节并发生吞咽困难
慢性胃炎	chronic gastritis	胃黏膜的慢性非特异性炎症，其主要致病因素有幽门螺杆菌、长期慢性刺激、十二指肠液反流、自身免疫损伤等，分为浅表性和萎缩性两种类型
肠上皮化生	intestinal metaplasia	胃黏膜上皮被肠型腺上皮替代的现象，多见于慢性萎缩性胃炎的胃窦部，分为完全性肠上皮化生和不完全性肠上皮化生两种类型
疣状胃炎	verrucous gastritis	一种具有特征性病理变化的胃炎，胃黏膜表面出现中心凹陷的疣状突起病灶，镜下可见病灶中心凹陷部胃黏膜上皮变性坏死并脱落，伴有炎性渗出物覆盖
假幽门腺化生	pseudopyloric gland metaplasia	慢性萎缩性胃炎时胃体和胃底部腺体壁细胞和主细胞消失，代之以类似幽门腺的黏液分泌细胞
消化性溃疡病	peptic ulcer disease	以胃或十二指肠黏膜形成慢性溃疡为特征的一种常见病，与黏膜受损后胃液的自我消化作用有关
阑尾炎	appendicitis	由细菌感染和阑尾腔的阻塞所致的急性炎症改变，临床表现为转移性右下腹疼痛、体温升高、呕吐和血中性粒细胞增多等
阑尾黏液囊肿	appendiceal mucocele	多为阑尾炎的一种并发症，是由于阑尾近端阻塞，阑尾腔内分泌黏液不能排出，使远端阑尾腔扩张形成囊肿
局限性肠炎（Crohn病）	regional enteritis（Crohn disease）	一种病因未明的主要侵犯消化道的全身性疾病，病变最多累及回肠末端，病变多为节段性分布，组织学特征为黏膜慢性炎性损害及肠壁全层受累
慢性溃疡性结肠炎	chronic ulcerative colitis（CUC）	一种原因不明的慢性结肠炎症，病变特征为弥漫性浅表溃疡形成，同时可见因黏膜充血水肿并增生形成的假息肉
急性出血性坏死性肠炎	acute hemorrhagic enteritis（AHE）	多见于婴儿的节段性分布的小肠壁出血和坏死
肠梗阻	intestinal obstruction	由于肠内外各种原因引起的小肠道机械性或功能性堵塞
先天性巨结肠	congenitial megacolon（Hirschsprung disease）	结肠远端肠壁神经节细胞减少或消失导致近端肠腔发生显著扩张与肥大，多见于1~3岁男性婴儿
肠憩室	diverticulum	肠壁局部向外膨出形成袋状或指状突出，多位于肠系膜附着部对侧
病毒性肝炎	viral hepatitis	由一组嗜肝病毒感染引起的以肝实质细胞变性、坏死为主要病变的常见传染病

续 表

名 词	英文名	定义或概念
点状坏死	spotty necrosis	病毒性肝炎时，肝小叶有散在的肝细胞坏死，每个坏死灶仅累及一个或几个肝细胞
嗜酸性小体	eosinophilic body	单个肝细胞胞质在嗜酸性变的基础上，细胞核浓缩以致消失，最后只剩下均一浓染的圆形小体，本质上属于细胞凋亡
气球样变	balloning degeneration	肝细胞受损后，细胞质水分增多，多角形细胞变大变圆，胞质透明淡染，是细胞水样变性的一种表现
毛玻璃样肝细胞	ground-glass hepatocyte	肝细胞内由于大量乙肝表面抗原蓄积于粗面内质网中，导致在 HE 染色中可见肝细胞胞质充满嗜酸性淡染颗粒物质而呈毛玻璃样外观
胆石症	cholelithiasis	在胆道系统中，胆汁的某些成分在各种因素的作用下析出、凝集而形成结石
（肝细胞）溶解坏死	lytic necrosis	多见于高度气球样变的肝细胞，胞核固缩、溶解或消失，最后细胞解体
（肝细胞）碎片状坏死	piecemeal necrosis	慢性活动性肝炎时，肝小叶周边的肝细胞界板受到破坏，界板肝细胞呈灶状坏死和崩解，伴有炎性细胞浸润
（肝细胞）桥接坏死	bridging necrosis	中央静脉与汇管区之间、两个汇管区或中央静脉之间出现的相互连接的坏死带，多见于中重度慢性肝炎
急性黄（红）色肝萎缩	acute yellow (red) atrophy of the liver	常见于急性重症肝炎，肝细胞广泛坏死致使肝体积显著缩小，质地柔软，表面被膜皱缩，切面呈黄色或红褐色（因出血所致）
肝硬化	liver cirrhosis	由肝细胞弥漫性变性、坏死，纤维组织增生和肝细胞结节状再生这三种改变交错进行而导致肝脏变形、变硬的慢性肝脏疾病
假小叶	pseudolobule	广泛增生的纤维组织将原来的肝小叶分割包绕成大小不等的肝细胞结节
羽毛状坏死	feathery necrosis	在胆汁淤积或胆道破坏时，肝细胞因淤胆而变性坏死，体积增大，胞质疏松呈网状、核消失
Krukenberg 瘤	Krukenberg tumor	卵巢形成的转移性胃肠道黏液细胞癌或低分化腺癌
门脉高压症	portal hypertension	由于肝内血管系统在肝硬化时被破坏改建引起门静脉压力升高，并出现胃、肠、脾等器官的静脉血回流受阻，晚期出现脾大、胃肠淤血、腹水及侧支循环建立
肝性脑病	hepatic encephalopathy	肝功能极度衰竭导致代谢障碍，随之产生的意识障碍、行为失常和昏迷等一系列神经系统症状和体征

续　表

名　词	英文名	定义或概念
早期食管癌	early carcinoma of esophagus	无淋巴结转移、又未侵及肌层的癌，包括原位癌、黏膜内癌和黏膜下癌
早期胃癌	early gastric carcinoma	癌组织浸润仅限于黏膜层或黏膜下层，无论有无淋巴结转移
革囊胃	linitis plastica	癌组织在胃壁内弥漫性浸润，导致胃壁普遍增厚、变硬、胃腔缩小，黏膜皱襞大部分消失，状如皮革
上皮内瘤变	Intraepithelial neoplasm	属于癌前病变，指胃黏膜上皮和腺体的细胞和（或）组织形态出现异型，根据程度分为低级别和高级别两种类型
原发性肝癌	primary carcinoma of liver	肝细胞或肝内胆管上皮发生的恶性肿瘤
早期肝癌（小肝癌）	early hepatocellular carcinoma	单个癌结节或两个癌结节合计最大直径小于 3 cm 的原发性肝癌，多为球形，边界清楚，预后较好
印戒细胞癌	signet ring cell carcinoma	癌细胞胞质内出现大量黏液，将细胞核推挤至癌细胞胞质的一侧，形似戒指
胶样癌	colloid carcinoma	癌细胞分泌大量黏液导致癌组织肉眼呈半透明的胶冻状
胃肠道间质瘤	gastrointestinal stromal tumor	起源于 Cajal 细胞的胃肠道间叶组织肿瘤，特异性表达 CD117

基本内容复习

表 8-1　急性胃炎的分类

项　目	急性刺激性胃炎（acute irritated gastritis）	急性出血性胃炎（acute hemorrhagic gastritis）	急性腐蚀性胃炎（acute corrosive gastritis）	急性感染性胃炎（acute infective gastritis）
病因	暴饮暴食或食用刺激性食物	服药不当或酗酒	吞服腐蚀性化学物质	由败血症、脓毒血症或外伤所致的化脓菌感染
病理表现	黏膜充血水肿，可有轻微糜烂	胃黏膜出血伴糜烂或多发性应激性溃疡	胃黏膜坏死、溶解，甚至穿孔	急性蜂窝织炎

表 8-2　各型慢性胃炎的组织学特点

分　类	慢性浅表性胃炎	慢性萎缩性胃炎	慢性肥厚性胃炎	疣状胃炎
胃组织学特点	黏膜充血水肿，呈淡红色，可伴有点状出血和糜烂	黏膜色灰白，变薄，平坦，黏膜下血管可见	黏膜形成粗大皱襞，呈脑回状	黏膜表面出现多个肚脐样疣状隆起

续 表

分 类	慢性浅表性胃炎	慢性萎缩性胃炎	慢性肥厚性胃炎	疣状胃炎
组织学特点	黏膜浅层的非特异性慢性炎，胃固有腺数量不减少	非特异性慢性炎伴胃固有腺体数量减少，常伴肠上皮化生和假幽门腺化生	黏液腺增生，腺管延长，间质炎症不明显	病灶中心凹陷部胃黏膜上皮变性坏死脱落，伴急性炎性渗出物覆盖

表 8-3 慢性浅表性胃炎与慢性萎缩性胃炎的病变比较

比较内容	慢性浅表性胃炎	慢性萎缩性胃炎
部位	胃窦部	胃体、胃底、胃窦
范围	多灶性、弥漫性	多灶性、弥漫性
大体观察	胃黏膜充血、水肿，偶有点状出血或糜烂	胃黏膜变薄、灰色，黏膜下小血管清晰可见
组织和细胞学观察	黏膜浅层为主的淋巴细胞、浆细胞浸润，可有水肿、充血和表浅上皮脱落	黏膜固有层内淋巴细胞、浆细胞浸润，固有腺体萎缩和（或）减少。常见上皮化生（肠上皮化生、假幽门腺化生），部分腺体囊性扩张

表 8-4 慢性萎缩性胃炎的分类

项 目	A 型	B 型
发病部位	胃体部或胃底部	胃窦部为主
发病机制和发病因素	自身免疫性	H. pylori 感染（60%~70%）
抗壁细胞和内因子抗体	阳性	阴性
胃酸分泌	明显降低	降低或正常
血清胃泌素水平	增加	正常
萎缩、肠化	逐渐出现	常见
G 细胞增殖	有	无
血清维生素 B_{12} 水平	降低	正常
恶性贫血	常有	无
伴发消化性溃疡	无	高
伴发其他自身免疫性疾病	常见	无

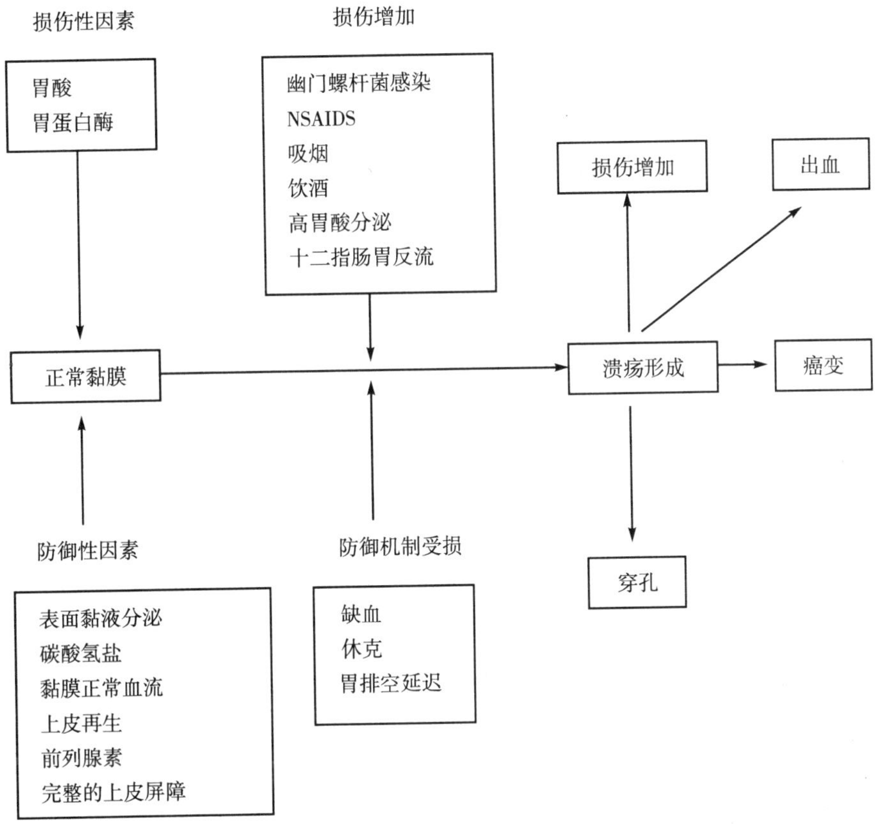

图 8-1 消化性溃疡的成因

表 8-5 消化性溃疡病的病理特点

观察方法	病理变化
肉眼观	胃溃疡：多位于胃小弯近幽门处，直径多小于 2 cm，溃疡呈圆形或椭圆形，边缘整齐，底部平坦，潜掘状 十二指肠溃疡：多见于十二指肠球部的前、后壁，直径多小于 1 cm，溃疡较浅
组织学	溃疡由表层向深层依次分为 4 层：炎性渗出物，坏死组织、肉芽组织和瘢痕组织，底部可见增殖性动脉内膜炎

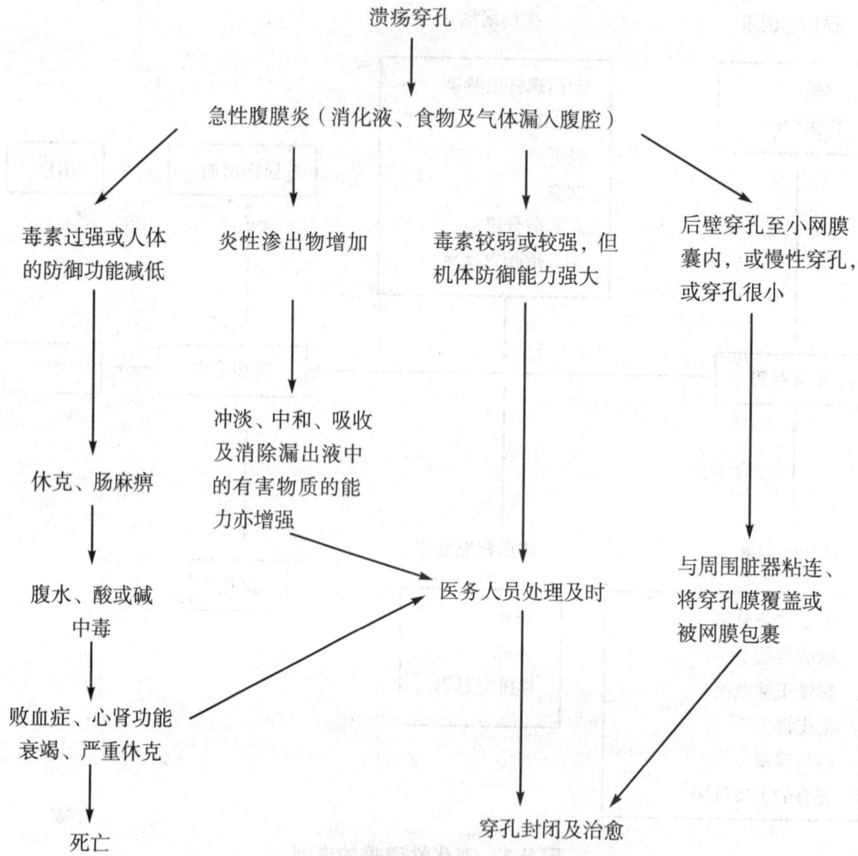

图 8-2 溃疡病合并穿孔后的转化规律

表 8-6 消化性溃疡

观察内容	胃溃疡	十二指肠溃疡	复合溃疡
部位	胃窦部小弯侧	球部	胃窦部+十二指肠球部
发病率	约 25%	约 70%	约 5%
直径	2.5 cm 以内	1 cm	
合并症			
幽门狭窄	多见	少见	可见
穿孔	少见	多见	可见
出血	可见	可见	可见
癌变	可见	无	可见

表 8-7　胃良、恶性溃疡的大体形态鉴别

鉴别要点	良性溃疡（胃溃疡）	恶性溃疡（溃疡型胃癌）
外形	圆形或椭圆形	不整形、皿状或火山口状
大小	溃疡直径一般<2 cm	溃疡直径常>2 cm
深度	较深	较浅
边缘	整齐、不隆起	不整齐，隆起
底部	较平坦	凹凸不平，有坏死，出血明显
周围黏膜	黏膜皱襞向溃疡集中	黏膜皱襞中断，呈结节状肥厚

表 8-8　几种常见肠道溃疡性疾病的比较

疾病名称	好发部位	典型溃疡的肉眼特征	组织学特点
肠阿米巴病	盲肠、升结肠	口小底大烧瓶状	液化性坏死、阿米巴滋养体
肠血吸虫病	直肠、乙状结肠	大小不等的溃疡	虫卵沉积、虫卵结节
肠结核	回盲部	环形，其长径与肠腔长轴垂直	干酪样坏死、结核结节或结核性肉芽组织
肠伤寒	回肠下段淋巴组织	孤立或集合淋巴小结，溃疡的长轴与肠长轴平行	伤寒小结
细菌性痢疾	乙状结肠、直肠	地图状溃疡	假膜形成
大肠癌	直肠、乙状结肠	火山口状溃疡	不同类型腺癌组织
十二指肠溃疡	十二指肠球部	溃疡通常一个，圆形、直径多在 1 cm 内、边缘整齐周围黏膜皱襞向溃疡集中	溃疡底部可分为渗出层、坏死层、肉芽组织及瘢痕层
溃疡性结肠炎	结肠各段	浅表溃疡，可相互逐渐融合	慢性非特异性肠炎、隐窝脓肿、广泛溃疡
Crohn 病	主要累及回肠末端	节段性病变，纵行溃疡及裂隙	裂隙状溃疡、透壁性改变，非干酪样坏死性肉芽肿

表 8-9　急性阑尾炎的病理特点

疾病名称	病理特点
急性单纯性阑尾炎	黏膜及黏膜下层为主的急性化脓性炎，阑尾壁水肿及少量中性粒细胞浸润
急性蜂窝织炎性阑尾炎	阑尾壁全层的急性化脓性炎，常伴有阑尾周围炎及局限性腹膜炎
急性坏疽性阑尾炎	伴阑尾壁坏死的急性化脓性炎，常发生阑尾穿孔，引起弥漫性腹膜炎或阑尾周围脓肿

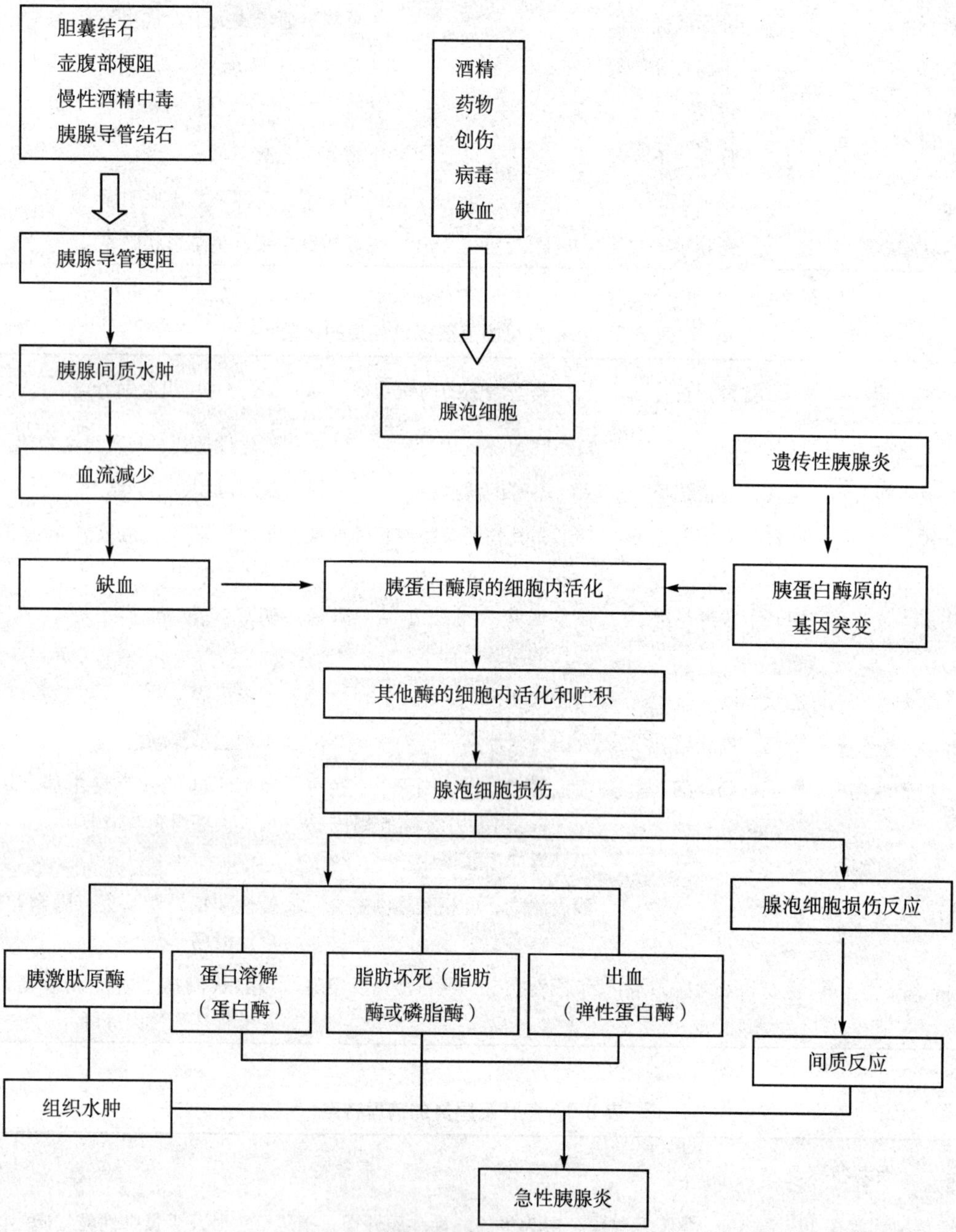

图 8-3 急性胰腺炎的发病机制

表 8-10　四种常见肠炎的病变特点

区别点	局限性肠炎（regional colitis，Crohn disease）	慢性溃疡性结肠炎（chronic ulcerative colitis，CUC）	急性出血性坏死性肠炎（acute hemorrhagic enteritis，AHE）	菌群失调性假膜性肠炎
发病机制	不明，可能为自身免疫性疾病	不明，可能为自身免疫性疾病	不明，可能为感染引起的变态反应疾病	菌群失调所致
常见人群	20~30 岁青年	30 岁以上青壮年	小儿	各年龄段
主要累及部位	回肠末端	结肠	小肠	肠道各段
肉眼特点	节段性分布，病灶间为正常黏膜。黏膜水肿增厚呈卵石状，裂隙状溃疡	弥漫性改变，隐窝脓肿、溃疡伴假息肉	节段性出血坏死，与正常组织界限清楚	假膜形成
组织学特点	透壁性改变，不伴有坏死的肉芽肿性炎，周围黏膜水肿、淋巴管扩张	慢性溃疡伴隐窝脓肿，边缘黏膜增生	黏膜肿胀，广泛出血坏死，可伴溃疡形成	黏膜的纤维素性渗出性炎伴黏膜坏死
临床特点	慢性腹部包块、肠梗阻、肠瘘、肠壁粘连	腹痛、腹泻，经过缓慢	急性经过，便血、休克	长期使用广谱抗生素的并发症
并发症	肠梗阻、肠粘连、肠穿孔	结肠周围脓肿、腹膜炎、癌变、肠麻痹	肠穿孔、休克	

表 8-11　Crohn 病与溃疡性结肠炎的比较

比较内容	Crohn 病	溃疡性结肠炎
病因	不明，可能与免疫有关	不明，多认为与自身免疫有关
病变大体观	节段性，与正常肠段分界明显	连续性
急性期	黏膜充血水肿，溃疡形成	黏膜弥漫充血水肿，有隐窝部小脓肿及溃疡形成
慢性期	肠壁增厚、变硬、肠腔狭窄，黏膜呈铺路石样，伴裂隙状溃疡	黏膜大片坏死脱落形成大溃疡，残存黏膜水肿形成假息肉。晚期大量纤维组织增生，肠管变硬缩短
组织学	无干酪样坏死的肉芽肿，累及肠壁全层，淋巴滤泡形成，裂隙状溃疡，全层肠壁纤维化	黏膜和黏膜下层炎，隐窝脓肿、广泛溃疡形成，边缘假息肉形成，晚期肠壁大量纤维组织增生
并发症	肠狭窄、肠穿孔、肠瘘	肠狭窄、中毒性巨结肠、癌变
临床表现	发热、腹痛、腹泻、腹部肿块	腹痛、腹泻、便血

表 8-12 几种肠道疾病的病变特点比较

区别点	急性菌痢	肠结核	肠阿米巴	溃疡性结肠炎	Crohn 病	肠伤寒	血吸虫病
病因	痢疾志贺菌	结核分枝杆菌	阿米巴滋养体	抗结肠自身抗体	抗结肠自身抗体	伤寒沙门菌	血吸虫卵
发病机制	内、外毒素	Ⅳ型变态反应	分泌水解酶溶解组织	Ⅱ、Ⅲ型变态反应	Ⅱ、Ⅳ型变态反应	Ⅳ型变态反应	Ⅰ、Ⅳ型变态反应
病变性质	纤维素性炎	肉芽肿性炎	变质性炎	坏死性炎	肉芽肿性炎	肉芽肿性炎	肉芽肿性炎
好发部位	乙状结肠和直肠	回盲部	盲肠和升结肠	结肠任一部位、单发病灶	回肠末端	回肠末段	全结肠，以乙状结肠和直肠为主
肠道病变	弥漫性病变、假膜和散在地图样浅表溃疡	局灶性病变、环状溃疡、结核结节、干酪样坏死	多发病灶，新旧不一，烧杯状溃疡、大滋养体	局灶性病变，不规则大溃疡、隐窝脓肿、纤维素性血管炎、假息肉	多发、节段性病变，裂隙状溃疡、全层炎、类结核结节	弥漫性病变，多发纵行椭圆形浅表溃疡、伤寒肉芽肿	弥漫性病变，虫卵结节、广泛的肠壁纤维化增厚
肠道并发症	罕见肠出血、肠穿孔	肠狭窄、肠粘连	肠出血、肠粘连，罕见有肠穿孔、肠狭窄	肠狭窄、肠粘连、癌变、肠麻痹	肠梗阻、肠粘连、肠穿孔	肠出血，罕见有肠穿孔	罕见肠狭窄、癌变

表 8-13 肝炎病毒分型及特点

区别点	甲型（HAV）	乙型（HBV）	丙型（HCV）	丁型（HDV）	戊型（HEV）	庚型（HGV）
核酸组成	无包膜 ssRNA（27 nm）	有包膜 dsDNA（27 nm）	有包膜 ssRNA（27 nm）	有包膜 ssRNA（35 nm）	无包膜 ssRNA（32~34 nm）	有包膜 ssRNA
传播途径	消化道	密切接触、输血、注射	密切接触、输血、注射	密切接触、输血、注射	消化道	输血、注射
潜伏期	2~6 周	4~26 周	2~26 周	4~7 周	2~8 周	不详
慢性肝炎	无	5%~10%	>70%	与 HBV 复合感染者，<5%转成慢性；HBV 携带者再感染约 80%转成慢性	无	无
暴发性肝炎	0.1%~0.4%	<1%	极少	共同感染 3%~4%，重叠感染 7%~10%	合并妊娠 20%	不详
肝细胞肝癌	无	有	有	与 HBV 相似	不详，但可能性不大	无

表 8-14　病毒性肝炎的基本病理变化

基本病理变化	说　明
肝细胞变性	肝细胞水肿（气球样变性）和嗜酸性变
肝细胞坏死和凋亡	嗜酸性死亡（凋亡），溶解性坏死（包括点状坏死、碎片状坏死、桥接坏死及大片坏死）
炎性细胞浸润	主要为淋巴细胞浸润于肝小叶内或汇管区
肝细胞再生	坏死的肝细胞由周围的肝细胞分裂再生而修复
间质反应性增生和小胆管增生	Kupffer 细胞、成纤维细胞参与损伤的修复；慢性病例在汇管区或可见小胆管增生

表 8-15　肝炎类型

区别点	急性普通型肝炎	慢性普通型肝炎	急性重型肝炎	亚急性重型肝炎
坏死	点状坏死	点状、灶状、碎片状、桥接坏死	大片坏死	大片坏死
再生	完全再生	轻度者为完全再生，中重度者可出现结节性再生	不明显	结节状再生
炎性浸润	轻度	慢性炎细胞浸润	大量炎细胞浸润	大量炎细胞浸润
肝大小	肿胀变大、质软	无变化，或略增大	缩小（左叶为甚）	缩小
肝被膜	紧张	稍紧张	皱缩、黄（红）褐色	皱缩、黄绿色

表 8-16　病毒性肝炎的临床病理类型及特点

区别点	急　性	轻度慢性	中度慢性	重度慢性	急性重型	亚急性重型
病程	半年以内	半年以上	半年以上	半年以上	10 余天	数周至数个月
肉眼观	肝肿大，表面光滑	肝肿大，表面光滑	肝肿大，表面较光滑	肝肿大，表面颗粒	急性黄/红色肝萎缩	亚急性黄/红色肝萎缩
肝细胞变质	水变性，嗜酸性变，点状坏死	点状坏死，轻度碎片状坏死	中度碎片状坏死，桥接坏死	重度碎片状坏死，桥接坏死	弥漫性大片坏死	大片坏死
肝细胞再生	有	有	较明显	明显	不明显	结节状再生

续 表

区别点	急 性	轻度慢性	中度慢性	重度慢性	急性重型	亚急性重型
炎细胞浸润	轻，小叶内、汇管区	轻，小叶内、汇管区	较明显，小叶内、汇管区	明显，小叶内、汇管区	明显，小叶内、汇管区	明显，小叶内、汇管区
纤维组织增生	无	轻，汇管区	较明显，汇管区、小叶内	明显，汇管区、小叶内	无	明显，汇管区、小叶内
结局	多数治愈，少数转为慢性	多数恢复	部分可恢复	多数发展为门脉性肝硬化	大多数死于肝功能衰竭	发展为坏死后性肝硬化

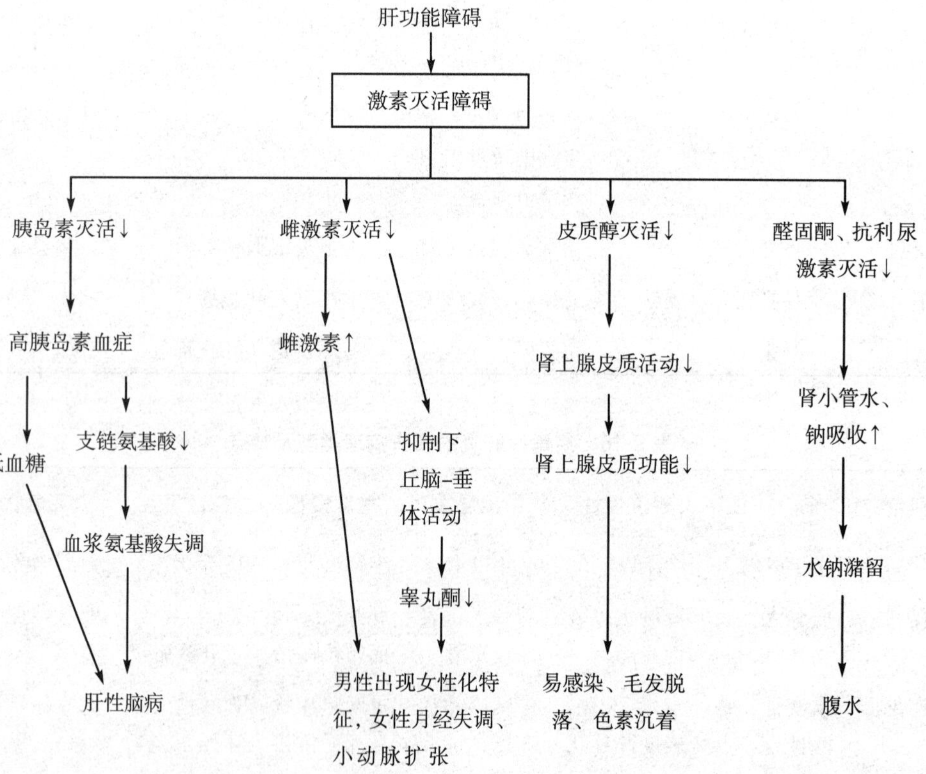

图 8-4 肝脏激素灭活障碍对机体的影响

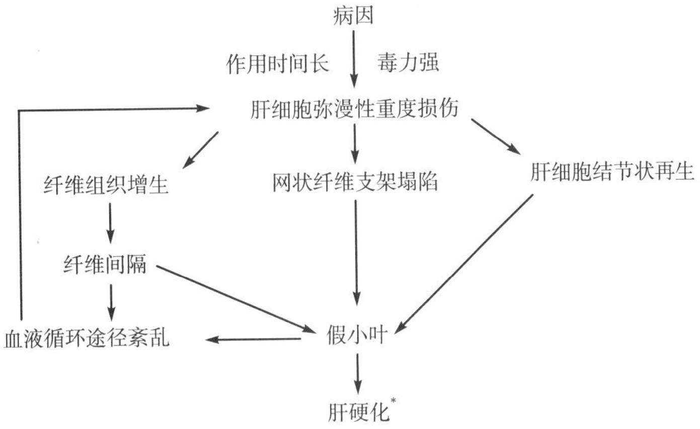

图 8-5　肝硬化的发病机制

*肝硬化时，小叶内Ⅰ型和Ⅲ型胶原增生，主要来自窦状隙内的肝星状细胞（贮脂细胞），胶原合成受一些细胞因子（TNF-α、IL-1、IL-6、TGF-β）的影响

表 8-17　肝炎分型、发病机制及病理特点

区别点	普通型病毒性肝炎				重型病毒性肝炎		无症状病毒携带者
	急性普通型	慢性普通型			急性	亚急性	
		轻度	中度	重度			
发生条件	免疫功能正常，病毒少或毒力弱	有病毒感染，但免疫功能不足			免疫功能过强或病毒数量多、毒力强		免疫耐受或缺陷
变性	明显	不明显	不明显	明显	明显		病毒在肝细胞内持续存在，而受乙肝病毒感染的肝细胞呈毛玻璃样改变，即胞质内充满嗜酸性细颗粒物质，呈不透明毛玻璃样，无明显的炎症变化
点状坏死	少，偶见	明显	明显	明显			
碎片状坏死	无	轻微	中度	重度			
桥接坏死	无	无	有	明显		明显	
大片坏死	无	无	无	无	明显	明显	
小叶结构	完整	完整	基本完整	不完整	仅为网状支架	破坏	
纤维增生	无	轻微，汇管区	中度，侵入小叶内	明显，并分隔肝小叶	不明显	明显	
肝细胞再生	轻微	轻微	轻微	明显形成结节	无	明显大结节	
炎细胞浸润	轻微	较少	中等	多	密集	密集	

续 表

区别点	普通型病毒性肝炎		重型病毒性肝炎		无症状病毒携带者
病程及临床特点	病程在6个月内，可伴有黄疸或无黄疸	病程在6个月以上，可转为重型	黄疸、出血、肝衰、肝性脑病，多在短期内死亡	起病较急，病程较长，在数周或数个月	乙型肝炎病毒感染者HBsAg阳性，无其他肝损害表现

表 8-18 急性和亚急性重型肝炎的病理学变化

观察内容	急性重型肝炎	亚急性重型肝炎
组织和细胞学	弥漫性大片肝细胞坏死 坏死细胞溶解清除，残留网状支架塌陷 Kupffer细胞增生肥大 小叶内和汇管区炎细胞浸润	新旧不等的大片肝细胞坏死和肝细胞结节状再生 小胆管增生、淤胆，结缔组织明显增生 小叶内外炎细胞浸润明显
大体	急性黄色肝萎缩或急性红色肝萎缩，肝脏体积缩小，质软，包膜皱缩，切面黄色或红褐色	亚急性黄色肝萎缩，肝脏体积缩小，表面皱缩，有大小不等结节，切面黄绿色，有再生结节及坏死区

表 8-19 慢性肝炎的分型、病理学变化和临床表现

观察要点	轻 度	中 度	重 度
大体	肝大、光滑	肝大、光滑	肝大、光滑或呈颗粒状
组织和细胞学	有点状坏死，偶见轻度碎片状坏死	坏死明显，除灶状坏死外，有中度碎片状坏死及特征性的桥接坏死	坏死重且广泛，有重度的碎片状坏死及大范围桥接坏死。坏死区出现肝细胞不规则再生
	汇管区纤维组织增生	肝小叶内有纤维间隔形成	纤维组织增生，小叶结构改建
	肝小叶结构完整	肝小叶结构大部分保存	纤维间隔分割小叶结构，小叶结构紊乱，或形成假小叶
临床表现	不明显、活跃时类似急性肝炎	在轻重度之间	肝炎及部分门脉高压表现
结局	大多可恢复	静止或转为重度	晚期大多转为肝硬化

表 8-20　慢性肝炎分级分期标准

炎症活动度			纤维化程度	
级（G）	汇管区及周围	小叶内	期（S）	纤维化程度
0	无炎症	无炎症	0	无
1	汇管区炎症	无及少数坏死灶	1	汇管区扩大，纤维化
2	轻度碎片坏死	变性，点、灶状坏死或嗜酸小体	2	汇管区周围纤维化，纤维间隔向小叶内延伸，小叶结构保留
3	中度碎片坏死	变性、坏死重或见桥接坏死	3	纤维间隔形成伴小叶结构紊乱，无肝硬化
4	重度碎片坏死	桥接坏死范围广，累及多个小叶，小叶结构失常	4	可疑或肯定的肝硬化

表 8-21　肝功能障碍的临床表现

肝功能障碍	临床表现
蛋白质合成障碍	血浆清蛋白减少，清球比下降
	腹水
凝血障碍（出血与出血倾向）	凝血因子合成↓而消耗↑
	循环中抗凝血物质↑
	易发生原发性纤维蛋白溶解症
	血小板数量↓，功能↓
胆汁分泌和排出障碍（黄疸）	高胆红素血症
	肝细胞内胆汁淤积症
生物转化功能障碍	药物代谢障碍
	毒物解毒障碍→肝性脑病
	激素灭活障碍→男性乳房发育、蜘蛛痣、肝掌、男性睾丸萎缩、女性月经不调和不孕

表 8-22 门脉高压症的病理学变化和临床表现

病理学变化	临床表现
脾淤血	脾功能亢进，红细胞、白细胞、血小板减少
胃肠淤血水肿	食欲缺乏、消化不良
腹水	腹胀、腹水征阳性
侧支循环形成	
食管下段静脉曲张	血管破裂、大呕血（肝硬化死因之一）
直肠静脉（痔静脉）丛曲张	便血、贫血
脐周静脉网曲张	腹壁“海蛇头”（caput medusae）现象

表 8-23 门静脉侧支循环主要途径表

侧支循环的血流途径	门静脉→胃左静脉→食管静脉丛→食管静脉→奇静脉→上腔静脉	门静脉→脾静脉→肠系膜下静脉→直肠上静脉→直肠静脉丛→直肠下静脉、肛静脉→髂内静脉→髂总静脉→下腔静脉	门静脉→附脐静脉→脐周静脉丛→ ①胸腹壁静脉→腹壁上静脉→腋静脉、锁骨下静脉→头臂静脉→上腔静脉 ②腹壁浅静脉→腹壁下静脉→股静脉、髂外静脉→髂总静脉→下腔静脉
临床体征	食管静脉曲张破裂呕血	直肠静脉曲张形成痔破裂便血	脐周静脉怒张

注：正常情况下，门静脉与腔静脉系之间吻合支细小，血流量很少，均按正常方向回流到所属静脉系。当门静脉内压升高时（如肝硬化），血液不能畅通入肝，则通过上述吻合途径形成侧支循环，经上、下腔静脉回心。由于交通支血量增加，致使其扩张，弯曲变形，于是呈现静脉曲张现象，甚至使吻合部位处血管破裂，引起呕血和便血

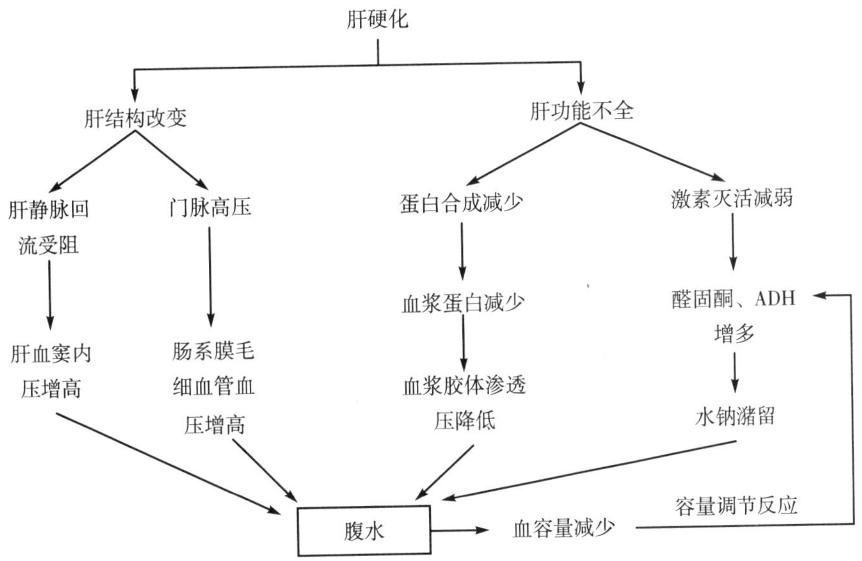

图 8-6　肝硬化腹水形成的机制

表 8-24　三种类型肝硬化的比较

比较内容	门静脉性肝硬化	坏死后性肝硬化	胆汁性肝硬化
病因	病毒性肝炎	中毒、重型肝炎	先天、后天性胆管阻塞
发生机制	主动性纤维分隔包绕	被动性纤维分隔包绕	主动性纤维分隔包绕
大体	肝体积小、质硬、表面切面的结节呈圆、卵圆形，直径0.1~0.5cm	肝体积小、质硬、表面切面的结节大小不一，不规则，直径0.5~1.5cm	肝体积小、质硬、表面切面的结节呈细小颗粒，直径0.1cm左右
组织学 假小叶	呈圆、卵圆形，较规则	呈新月形或地图状，极不规则，大小，形状不一	形态欠规则，拼图样外观，可见肝细胞内淤胆
增生的纤维组织	有细胞型，宽窄较一致，其内可见增生的小血管和小胆管，以及淋巴细胞浸润	无细胞型，宽窄极不一致，其内可见增生的小血管和小胆管以及淋巴细胞浸润	有细胞型、较窄，其内可见增生小胆管内明显淤胆及胆栓形成，以及淋巴细胞浸润
临床	门静脉高压、肝功能不全	肝功能不全、门静脉高压	门静脉高压、肝功能不全
并发症	感染、出血、肝性脑病	肝癌、肝性脑病	感染、肝性脑病
死因	消化道大出血、感染	肝性脑病、肝癌	肝功能衰竭

表 8-25 肝功能不全的表现和发病机制

主要表现	发病机制
睾丸萎缩、男性乳腺增生	雌激素在肝脏内灭活减少
肝掌、蜘蛛状血管痣	雌激素在肝脏内灭活减少
出血倾向与贫血	肝合成凝血因子减少，脾功能亢进血小板破坏增多
黄疸、皮肤瘙痒	肝细胞坏死、胆汁淤积
肝性脑病（肝昏迷）	肝细胞坏死和门-腔静脉分流不能解毒

表 8-26 三种黄疸主要特征的比较

检测项目		溶血性黄疸	肝细胞性黄疸	阻塞性黄疸
血	血中结合胆红素		↑	↑
	血中非结合型胆红素	↑	↑	
	胆红素定性试验	间接反应阴性	直接反应和间接反应均呈阳性	直接反应阳性
粪	粪胆素原	↑	↓	↓或消失
	颜色	加深	变浅	变浅或白陶土色
尿	尿胆红素	阳性	阳性	阳性
	尿胆素原	↑	↑	↓或消失

表 8-27 消化道癌的病因与病理学特征

区别内容	食管癌	胃　癌	结、直肠癌
病因	食物因素（含亚硝胺、真菌），土壤中缺钼等微量元素	饮食习惯（熏制肉类，含滑石粉）、土壤地质因素，HP 感染	遗传性（家族性腺瘤性息肉病、非息肉病性基因突变）、环境因素
大体特点			
突入管腔	蕈伞型	息肉型、蕈伞型	隆起型（息肉型、蕈伞型）
溃疡形成	溃疡型	溃疡型	溃疡型
沿壁浸润生长	髓质型、缩窄型	浸润型（革囊胃）	浸润型、胶样型
主要组织学类型	鳞状细胞癌	腺癌	腺癌

表 8-28　原发性肝癌的类型及形态

类　型	形　态
早期肝癌（小肝癌）	瘤体直径<3cm，不超过 2 个瘤结
晚期肝癌	
块状型	单个结节直径≥5cm，若≥10cm 为巨块型，并可见卫星结节
多结节型	散在多个结节，直径<5cm，可融合成较大结节
弥漫型	无明显结节或极小结节，弥漫分布

表 8-29　肠上皮化生分型及特点

分型	完全性肠上皮化生		不完全性肠上皮化生	
	小肠型	大肠型	小肠型	大肠型
杯状细胞	存在		存在	
纹状缘吸收细胞	存在		不存在	
中性黏液	PAS（-）		PAS（+）	
酸性黏液	ABpH2.5（+）		ABpH2.5（+）	
硫酸黏液	HID（-）	HID（+）	HID（-）	HID（+）
氧乙酰化唾液酸	PB/KOH/PAS（-）	PB/KOH/PAS（+）	PB/KOH/PAS（-）	PB/KOH/PAS（+）
与肠型胃癌的关系			密切	

注：PAS、ABpH2.5、HID 和 PB/KOH/PAS 是 4 种组织化学染色方法，分别染中性黏液、酸性黏液、硫酸黏液和氧乙酰化唾液酸黏液。不完全性肠上皮化生的主要特点是杯状细胞之间的柱状上皮出现黏液分泌现象

表 8-30　大肠癌 Duke 分期及预后关系

分　期	肿瘤生长范围	5 年存活率（%）
A	肿瘤限于黏膜层（重度上皮内瘤变）	100
B_1	肿瘤侵及肌层，但未穿透，无淋巴结转移	67
B_2	肿瘤穿透肌层，但无淋巴结转移	54
C_1	肿瘤未穿透肌层，伴有淋巴结转移	43
C_2	肿瘤穿透肠壁，伴有淋巴结转移	22
D	有远隔脏器的转移	极低

试题精选

一、填空题

1. 慢性胃炎分为①________、②________、③________和④________4 种。其中肠上皮化生最常见于⑤________中。

2. 胃溃疡病多位于①________。胃溃疡底部大致由 4 层结构组成，即②________、③________、④________和⑤________。

3. 胃溃疡病的结局与合并症有①________、②________、③________、④________和⑤________等。

4. 急性阑尾炎有 3 种类型，即①________、②________和③________。

5. 急性阑尾炎穿孔后可引起①________或②________。

6. 病毒性肝炎的基本病理变化包括①________、②________、③________、④________和⑤________。

7. 慢性酒精中毒可引起肝脏的 3 种损伤，包括①________、②________和③________。

8. 肝硬化是由于肝细胞弥漫性①________、②________和③________3 种病变反复交替发生，导致肝脏变形、变硬的一种常见慢性肝脏疾病。

9. 急性胰腺炎的病理类型包括①________和②________。

10. 早期胃癌大体可分为①________型、②________型和③________型 3 种类型，并且将直径小于④________的早期胃癌称为微小癌，将直径介于⑤________的早期癌称为小胃癌。

11. 胃癌的扩散和转移途径包括①________、②________、③________和④________。

12. 大肠癌的好发部位以①________为最多，其次为②________。大肠癌的肉眼类型有③________、④________、⑤________和⑥________。

13. 大肠癌的癌前疾病有①________、②________和③________。

二、选择题

【A 型题】

1. 慢性浅表性胃炎的病理特点是
   A. 黏膜浅层腺体增生
   B. 黏膜水肿伴中性粒细胞浸润
   C. 黏膜浅层腺体减少
   D. 肠上皮化生和假幽门腺化生
   E. 淋巴细胞、浆细胞浸润于黏膜浅层

2. 慢性萎缩性胃炎最具特征的病理变化是
   A. 黏膜变薄、腺体减少
   B. 假幽门腺化生
   C. 肠上皮化生
   D. 腺体异型增生
   E. 胃酸减少

3. 最常见的消化性溃疡是在
   A. 胃小弯近幽门部

B. 十二指肠球部
C. 十二指肠下部
D. 胃体部
E. 胃和十二指肠的复合性溃疡

4. 胃溃疡病变部位最常见于
A. 胃小弯近幽门处
B. 胃前壁
C. 胃后壁
D. 胃小弯近贲门处
E. 胃大弯及胃体

5. 慢性胃溃疡最常见的合并症是
A. 出血
B. 穿孔
C. 粘连
D. 癌变
E. 幽门梗阻

6. 肠上皮化生常见于
A. 慢性血吸虫病
B. 十二指肠溃疡
C. 慢性萎缩性胃炎
D. 急性胃炎
E. 溃疡性结肠炎

7. 最易引起阑尾穿孔的阑尾炎类型是
A. 急性单纯性阑尾炎
B. 急性坏疽性阑尾炎
C. 急性蜂窝织炎性阑尾炎
D. 慢性阑尾炎
E. 慢性阑尾炎急性发作

8. 关于急性病毒性肝炎病变的性质，应属于急性
A. 增生性炎
B. 出血性炎
C. 变质性炎
D. 浆液性炎
E. 纤维素性炎

9. 急性重型肝炎最常见的死亡原因是
A. 急性心衰
B. 肝功能衰竭
C. DIC
D. 肾功能衰竭
E. 消化道大出血

10. 慢性肝炎的毛玻璃样肝细胞，在电镜下的主要变化是
A. 高尔基复合体增生
B. 线粒体大量增生
C. 粗面内质网大量增生
D. 溶酶体数目增多
E. 滑面内质网大量增生

11. 病毒性肝炎时不易出现增生的细胞是
A. 库普弗细胞
B. 间叶细胞
C. 肝细胞
D. 成纤维细胞
E. 胆管上皮细胞

12. 我国门脉性肝硬化最常见的原因是
A. 营养不良
B. 胆汁淤积
C. 药物损伤
D. 病毒性肝炎
E. 慢性乙醇中毒

13. 最常引起肝硬化的肝炎类型是
A. 急性重型肝炎
B. 亚急性重型肝炎
C. 亚急性重型肝炎和慢性肝炎

D. 慢性肝炎
E. 急性重型肝炎和慢性肝炎

14. 毛玻璃样肝细胞是哪型肝炎病毒感染后所致
A. HAV
B. HBV
C. HCV
D. HDV
E. HEV

15. 肝硬化的特征性病变是
A. 肝细胞增生
B. 小胆管增生
C. 纤维组织增生
D. 肝细胞坏死
E. 假小叶形成

16. 下述有关假小叶的描述中，哪项不正确
A. 体积大小不等
B. 肝细胞索排列紊乱
C. 中央静脉偏位或缺如
D. 可见汇管区
E. 肝细胞异型性显著

17. 下述哪项支持门脉性肝硬化
A. 结节大小相仿，纤维分隔薄而均匀
B. 结节大小不等，纤维分隔厚薄不均
C. 肝脏呈细颗粒状，深绿色
D. 树枝状纤维组织将肝脏分割为粗大结节
E. 肝内散在多个大结节

18. 下列哪一项有关早期食管癌的叙述是不正确的
A. 常无明显临床症状
B. 可以是黏膜内癌
C. 可以是黏膜下癌
D. 无淋巴结转移
E. 可以侵及浅肌层

19. 关于我国食管癌的描述中，哪项是错误的
A. 食管上段最常见
B. 鳞状细胞癌多见
C. 可见黏膜内癌
D. 与饮食习惯有关
E. 可以多灶发生

20. 下述哪项支持胃的恶性溃疡
A. 溃疡呈圆形、椭圆形
B. 边缘整齐，不隆起
C. 底部较平坦
D. 火山口状，底部凹凸不平
E. 皱襞向溃疡集中

21. 在大肠癌的 Duke 病理分期中，哪一期是指侵入深肌层，但未穿透肌层且无淋巴结转移的大肠癌
A. A
B. B_1
C. B_2
D. C_1
E. C_2

22. 关于大肠癌的描述，下列哪项是正确的
A. 盲肠癌最多见
B. 类癌由腺上皮癌变而来
C. 少数癌产生 CEA
D. D 期有远隔器官转移
E. 未分化癌多见

23. 下述病变中，与大肠癌关系不密切的是
A. 家族性腺瘤性息肉病

B. 绒毛状腺瘤
C. 管状腺瘤
D. 溃疡性结肠炎
E. 增生性息肉

24. 革囊胃是指
A. 胃黏液腺癌
B. 弥漫浸润型胃癌
C. 胃癌伴胃扩张
D. 范围较大的溃疡型胃癌
E. 溃疡型胃癌伴广泛纤维瘢痕形成

25. 胃癌最主要的扩散途径是
A. 淋巴道转移
B. 血道转移
C. 直接蔓延
D. 腹腔内种植
E. 消化道播散

26. 肝细胞癌患者最有诊断意义的血清学指标是
A. 癌胚抗原
B. 酸性磷酸酶
C. 甲胎蛋白
D. 碱性磷酸酶
E. γ-谷氨酰转肽酶

27. 男性，45 岁，15 年前曾患“乙肝”，近 2 年刷牙时常出血不止，颈部出现蜘蛛痣。2 个月前出现黄疸，肝脏明显肿大，表现高低不平，质较硬，X 线摄片发现肺内多个球状阴影，AFP 阳性。最可能的诊断是
A. 肝硬化，肺癌合并肝癌
B. 肝硬化，肺癌转移性肝癌
C. 肝硬化，肺癌合并肝转移性癌
D. 肝硬化失代偿，合并肝癌及肺转移
E. 胆汁性肝硬化，合并肝癌及肺转移癌

28. 肝细胞呈中度碎片状坏死及特征性桥接坏死见于
A. 急性重度肝炎
B. 亚急性重型肝炎
C. 轻度慢性肝炎
D. 中度慢性肝炎
E. 重度慢性肝炎

29. 病毒性肝炎时，下列中不属于肝细胞基本病变的是
A. 气球样变
B. 细胞水肿
C. 嗜酸性变
D. 肝细胞坏死
E. 肝细胞糖原沉积

30. 我国食管癌最常见的组织学类型是
A. 鳞状细胞癌
B. 小细胞癌
C. 腺癌
D. 腺棘皮癌
E. 燕麦型小细胞癌

31. 早期食管癌是指
A. 黏膜内癌
B. 原位癌
C. 侵及肌层的癌
D. 黏膜下癌
E. 黏膜内癌及黏膜下癌

32. 胃癌最好发病部位是
A. 胃底部
B. 胃窦部
C. 胃体部大弯侧

D. 胃体部
E. 胃体部小弯侧

33. 进展期胃癌最多见的类型是
A. 胶样癌
B. 革囊胃
C. 息肉型
D. 溃疡型
E. 局限浸润型

34. 下列属于胃癌的癌前病变的是
A. 慢性浅表性胃炎
B. 肥厚性胃炎
C. 腐蚀性胃炎
D. 假幽门腺化生
E. 上皮内瘤变

35. 下列几种类型的胃癌中，恶性度最低的是
A. 黏液癌
B. 腺鳞癌
C. 印戒细胞癌
D. 髓样癌
E. 高分化腺癌

36. 大肠癌最好发的部位是
A. 横结肠
B. 升结肠
C. 盲肠
D. 降结肠
E. 直肠和乙状结肠

37. 下列何种情况与胃消化性溃疡无关
A. 常反复发作
B. 溃疡直径通常<2 cm
C. 幽门螺杆菌感染
D. 患者胃酸分泌缺乏
E. 溃疡底部正常胃壁结构破坏

38. 下列关于十二指肠溃疡的叙述，错误的是
A. 一般比胃溃疡小
B. 溃疡为圆形或椭圆形
C. 比胃溃疡易穿孔
D. 比胃溃疡易癌变
E. 与胃溃疡相比，胃腺壁细胞总数增多明显

39. 胃癌常见的组织学类型中不包括
A. 印戒细胞癌
B. 管状腺癌
C. 黏液癌
D. 透明细胞癌
E. 乳头状腺癌

40. 下列不属于病毒性肝炎基本病变的是
A. 脂肪样变
B. 嗜酸性变
C. 肝细胞再生
D. 溶解坏死
E. 胞质疏松化和气球样变

41. 下列病变除哪一项外均为假小叶的特点
A. 中央静脉缺如
B. 出现汇管区
C. 有2个以上中央静脉
D. 肝细胞广泛凋亡，大量凋亡小体形成
E. 肝细胞排列紊乱，有不同程度的坏死或脂肪样变

42. 急性胰腺炎时不可能出现
A. 休克
B. 血浆碱性磷酸酶活性增高

C. 急腹症
D. 血浆 Ca^{2+}、K^{+}、Na^{+}浓度降低
E. 血浆及尿中淀粉酶和脂酶含量增高

【B 型题】

A. 黏膜浅层上皮细胞坏死、脱落
B. 胃黏膜浅层慢性炎细胞浸润
C. 胃窦小弯侧椭圆形黏膜缺损，深达肌层
D. 黏膜增厚，腺体肥大、增生伴淋巴细胞浸润
E. 固有膜腺体萎缩、减少或消失，肠上皮化生及慢性炎细胞浸润

1. 胃溃疡
2. 胃黏膜糜烂
3. 慢性浅表性胃炎
4. 慢性萎缩性胃炎
5. 慢性肥厚性胃炎

A. 点状坏死
B. 碎片状坏死或桥接坏死
C. 大片坏死
D. 点状坏死或轻度碎片状坏死
E. 大片肝细胞坏死并伴有肝细胞结节状再生

6. 急性重型肝炎
7. 急性普通型肝炎
8. 亚急性重型肝炎
9. 轻度慢性病毒性肝炎
10. 中度慢性病毒性肝炎

A. 右心衰竭
B. 干线型肝纤维化
C. 肝呈黄绿色、表面细颗粒状
D. 肝表面结节大小不一，纤维间隔厚而不均
E. 肝表面结节大小较一致，纤维间隔薄而均匀

11. 门脉性肝硬化
12. 胆汁性肝硬化
13. 淤血性肝硬化
14. 坏死后性肝硬化
15. 血吸虫性肝硬化

A. 溃疡呈口小底大的烧瓶状
B. 溃疡呈环状与肠的长轴垂直
C. 溃疡一般较小而浅，直径多<1 cm，易发生穿孔
D. 溃疡直径多<2.0 cm，边缘整齐，周围黏膜皱襞向溃疡集中
E. 溃疡大且不规则，常呈火山口状，周围皱襞中断，呈结节状肥厚

16. 胃溃疡病
17. 溃疡型胃癌
18. 十二指肠溃疡
19. 溃疡型肠结核

A. 阑尾壁坏死，呈紫黑色
B. 阑尾腔闭塞，壁变硬
C. 阑尾远端肿胀，充满黏液
D. 阑尾全层中性粒细胞浸润
E. 病变以阑尾黏膜或黏膜下层较重

20. 慢性阑尾炎
21. 阑尾黏液囊肿
22. 急性单纯性阑尾炎
23. 急性坏疽性阑尾炎
24. 急性蜂窝织炎性阑尾炎

【C 型题】

A. 黏膜肥厚、皱襞深而宽
B. 黏膜水肿充血，有点状出血或糜烂
C. 二者均有
D. 二者均无

1. 疣状胃炎

2. 慢性浅表性胃炎
3. 慢性肥厚性胃炎
4. 慢性萎缩性胃炎

A. 胃溃疡
B. 十二指肠溃疡
C. 二者均有
D. 二者均无

5. 穿孔
6. 癌变

A. 黏膜皱襞向溃疡集中
B. 溃疡边缘不隆起，底部平坦
C. 二者均有
D. 二者均无

7. 胃溃疡病
8. 溃疡型胃癌

A. 固有腺萎缩
B. 假幽门腺化生
C. 二者均有
D. 二者均无

9. 慢性浅表性胃炎
10. 慢性萎缩性胃炎

A. 多为浸润型，易引起梗阻症状
B. 多为隆起息肉型，一般无梗阻症状
C. 二者均有
D. 二者均无

11. 左侧（降结肠及直肠）结肠癌
12. 右侧（盲肠及升结肠）结肠癌

A. 肝表面结节粗大且大小不等
B. 肝表面结节呈颗粒状或小结节状
C. 二者均有
D. 二者均无

13. 门脉性肝硬化
14. 坏死后性肝硬化

A. 胆道受压、阻塞
B. 胆道上行感染
C. 二者均有
D. 二者均无

15. 原发性胆汁性肝硬化的病因
16. 继发性胆汁性肝硬化的病因

A. 以门脉高压症表现为主
B. 明显的假小叶形成
C. 二者均是
D. 二者均无

17. 门脉性肝硬化的病理、临床表现特点是
18. 坏死后性肝硬化的病理、临床表现特点是
19. 血吸虫性肝硬化的病理、临床表现特点是
20. 色素性肝硬化的病理、临床表现特点是

A. 结肠腺瘤
B. 结肠腺癌
C. 二者均是
D. 二者均无

21. 有腺样结构及黏液分泌
22. 累及黏膜下层及肌层

A. Crohn 病
B. 溃疡性结肠炎
C. 二者均有
D. 二者均无

23. 空肠受累
24. 结肠受累
25. 回肠受累为主
26. 淋巴组织增生
27. 炎症波及肠壁各层

【X 型题】

1. 急性胃炎时胃黏膜在光镜下可见
   A. 充血
   B. 水肿
   C. 炎症细胞浸润
   D. 黏膜上皮细胞不典型增生
   E. 黏膜上皮细胞及其下层组织坏死脱落

2. 与慢性胃炎有关的疾病有
   A. 胃溃疡
   B. 恶性贫血
   C. 十二指肠溃疡
   D. 胃癌
   E. 幽门括约肌功能紊乱

3. 慢性胃炎可能的病因有
   A. 自身免疫反应
   B. 维生素 B_{12}吸收障碍
   C. 酗酒、吸烟
   D. 幽门螺杆菌感染
   E. 十二指肠液反流

4. 慢性萎缩性胃炎的病理变化可能有
   A. 胃黏膜变薄，皱襞变平
   B. 胃黏膜腺体减少、消失
   C. 上皮细胞不典型增生
   D. 肠上皮化生，炎细胞浸润
   E. 黏膜有明显的纤维组织增生

5. 消化性溃疡常发生在
   A. 胃底部
   B. 胃贲门部
   C. 十二指肠升部
   D. 十二指肠球部
   E. 胃幽门小弯侧

6. 胃溃疡的特点为
   A. 好发于胃小弯近幽门处，直径多小于 2 cm
   B. 周围黏膜的皱襞向溃疡集中
   C. 溃疡边缘有黏膜肌层与肌层粘连
   D. 有增殖性动脉内膜炎
   E. 溃疡底部由炎性渗出物、坏死组织、肉芽组织及瘢痕组织等构成

7. 引起幽门梗阻的原因可能有
   A. 幽门括约肌痉挛
   B. 胃平滑肌收缩无力
   C. 溃疡周围炎性水肿
   D. 溃疡瘢痕收缩致幽门狭窄
   E. 十二指肠球部溃疡瘢痕收缩使肠管变形

8. 消化性溃疡穿孔后临床可见
   A. 膈下游离气体
   B. 剧烈腹痛
   C. 呕吐宿食
   D. 弥漫性腹膜炎
   E. 麻痹性肠梗阻

9. 属于 RNA 病毒的嗜肝病毒有
   A. 甲型肝炎病毒（HAV）
   B. 乙型肝炎病毒（HBV）
   C. 丙型肝炎病毒（HCV）
   D. 丁型肝炎病毒（HDV）
   E. 戊型肝炎病毒（HEV）

10. 易使肝炎慢性化的嗜肝病毒是
   A. HAV
   B. HBV
   C. HCV
   D. HDV
   E. HEV

11. 急性病毒性肝炎做肝穿检查可见
A. 肝细胞点灶状坏死
B. 弥漫性肝细胞水肿
C. 毛细胆管胆栓
D. 少量肝细胞再生
E. 肝巨噬细胞（库普弗细胞）和汇管区巨噬细胞肥大增生

12. 急性病毒性肝炎中肝细胞的变化有
A. 胞质疏松化
B. 气球样变
C. 嗜酸性变
D. 嗜酸性坏死
E. 溶解坏死

13. 病毒性肝炎间质内浸润的炎症细胞有
A. 淋巴细胞
B. 单核细胞
C. 中性粒细胞
D. 肥大细胞
E. 浆细胞

14. 急性病毒性肝炎患者临床可出现
A. 发热
B. 黄疸
C. 肝区疼痛、肝大有压痛
D. 血清转氨酶升高
E. 肾小球肾炎、关节炎、皮疹

15. 急性重型肝炎的特点是
A. 肝脏明显缩小，被膜皱缩
B. 肝细胞无明显再生
C. 起病急、病程短、病情凶险
D. 肝质地柔软，呈黄色或褐红色
E. 肝细胞大片坏死呈荒芜状

16. 中、重度慢性肝炎的病理特点有
A. 肝小叶结构破坏
B. 明显的桥接坏死
C. 明显的碎片状坏死
D. 肝细胞和纤维组织增生
E. 有假小叶和不完整的假小叶形成

17. 重度慢性肝炎光镜下病理改变可见
A. 假小叶
B. 肝细胞形成腺泡样结构
C. 桥接坏死
D. 碎屑样坏死
E. 增生的纤维组织开始形成间隔

18. 中度慢性肝炎可见于
A. 肝豆状核变性
B. 异烟肼慢性中毒
C. 系统性红斑狼疮
D. 乙型或丙型肝炎病毒感染
E. 丁型或戊型肝炎病毒感染

19. 肝硬化时肝内血液循环的改变有
A. 门静脉与肝动脉短路
B. 肝静脉与肝血窦吻合
C. 门静脉与肝静脉短路
D. 肝血管床减少
E. 中央静脉与门管区血管间的位置关系发生改变

20. 肝硬化时，光镜下可能见到
A. 毛玻璃样肝细胞
B. 肝细胞内有糖原沉积
C. Mallory 小体
D. 肝细胞内有胆汁颗粒
E. 肝细胞质内有铁质沉着

21. 肝硬化时，肝内广泛胶原纤维增生的原因是

A. 汇管区纤维间质增生
B. 肝细胞慢性进行性损害
C. 网状支架塌陷聚集胶原化
D. 贮脂细胞向成纤维细胞转化
E. 肝细胞坏死及炎症区细胞因子和生长因子分泌增多

22. 引起肝硬化的常见原因有
A. 慢性肝淤血
B. 血吸虫病
C. 胆汁淤积
D. 病毒性肝炎
E. 慢性酒精中毒

23. 门脉性肝硬化的病理特点有
A. 小胆管内淤胆
B. 间质纤维组织增生明显
C. 假小叶形成
D. 大片的肝细胞坏死
E. 肝细胞可有变性、坏死及再生

24. 急性阑尾炎的并发症可能有
A. 阑尾周围脓肿
B. 肝脓肿
C. 阑尾粪石
D. 局限性腹膜炎
E. 急性弥漫性腹膜炎

25. 急性胰腺炎患者死亡后尸检在腹腔中可见
A. 胰腺出血
B. 腹腔中大量脓性渗出物
C. 胰腺水肿、充血肿大
D. 胆道可能摸到胆结石
E. 胰、大网膜、肠系膜有混浊、黄白色斑点状、块状脂肪坏死

26. 食管癌的组织学形态可有
A. 腺癌
B. 腺棘皮癌
C. 未分化癌
D. 鳞状细胞癌有明显的细胞间桥和角化珠形成
E. 鳞状细胞癌很少有细胞间桥和角化珠形成

27. 晚期食管癌常可转移至
A. 肝脏
B. 胃贲门、膈肌
C. 喉、甲状腺
D. 肺脏
E. Virchow 淋巴结

28. 左锁骨上淋巴结发现转移性癌应考虑
A. 食管癌
B. 肝癌
C. 胃癌
D. 肾细胞癌
E. 腹腔淋巴瘤

29. 胃黏液腺癌肉眼形态可表现为
A. 息肉状
B. 溃疡状
C. 胃壁弥漫性增厚
D. 革囊胃
E. 肿块呈半透明胶冻状

30. 与胃癌发生有关的因素有
A. 不典型增生
B. 胃溃疡
C. 饮食习惯
D. 肠上皮化生
E. 黄曲霉毒素

31. 胃癌在光镜下可表现为
A. 肠化生细胞
B. 黏液癌细胞排列成腺状
C. 印戒样癌细胞
D. 癌细胞排列为腺管或腺泡状
E. 癌细胞可形成腺腔乳头状结构

32. 大肠癌癌前期病变有
A. 溃疡性结肠炎
B. 绒毛状腺瘤
C. 慢性肠血吸虫病
D. 慢性细菌性痢疾
E. 家族性多发性大肠息肉病

33. 大肠癌常见的临床表现可有
A. 极度贫血
B. 便血
C. 大便习惯改变
D. 左下腹包块
E. 低位性肠梗阻

34. 肝细胞性肝癌的可能病因有
A. 黄曲霉毒素
B. 蓝绿藻和微囊藻毒素
C. 遗传因素
D. HBV 或 HCV 长期感染
E. 大结节或混合性肝硬化

35. 光镜下诊断肝细胞性肝癌的依据是
A. 出现多核巨细胞
B. 癌细胞胆汁阳性
C. 肝、门静脉分支可见瘤栓
D. 癌细胞 AFP 染色阳性
E. 癌细胞排列成小梁状富含血窦

三、问答题

1. 试比较 A 型和 B 型慢性萎缩性胃炎。
2. 简述消化性溃疡病的病理特点。
3. 简述胃溃疡的并发症。
4. 试比较胃的良性溃疡与恶性溃疡的大体形态特点。
5. 简述常见各型阑尾炎的病理特点。
6. 试述病毒性肝炎的基本病理变化。
7. 简述乙型病毒性肝炎的严重后果。
8. 试述病毒性肝炎的临床病理类型及特点。
9. 试述慢性肝炎的分类、病理学变化和临床表现。
10. 试述肝硬化的发病机制。
11. 简述门脉高压症的病理学变化和临床表现。
12. 简述肝硬化腹水形成的机制。
13. 简述门脉侧支循环的途径。
14. 试比较门脉性肝硬化、坏死后性肝硬化的病理变化特点。
15. 何谓早期胃癌？其肉眼形态可分为哪几种类型？
16. 简述胃癌的扩散途径。

参考答案

一、填空题

1. ①慢性浅表性胃炎 ②慢性萎缩性胃炎 ③慢性肥厚性胃炎 ④疣状胃炎 ⑤慢性萎缩性胃炎

2. ①胃小弯近幽门处 ②渗出层 ③坏死层 ④肉芽组织层 ⑤瘢痕组织层

3. ①愈合 ②幽门狭窄 ③穿孔 ④出血 ⑤癌变

4. ①急性单纯性阑尾炎 ②急性蜂窝织炎性阑尾炎 ③急性坏疽性阑尾炎

5. ①急性弥漫性腹膜炎 ②阑尾周围脓肿

6. ①肝细胞变性 ②肝细胞坏死和凋亡 ③炎细胞浸润 ④肝细胞和间质细胞增生 ⑤纤维化

7. ①脂肪肝 ②酒精性肝炎 ③酒精性肝硬化

8. ①变性坏死 ②纤维组织增生 ③肝细胞结节状再生

9. ①急性水肿性胰腺炎 ②急性出血性胰腺炎

10. ①隆起 ②表浅 ③凹陷 ④0.5 cm ⑤0.6~1.0 cm

11. ①直接蔓延 ②淋巴道转移 ③血道转移 ④种植性转移

12. ①直肠 ②乙状结肠 ③隆起型 ④溃疡型 ⑤浸润型 ⑥胶样型

13. ①家族性腺瘤性息肉病 ②腺瘤 ③慢性溃疡性结肠炎

二、选择题

【A 型题】

1. E　2. A　3. B　4. A　5. A　6. C　7. B　8. C　9. B　10. E

11. E　12. D　13. C　14. B　15. E　16. E　17. A　18. E　19. A　20. D

21. B　22. D　23. E　24. B　25. A　26. C　27. D　28. D　29. E　30. A

31. E　32. B　33. D　34. E　35. E　36. E　37. D　38. D　39. D　40. A

41. D　42. B

【B 型题】

1. C　2. A　3. B　4. E　5. D　6. C　7. A　8. E　9. D　10. B

11. E　12. C　13. A　14. D　15. B　16. D　17. E　18. C　19. B　20. B

21. C　22. E　23. A　24. D

【C 型题】

1. B　2. B　3. A　4. D　5. C　6. A　7. C　8. D　9. D　10. C

11. A　12. B　13. B　14. A　15. D　16. C　17. C　18. A　19. B　20. B
21. C　22. B　23. A　24. C　25. A　26. C　27. A

【X 型题】

1. ABCE　2. ABCDE　3. ACDE　4. ABDE　5. DE　6. ABCDE
7. ABCDE　8. ABDE　9. ACDE　10. BCD　11. ABDE　12. ABCDE
13. AB　14. ABCDE　15. ABCDE　16. ABCDE　17. ACDE　18. ABCD
19. ACDE　20. ACDE　21. ABCDE　22. ABCDE　23. BCE　24. ABDE
25. ACDE　26. ABCE　27. ADE　28. AC　29. ABCDE　30. ABCD
31. ABCDE　32. ABCE　33. BCDE　34. ACDE　35. BCDE

三、问答题

1. 答题要点参阅表 8-4。
2. 答题要点参阅表 8-5。
3. 答：胃溃疡的并发症有：①出血；②穿孔；③幽门梗阻；④癌变。
4. 答题要点参阅表 8-7。
5. 答题要点参阅表 8-9。
6. 答题要点参阅表 8-14。
7. 答：乙型病毒性肝炎的严重后果有：①肝功能损伤、衰竭，甚至导致患者死亡；②肝硬化；③肝癌。
8. 答题要点参阅表 8-17。
9. 答题要点参阅表 8-19。
10. 答题要点参阅图 8-5。
11. 答题要点参阅表 8-22。
12. 答题要点参阅图 8-6。
13. 答题要点参阅表 8-23。
14. 答题要点参阅表 8-24 中的相关内容。
15. 答：早期胃癌是指癌组织浸润仅限于黏膜层及黏膜下层者，其术后的 5 年存活率较高。早期胃癌的肉眼形态可分为 3 类：隆起型、凹陷型和表浅型。表浅型又分为表浅隆起、表浅平坦和表浅凹陷 3 种亚型。
16. 答：胃癌的扩散途径有：①直接蔓延，可扩散到肝、胰和大网膜等处；②淋巴道转移，可转移到小弯及大弯淋巴结、肝门淋巴结、腹主动脉旁淋巴结和肠系膜根部淋巴结，晚期可经胸导管转移到左锁骨上淋巴结；③血道转移到肝、肺、骨、脑等处；④种植性转移到腹膜、大网膜及卵巢等盆腔脏器表面。

（李增山）

第九章　淋巴造血系统疾病

学习要求

学习要求	内　容
了解	1. 组织细胞坏死性淋巴结炎、猫抓病和传染性单核细胞增多症的病理变化
	2. 类白血病反应
熟悉	1. 淋巴结反应性增生的组织学表现
	2. 常见真菌感染的组织学改变
	3. 髓系肿瘤的主要类别
	4. 慢性骨髓增生性疾病的主要类型
掌握	1. WHO 分类中非霍奇金淋巴瘤的基本类型和常见类型的主要病理变化
	2. 霍奇金淋巴瘤的病理类型和各型主要病理变化
	3. 掌握绿色瘤的成因

名词解释

名　词	英 文 名	定义或概念
髓外造血	extramedullary hemopoiesis	骨髓以外组织及脏器恢复了胚胎时期的造血功能；多见于疾病或骨髓代偿功能不足时；常见于肝、脾和淋巴结等组织
传染性单核细胞增多症	infectious mononcleosis	青壮年人一种急性自限性疾病，由嗜 B 淋巴细胞的 EB 病毒引起，发病时血液中淋巴细胞增多，并有异型性
猫抓病	cat scratch disease	由 Bartonella henselae 立克次体感染引起的自限性淋巴结炎
淋巴瘤	lymphoma	原发性淋巴组织的一组恶性肿瘤，通常是指初始阶段以局限性肿瘤性结节为主要表现的淋巴细胞恶性肿瘤
霍奇金淋巴瘤	Hodgkin lymphoma	一种特殊类型的恶性淋巴瘤，绝大多数属 B 淋巴细胞性，瘤组织中有肿瘤性巨细胞——R-S 细胞，好发于浅表淋巴结，以淋巴途径转移扩散

续 表

名 词	英文名	定义或概念
R-S 细胞	Reed-Sternberg cell	一种体积大的双核或多核状瘤巨细胞，瘤细胞胞质丰富，核仁大，嗜酸性，周围有空晕
爆米花细胞	popcorn cell	亦称 LP 细胞，细胞较大，核呈折叠状或多叶重叠状，核膜薄，染色质空壳，伴有多个嗜碱性小核仁。该细胞多出现在结节性淋巴细胞为主型霍奇金淋巴瘤内
陷窝细胞	lacunar cell	霍奇金淋巴瘤中的一种肿瘤细胞，细胞体积大，染色质呈空泡状，在 HE 染色下胞质常收缩变小，使细胞周围出现组织空隙故称为陷窝细胞
镜影细胞	mirror image cell	典型的 R-S 细胞，细胞核为双核，核仁突出嗜酸性，对霍奇金淋巴瘤诊断有重要意义
伯基特淋巴瘤	Burkitt lymphoma	多见于非洲儿童和青年人，是一种可能来源于滤泡生发中心细胞的高度恶性 B 淋巴细胞肿瘤
多发性骨髓瘤	multiple myeloma	最常见的恶性浆细胞肿瘤，肿瘤细胞在骨髓呈单克隆增生
NK/T 细胞淋巴瘤	NK/T cell lymphoma	细胞毒性 T 淋巴细胞或 NK 细胞来源的淋巴瘤，绝大多数发生在淋巴结外（鼻腔和上呼吸道）；肿瘤细胞呈多形性，常侵及血管，嗜上皮性，有广泛的坏死
粒细胞肉瘤	granulocytic sarcoma	在骨、眼眶、皮肤、淋巴结等部位出现的局限性原始粒细胞肿瘤，可发展为急性粒细胞白血病
类白血病反应	leukemoid reaction	因严重感染、某些肿瘤、药物中毒等刺激造血组织而产生的异常反应，周围血中白细胞计数显著增高，并有幼稚细胞出现
白血病	leukemia	骨髓造血干细胞克隆性增生形成的恶性肿瘤，其特征是骨髓内不成熟的白细胞异常增生取代正常骨髓组织，并进入周围血和浸润肝、脾、淋巴结等全身各组织和器官，造成贫血、出血和感染
急性白血病	acute leukemia	造血干细胞克隆性异常增生，并且瘤细胞失去分化成熟能力。起病急，进展快，病程短
周围血象的“三联征”		末梢血象检查时出现白细胞总数增高，可达 $100\times10^9/L$，原始粒细胞>30%和伴有贫血，它常是急性粒细胞白血病的表现
绿色瘤	chloroma	急性粒细胞白血病的肿瘤性原始粒细胞在骨髓外形成的局限性肿块，因新鲜时肉眼观呈绿色而得名
慢性白血病	chronic leukemia	造血干细胞克隆性异常增生，且瘤细胞具有一定的分化成熟能力。起病慢、病程较长

续　表

名　词	英文名	定义或概念
朗格汉斯细胞组织细胞增生症	Langerhans cell histocytosis	一组少见的，介于良、恶性之间的组织细胞增生性疾病，其本质是朗格汉斯细胞的克隆性增生。常表现为皮疹、肝脾淋巴结肿大或骨缺损，晚期可出现贫血、感染、出血等骨髓抑制的表现
嗜酸性肉芽肿	eosinophilic granuloma	朗格汉斯细胞组织细胞增生症中的一种，其特征为朗格汉斯细胞在骨髓腔中聚集，病灶呈膨胀性，破坏骨质
恶性组织细胞增生症	malignant histiocytosis	一种组织学上类似组织细胞及其前体细胞的进行性、系统性、肿瘤性增生引起的全身性疾病

基本内容复习

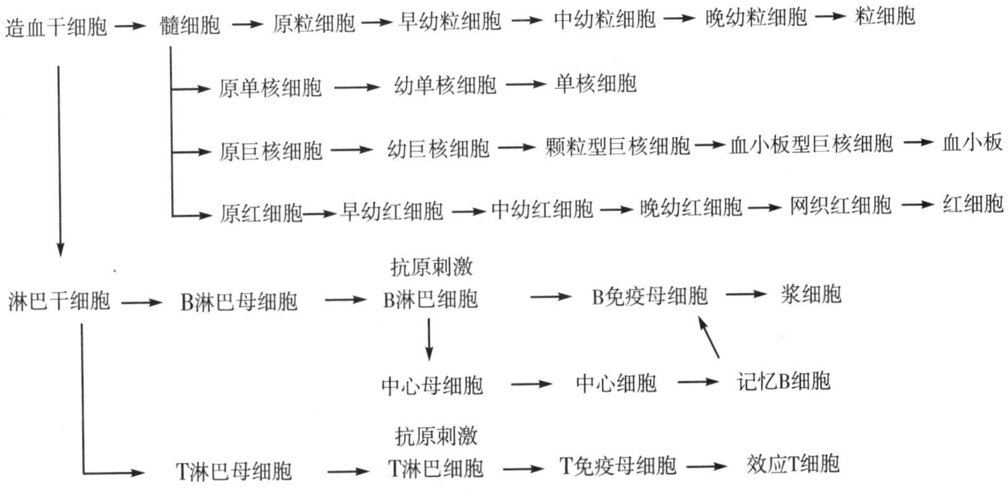

图 9-1　各种血细胞的分化过程

表 9-1　各阶段白细胞组织化学及免疫组化特点

细胞种类	免疫组织化学阳性	组织化学阳性
髓细胞	CD13、CD14、CD15、CD64、CD33、CD34 阳性	
原粒细胞	CD13、CD14、CD15、CD64、CD33、CD34 阳性	吉姆萨染色可见 Auer 小体，MPO（+）
淋巴干细胞	TdT、CD33、CD34 阳性	
B 淋巴母细胞	TdT、CD10、CD19、CD20、SIg 阳性	
T 淋巴母细胞	TdT、CD2、CD3、CD4/CD8、CD7、TCR 阳性	
B 淋巴细胞	CD10、CD19、CD20、SIg 阳性	
T 淋巴细胞	CD2、CD3、CD4/CD8、CD7 阳性	

续 表

细胞种类	免疫组织化学阳性	组织化学阳性
浆细胞	CD38、CD138 阳性	
NK 细胞	CD16、CD56 阳性	
单核细胞	CD68、CD163 阳性	α-AT、α-ACT、溶菌酶

表 9-2 各种白细胞形态特点

细胞种类	细胞形态特点
髓细胞	细胞中等大小，与淋巴母细胞相似，但染色质细腻，可有 2~4 个小核仁，胞质较少
原粒细胞	与髓细胞形态相似，胞质略多，吉姆萨染色可见胞质内红染棒状的 Auer 小体及细小的嗜天青颗粒，MPO（+）
淋巴干细胞	与髓细胞形态相似，但 TdT 阳性，而 CD33、CD34 阴性，无 T、B 细胞标志
B 淋巴母细胞 T 淋巴母细胞	稍大于小淋巴细胞，核圆形或迂曲，染色质细腻均匀呈毛玻璃状，核膜薄，核仁小或不明显，胞质少。T 淋巴母细胞胞质透明，胞核大小不一，细胞有多形性表现
小淋巴细胞	细胞小圆形，小于红细胞，核圆形，稍有凹陷，染色质致密，无核仁或不明显，胞质稀少，包括成熟的 B 或 T 淋巴细胞，免疫表型各自表达 B 或 T 淋巴细胞的免疫标志
中心母细胞	细胞较大，核圆形或椭圆形，直径 10~15μm，大小不等，染色质细腻空亮，核膜较厚，核仁明显，常为多个，嗜碱，位于核膜下，胞质稍多
中心细胞	细胞较小，核大小不等，直径在 6~10μm，形状不规则，核膜可见切迹或线状裂沟，染色较小淋巴细胞淡，染色质颗粒状，不均匀，可见小核仁，胞质少
套细胞	细胞较小，细胞及胞核大小形状介于小淋巴细胞和中心细胞间，位于淋巴滤泡外套层内，光镜下不易识别，属于 B 淋巴细胞，但 CD5 阳性
边缘区细胞	位于淋巴滤泡外套层之外，核圆或不规则形，较小淋巴细胞稍大，胞质丰富淡染，IgD、CD45-like（KiB3）、CD23 均阴性（小淋巴细胞均阳性），属于 B 淋巴细胞
单核细胞样 B 淋巴细胞	细胞中等大小，直径 7μm 左右，胞核居中，圆形或不规则形，似中心细胞的核形，染色质细腻，核仁小，胞质较多，淡染空亮，CD22、CD35、SIgM 阳性，CD23、CD5 阴性，来源、功能不明
浆细胞	细胞中等大小，核圆或椭圆形，偏位，染色质呈车辐状排列，可有小核仁，胞质丰富，嗜碱，核周可见半月状空晕，胞质内可形成红染的 Russell 小体
淋巴浆样细胞	细胞较小，似浆细胞样，但核如小淋巴细胞样浓染，免疫表型多数为 B，少数为 T 淋巴细胞
B 免疫母细胞 T 免疫母细胞	大椭圆形，3~4 倍于小淋巴细胞，核大，圆形或椭圆形，居中略偏位，核膜厚，核仁大而明显，嗜碱性，常为单个居中，胞质丰富，嗜碱（B 细胞）或透明（T 细胞），T 细胞体积略小
NK 细胞	光镜下与 T 淋巴细胞相似而无法识别，CD56 阳性单核细胞中等大小，直径 14~20μm，核呈肾形，染色质细腻呈网状，胞质丰富淡染

表 9-3　淋巴细胞发育，分化和转化各阶段图解

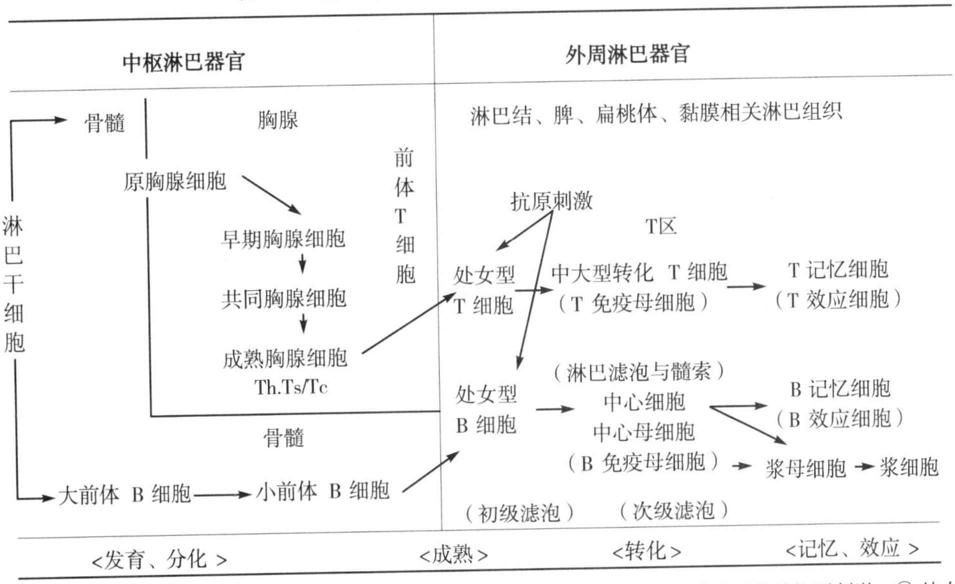

注：① 未成熟的前体淋巴细胞，即为“淋巴母细胞”。前体淋巴细胞的增殖不依赖抗原刺激。② 处女型 T、B 细胞为成熟小淋巴细胞——在淋巴器官内受抗原刺激而转化为中、大型淋巴细胞——进一步增殖为功能活跃的记忆淋巴细胞，效应细胞

表 9-4　WHO 关于淋巴组织肿瘤的分类（2008 年）

前驱肿瘤	血管内大 B 细胞淋巴瘤
母细胞性浆细胞样树状突细胞肿瘤，以前称为母细胞性 NK 细胞淋巴瘤	原发皮肤大 B 细胞淋巴瘤，腿型
谱系未定的急性白血病	浆母细胞性淋巴瘤
急性未分化白血病	原发渗出性淋巴瘤
混合表型急性白血病，有/无重现性遗传学异常	ALK 阳性弥漫大 B 细胞淋巴瘤
前体淋巴细胞肿瘤	起源于 HHV8 阳性的多中心 Castleman 病的大 B 细胞淋巴瘤
B 淋巴母细胞白血病/淋巴瘤，非特殊类型	介于弥漫大 B 细胞淋巴瘤和伯基特淋巴瘤之间的灰区 B 细胞淋巴瘤
B 淋巴母细胞白血病/淋巴瘤伴重现性遗传学异常	介于弥漫大 B 细胞淋巴瘤和经典霍奇金淋巴瘤之间的灰区 B 细胞淋巴瘤
B 淋巴母细胞白血病/淋巴瘤伴 t（9；22）（q34；q11.2）；BCR/ABL1	成熟 T/NK 细胞淋巴瘤
B 淋巴母细胞白血病/淋巴瘤伴 t（v；11q23）；MLL 重组	T 前淋巴细胞白血病
B 淋巴母细胞白血病/淋巴瘤伴 t（12；21）（p13；q22）；*TEL-AML*1（*ETV*6-*RUNX*1）	T 大颗粒淋巴细胞白血病

续 表

B 淋巴母细胞白血病/淋巴瘤伴超二倍体	慢性 NK 细胞淋巴增殖性疾病
B 淋巴母细胞白血病/淋巴瘤伴低二倍体	侵袭性 NK 细胞白血病
B 淋巴母细胞白血病/淋巴瘤伴 t（5；14）（q31；q32）（*IL3-IGH*）	成人 T 细胞白血病/淋巴瘤
B 淋巴母细胞白血病/淋巴瘤伴 t（1；19）（q23；p13.3）；*E2A-PBX*1（*TCF*3-*PBX*1）	EBV 相关的克隆性淋巴组织增殖性疾病（儿童）
T-淋巴母细胞白血病/淋巴瘤	儿童系统性 EBV 阳性 T 细胞增殖性疾病（与慢性活动性 EBV 感染相关）
成熟 B 细胞淋巴瘤	种痘水疱病样淋巴瘤
慢性淋巴细胞性白血病/小淋巴细胞性淋巴瘤	结外 NK/T 细胞淋巴瘤，鼻型
B-前淋巴细胞性白血病	肠病相关 T 细胞淋巴瘤
脾脏边缘区 B 细胞淋巴瘤	肝脾 T 细胞淋巴瘤
毛细胞白血病	皮下脂膜炎样 T 细胞淋巴瘤
脾淋巴瘤/白血病，不能分类	蕈样霉菌病
淋巴浆细胞淋巴瘤	赛塞里综合征
重链病	原发皮肤间变性大细胞淋巴瘤
浆细胞骨髓瘤/浆细胞瘤	原发皮肤侵袭性嗜表皮 CD8 阳性细胞毒性 T 细胞淋巴瘤
结外边缘区黏膜相关淋巴组织 B 细胞淋巴瘤（MALT 淋巴瘤）	原发皮肤 gamma/delta T 细胞淋巴瘤
皮肤原发性滤泡中心淋巴瘤	原发皮肤小/中 CD4 阳性 T 细胞淋巴瘤
滤泡性淋巴瘤	外周 T 细胞淋巴瘤，非特殊类型
淋巴结内边缘区 B 细胞淋巴瘤	血管免疫母细胞 T 细胞淋巴瘤
套细胞淋巴瘤	ALK 阳性间变性大细胞淋巴瘤
弥漫大 B 细胞淋巴瘤	ALK 阴性间变性大细胞淋巴瘤
弥漫大 B 细胞淋巴瘤，非特殊类型	霍奇金淋巴瘤
T 细胞/组织细胞丰富的大 B 细胞淋巴瘤	结节性淋巴细胞为主型霍奇金淋巴瘤
老年人 EBV 阳性的弥漫大 B 细胞淋巴瘤	经典型霍奇金淋巴瘤
慢性炎症相关的弥漫大 B 细胞淋巴瘤	结节硬化型
中枢神经系统原发性弥漫大 B 细胞淋巴瘤	富于淋巴细胞型
淋巴瘤样肉芽肿	混合细胞型
原发纵隔（胸腺）大 B 细胞淋巴瘤	淋巴细胞减少型

表 9-5　淋巴结反应性增生与非霍奇金淋巴瘤的区别

区别要点	淋巴结反应性增生	非霍奇金淋巴瘤
淋巴结结构	呈可逆性改变	部分或全部破坏
细胞成分	以成熟浆细胞为标志的 B 淋巴细胞衍化系列	细胞呈单克隆性增生
正常结构被侵袭和包膜外浸润	无	有
扩散和转移	无	可能有
淋巴结	时大时小	进行性增大
抗感染治疗	有效（可治愈）	无效

表 9-6　常见非霍奇金淋巴瘤的临床表现、组织学特点及预后

淋巴瘤分类	临床特点	组织学特点	免疫组化及核型改变	预　后
淋巴母细胞淋巴瘤/急性淋巴细胞性白血病（LBL/ALL）	急性发病，好发于儿童及青少年，占儿童白血病的 80%。多伴有白血病表现，特征性病变是末梢血中出现幼稚的淋巴母细胞	骨髓象与急性髓母细胞性白血病相似，淋巴结表现为清一色的淋巴母细胞弥漫浸润，淋巴结结构破坏	TdT 阳性，多数为 B 细胞性，少数为 T 细胞性，CD19 或 CD2 阳性。t（12；21）	B-ALL 的发病高峰在 4 岁，预后较好，多数可以治愈。其他年龄组预后差，特别是 t（9；22）（q34；11.2）染色体易位的 B-ALL 预后最差
小淋巴细胞淋巴瘤/慢性淋巴细胞白血病（SLL/CLL）	多隐匿发病，中老年人多见，男性明显多于女性，可出现自身免疫性溶血或自身免疫病，约半数以上伴有全身淋巴结和肝脾肿大	淋巴结结构消失，小淋巴细胞弥漫片状分布，其中散在由小淋巴细胞和淋巴浆样细胞构成的增殖中心具有诊断意义	多数 B 细胞标志物阳性，CD23、CD5 也阳性，IgM 或 IgD 阳性，κ 或 λ 阳性，IgH 和 IgL 基因重排。12 号染色体三体，11 号染色体缺失	差异很大，多数可生存 > 10 年，中位生存时间 4～6 年，但少数患者可转变为 LBL 或 DLBL 则预后不好，多在 1 年内死亡
滤泡性淋巴瘤（FL）	中老年人多见，以全身淋巴结肿大为主要表现，内脏很少受累，但常累及骨髓，而无白血病表现	淋巴结结构破坏消失，瘤细胞由中心细胞和中心母细胞构成，呈滤泡状排列；根据中心母细胞的数目分 1~3 级	具有生发中心 B 细胞的免疫表型，表达 CD19、CD20、CD10、BCL6，90% 的病例 Bcl-2 阳性，t（14；18）染色体易位是特征性的改变	低度恶性，中位生存 7~9 年，但对化疗不敏感，不易治愈

续 表

淋巴瘤分类	临床特点	组织学特点	免疫组化及核型改变	预 后
套细胞淋巴瘤（MCL）	中年男性多见，主要表现为疲劳和淋巴结肿大，常累及骨髓、脾、肝和咽淋巴环。累及胃肠道易形成淋巴瘤样息肉	瘤细胞为套细胞样，呈弥漫性或呈带状围绕淋巴滤泡生长，但无增殖中心样结构	CD19、CD20、CD22 和 CD5 阳性，CD23 阴性，IgM 和 IgD 同时阳性，特异性表达 Cyclin D1，t（11；14）（q13；q32）易位	伴有残存淋巴滤泡呈带状生长者为低度恶性，中位生存7年余；其余为中度恶性，中位生存3~5年，不易治愈
弥漫大B细胞淋巴瘤（DLBCL）	中年人多见，但年龄分布范围大，中位年龄为60岁。主要表现为淋巴结的迅速增大，可迅速累及结外组织，如胃肠道、皮肤和脑。晚期可累及肝、脾、骨髓，但罕见白血病表现	淋巴结结构消失，瘤细胞体积大，形态不一，呈中心细胞、中心母细胞和免疫母细胞样，可混有T细胞	CD19、CD20、CD79a 阳性，CD10 阳性或阴性，IgM 或 IgG 阳性，κ 或 λ 阳性，IgH 和 IgL 基因重排。20%~30% 有 t（14；18）染色体易位，根据基因表达谱可分为生发中心型（GCB-DLBCL）和非生发中心型（ABC-DLBCL），前者的预后较后者好	一种高度侵袭性肿瘤，如不治疗可迅速导致死亡，但强化联合化疗多数可完全缓解或治愈；抗B细胞 CD20 单克隆抗体与化疗方案的联合使用，可显著改善预后
伯基特淋巴瘤（Burkitt）	儿童多见，常见于结外，但多不出现白血病，肿瘤生长速度极快，可能是人类生长最快的肿瘤	肿瘤由中等大小、形态单一的淋巴细胞构成，其中可见散在的巨噬细胞呈满天星状分布	表达B细胞标志，IgM 阳性，t（8；14）、t（2；8）、t（8；22），与 EBV 感染有关	高度侵袭性，大剂量化疗，多数儿童和年轻患者可治愈
浆细胞骨髓瘤（PL）	中老年人多见，发展缓慢，常表现为多发或单发的溶骨性改变，骨外常累及呼吸道、肝、脾、淋巴结。可见血清M成分和本周蛋白尿	肿瘤由分化不一致的浆细胞构成，成分单一，血清中M成分主要是 IgG，少数为 IgA，IgM 和 IgE 罕见	CD38 和 CD138 阳性，B细胞标志 CD19、CD20、CD79a 均可阳性或阴性，IgH 和 IgL 基因重排	低度恶性，化疗效果不好，孤立性病变预后较好，多发病变较差。中位生存期为2~4年
外周T细胞淋巴瘤（PTCL）	多发生于成人，表现为局灶性或全身性淋巴结肿大，可累及结外皮肤、皮下、脾及内脏，呈播散性、侵袭性生长	淋巴结结构破坏，后微静脉增生，瘤细胞异型性明显，由不同分化阶段T细胞构成，瘤组织内可混有非肿瘤细胞	CD2、CD3、CD4 或 CD8 阳性，TCR 基因重排，TdT 阴性	高度恶性，对治疗无反应，预后不好

续 表

淋巴瘤分类	临床特点	组织学特点	免疫组化及核型改变	预 后
血管免疫母细胞性T细胞淋巴瘤(AITL)	多发生于中老年人，表现为全身淋巴结肿大，肝、脾、皮肤和骨髓常受累	淋巴结结构破坏，多形性淋巴细胞浸润、高内皮细胞小静脉和滤泡树突细胞明显增生	表达大多数T细胞抗原如CD2、CD3、CD4、CD5、CD10、CXCL13；多数有T细胞受体基因重排	临床经过为侵袭性，中位生存期少于3年
NK/T细胞淋巴瘤(NK/TCL)	多发生于青中年男性，以鼻中隔和鼻软骨、骨破坏、广泛坏死为特征	组织坏死明显，混合炎细胞浸润，瘤细胞大小不等、形态多样，常浸润血管壁	常表达NK细胞的CD56，也部分表达T细胞标志CD2、胞质型CD3以及细胞毒分子；与EBV感染密切相关，单纯NK细胞淋巴瘤无TCR基因重排	高度恶性，侵袭性强，放射治疗是临床Ⅰ、Ⅱ期患者首选治疗方案。中位生存为1年，预后不好
蕈样霉菌病/Sezary综合征(MF)	多发于中老年人，早期表现为皮肤的湿疹样病损，后期形成皮肤斑块和瘤结节	瘤细胞体积小到中等大，核高度扭曲；常在表皮内聚集形成Pautrier微脓肿	表达CD2、CD3、CD4、CD45RO，而CD7和CD8阴性	局限于皮肤者预后较好，扩散至血液和内脏者预后差

表9-7 霍奇金淋巴瘤与非霍奇金淋巴瘤鉴别要点

鉴别内容	霍奇金淋巴瘤	非霍奇金淋巴瘤
发病率	少，占淋巴瘤10%~20%	多，占80%~90%
年龄	青年多见，儿童少见	各年龄组，随年龄增长而增加
性别	男多于女	男多于女
首发症状	无痛性颈或锁骨上淋巴结肿大(60%~80%)	无痛性颈或锁骨上淋巴结肿大（22%）
原发病变	多在淋巴结，很少在结外组织	可在结外淋巴组织
转移	向邻近淋巴结依次转移	跳跃转移，更易结外浸润
受累淋巴结分布特点	连续性分布	跳跃式分布
肠系膜及咽淋巴环受累	极少见	常见
淋巴结外受累	罕见	常见
与淋巴瘤分期	关系密切	不明显
治疗	Ⅰ、Ⅱ期肿瘤放疗有可能长期消退	一般需进行全身化疗
预后	优于NHL	不好

表 9-8 霍奇金淋巴瘤分期

分 期	病变分布
Ⅰ	病变局限于一组淋巴结（Ⅰ）或累及单一淋巴结外器官或组织（ⅠE）
Ⅱ	累及横膈一侧的2个或2个以上淋巴结（Ⅱ）或直接蔓延至相邻结外器官或组织（ⅡE）
Ⅲ	累及横膈两侧的淋巴结（Ⅲ），再累及脾（ⅢS）或相邻的其他器官或组织（ⅢE），或二者同时受累（ⅢES）
Ⅳ	弥漫或播散性累及一个或多个结外器官或组织，如肝脏和骨髓等

表 9-9 经典型霍奇金淋巴瘤组织学分型

分 型	病 理	特 点
结节硬化型	①多数陷窝细胞+少量典型R-S细胞 ②胶原纤维呈双折光性，分隔成结节，可有坏死灶 ③较多的背景细胞 ④ EBV感染率10%~40%	年轻女性好发，预后较好，常伴纵隔肿块
混合细胞型	①诊断R-S细胞及单核型R-S细胞均多见 ②胶原纤维无双折光性，可有坏死灶 ③中等量的背景细胞 ④75%有EBV感染	预后较好
淋巴细胞减少型	类型Ⅰ：①少数镜影细胞 ②弥漫性纤维化，胶原纤维多、无双折光性 ③淋巴细胞少，常有坏死 类型Ⅱ：①多数多形性R-S细胞、少量镜影细胞 ②背景细胞少，坏死更多	预后最差
富于淋巴细胞型	结节型：①爆米花细胞+少量镜影细胞（典型R-S细胞很少或缺乏） ②淋巴结部分或全部受累（结节性浸润） 弥漫型：①爆米花细胞+淋巴细胞+组织细胞 ②少量镜影细胞+背景细胞（淋巴细胞+组织细胞） ③40%伴EBV感染	病变局限，预后好

表 9-10 霍奇金淋巴瘤肿瘤细胞形态特点及免疫标志

细胞类别	细胞形态特点	免疫标志
典型的R-S细胞	细胞呈圆形，体积大，直径15~45μm，胞质丰富嗜酸，核呈对称双叶状（双核），较大，核膜厚，每个核内均含有一个大包涵体样嗜酸性核仁，核仁周围有空晕	CD15、CD30阳性，EBV多数阳性

续　表

细胞类别	细胞形态特点	免疫标志
多核或单核 R-S 细胞	胞核形态与典型 R-S 细胞相似，只是胞核数量可为单个或多个	CD15、CD30 阳性，EBV 多数阳性
LP 细胞/爆米花细胞	细胞较大，核呈折叠状或呈多叶重叠状，核膜薄，染色质空亮，伴有多个较小的嗜碱性核仁，胞质嗜碱或嗜双染	CD20，CD79 阳性，50% EMA 阳性，PAX-5 阳性
陷窝细胞	细胞体积大，单核或分叶核，染色质细腻呈空泡状，可有核仁，胞质丰富浅染，在 HE 染色时常收缩使胞质变少，细胞周围有组织空隙	CD15、CD30 阳性

表 9-11　各型霍奇金淋巴瘤特点

分型		好发年龄	发生率	生存率	结构特点	肿瘤构成细胞	炎细胞	其他
结节性淋巴细胞为主型		35 岁为中位年龄	少见	10 年生存率 80%	淋巴结结构消失，呈结节状	爆米花细胞、淋巴细胞、组织细胞，无典型的 R-S 细胞	无浆细胞、嗜酸性、嗜碱性和中性粒细胞	单克隆 B 细胞标志，而 CD15、CD30 阴性。部分可转为高度恶性的 B 细胞淋巴瘤
经典型	结节硬化型	发病高峰 15~34 岁	常见	预后好	由双折光性胶原束将瘤组织分割呈不规则结节	以陷窝细胞为主，可见少许 R-S 细胞	各种炎细胞混合存在	常伴有纵隔肿块
	混合细胞型	50 岁以上男性	最常见（25%）	预后较好	淋巴结结构消失，弥漫病变	R-S 细胞常见，除爆米花细胞外其他类型肿瘤细胞均可见	各种炎细胞混合存在，纤维增生不明显	常伴有全身症状
	富于淋巴细胞型	青、中年人	较常见（5%）	预后较好	多呈弥漫性，少数呈结节性病变	小淋巴细胞背景中有多少不等的 R-S 细胞	一般无浆细胞、嗜酸、嗜碱性和中性粒细胞	预后较其他亚型的经典型霍奇金淋巴瘤好
	淋巴细胞减少型	中位年龄 30~37 岁	罕见	预后差	纤维组织增生明显或不明显，可形成结节	单核或多核 R-S 细胞	淋巴细胞少，纤维增生明显者细胞成分少	预后差

表 9-12 急性髓细胞白血病的 FAB 分类

类 别	形态学	注 释
M0 最少分化型 AML	缺乏髓母细胞的细胞学和细胞化学标志物，但表达髓系抗原	占 AML 2%～3%，最常见于婴幼儿或老年人
M1 未分化型 AML	主要为极不成熟的髓母细胞；极少胞质颗粒或 Auer 小体	占 AML 20%；预后差
M2 成熟型 AML	以髓母细胞和早幼粒细胞为主；多数病例有 Auer 小体	占 AML 30%；出现 t（8；21）转位提示良好的预后
M3 急性早幼粒细胞白血病	充满粗大颗粒的早幼粒细胞，Auer 小体多见，核呈肾形或双叶	占 AML 5%～10%；弥漫分布于血管内；维甲酸治疗有效
M4 急性粒、单核细胞白血病	具有中幼粒和单核细胞分化；髓细胞同 M2；外周血单核细胞增多	占 AML 20%～30%；出现 16 号染色体倒位或 16p 缺失，提示预后良好
M5 急性单核细胞白血病	原单核细胞（过氧化物酶阴性，酯酶阳性）和幼单核细胞为主	占 AML 10%；常见于儿童和青年；牙龈浸润常见；和 11 号染色体异常有关
M6 红白血病	以奇异的多核和巨核原红细胞为主；原粒细胞可见	占 AML 5%；高血细胞计数和器官浸润罕见；主要累及老年人
M7 急性巨核细胞白血病	以巨核系母细胞为主；抗血小板抗体反应阳性；骨髓纤维化或骨髓网状蛋白增加	占 AML <5%，成人和儿童均可发生，预后通常较差

表 9-13 各型急性白血病的分型及组织学特点

分 型	构成比（%）	形态特点	其 他
M0 最少分化型	2～3	瘤细胞无原粒细胞的形态和组织化学特点，但表达粒细胞系统的抗原	
M1 未分化型	20	由大量原始的髓细胞和少数原粒细胞构成	预后差
M2 分化型	30～40	由原始粒细胞到中幼粒细胞各阶段细胞构成	t（8；21）染色体易位
M3 急性早幼粒细胞白血病	5～10	由早幼粒细胞构成	t（15；17）染色体易位，维甲酸治疗有效
M4 急性粒、单核细胞白血病	20～30	由早、中幼粒细胞和幼单核细胞混合构成	Inv16 或 16q 缺失
M5 急性单核细胞白血病	10	由原单核细胞（M5a）或由幼单核细胞（M5b）为主要成分构成	瘤细胞 MPO 阴性，而非特异性酯酶阳性，11q23 异常
M6 急性红白血病	5	由早幼红细胞和巨核、多核原红细胞和原始粒细胞（>30%）混合构成	

续　表

分　型	构成比（%）	形态特点	其　他
M7 急性巨核细胞白血病	1	多形性的原巨核细胞构成，常伴有骨髓纤维化	血小板相关抗原阳性
L1 急性淋巴母细胞白血病（小细胞为主型）	较多	以体积小的淋巴母细胞为主，混有少量大细胞	
L2 急性淋巴母细胞白血病（大细胞为主型）	较多	以体积较大的淋巴母细胞为主，混有少量小细胞，瘤细胞大小悬殊	多数为非 B、非 T 细胞性，少数为 B 细胞性，极少数为 T 细胞性
L3 急性淋巴母细胞白血病（大细胞均一型）	罕见	由大小一致的较大淋巴母细胞构成	多数为 B 细胞性

表 9-14　各型白血病的临床特点及预后

区别内容	急性髓母细胞白血病（AML）	急性淋巴母细胞白血病（ALL）	慢性粒细胞白血病（CML）	慢性淋巴细胞白血病（CLL）
好发人群	多见于成年人，儿童较为少见	多见于儿童和青少年	多见于成人，发病高峰为 30~40 岁	50 岁以上，男女之比为 2∶1
发热、乏力、贫血、出血倾向	有	有	不明显，晚期以贫血和巨脾为主	不明显，主要以肝脾淋巴结肿大为主
肝脾淋巴结肿大	有	较明显	极为明显，有巨脾	明显
骨髓象	原始细胞弥漫性肿瘤性增生，幼稚细胞 >30%	幼稚淋巴母细胞弥漫浸润，骨髓抑制	显示极度增生，以粒细胞系为主，但原始细胞较少	小淋巴细胞弥漫浸润，骨髓抑制
末梢血象	100×10^9/L，幼稚细胞 >30%	（20~50）$\times10^9$/L，可见多少不一的淋巴母细胞	（100~800）$\times10^9$/L，幼稚细胞罕见	（30~100）$\times10^9$/L，为成熟的小淋巴细胞
预后	较 ALL 差，核型 t（8；21）和 Inv（16）畸变者常规化疗后有 50% 长期缓解	预后较好，常规化疗约 90% 患者可完全缓解，2/3 的可治愈	不经治疗中位生存期可达 3 年，但多转为急性白血病，预后很差	不经治疗中位生存期 6 年，少数转为 ALL 或 DLBL 者预后很差

续 表

区别内容	急性髓母细胞白血病（AML）	急性淋巴母细胞白血病（ALL）	慢性粒细胞白血病（CML）	慢性淋巴细胞白血病（CLL）
其他	M3 中具有 t（15；17）转位者对维甲酸治疗有效		染色体和 t（9；22）	12 号染色体三体，13q 和 11q 缺失，CD5、CD19、CD20（+）

表 9-15 淋巴细胞反应性增生和肿瘤性增生的鉴别

鉴别项目	淋巴细胞反应性增生	淋巴细胞肿瘤性增生
免疫表型	多形性：B 和 T 细胞混合性增生	单形性：以 B 或 T 细胞增生
克隆性	多克隆性 B 或 T 细胞增生	单克隆性 B 或 T 细胞增生
κ、λ 轻链	κ∶λ 比值正常	B 细胞 κ 或 λ 链单克隆表达
Ig 基因重排	无	B 细胞肿瘤有
TCR 基因重排	无	T 细胞肿瘤有
DNA 倍体	正常二倍体	非整倍体
抗原表达	正常	异常*
染色体易位	无	有

* 是指正常 B 或 T 细胞应该出现的标志未出现，或不应该出现的标志出现

表 9-16 正常或反应性淋巴滤泡与肿瘤性滤泡或结节的鉴别

鉴别项目	正常淋巴滤泡	肿瘤性滤泡或结节
淋巴结结构	大多保存	部分或完全消失
滤泡大小、境界	较大、大小不一，境界清楚	较小、大小一致、境界不清
滤泡形态	具有明、暗区变化和周围小淋巴细胞套	无明、暗区变化和周围小淋巴细胞套
滤泡的构成细胞	由多种形态的转化细胞构成	细胞形态单一，细胞种类少
细胞凋亡	有，Bcl-2 阴性	90% Bcl-2 阳性
核分裂象	滤泡内较多，滤泡外无或偶见	滤泡内较少，而滤泡外常见
细胞的克隆性	多克隆性	单克隆性
遗传变异	无	t（14；18）

表 9-17　朗格汉斯细胞组织细胞增生症的类型

区别要点	Letterer-Siwe 病	Hand-Schüller-Christian 病	嗜酸性肉芽肿
好发年龄	≤2 岁	2~6 岁	儿童和青少年
病变范围	多系统、皮肤、骨和淋巴结最易受累	多灶性，骨骼易受累	局灶性，局限于骨骼
临床特点	急性弥漫性	慢性进行性	良性

表 9-18　类白血病反应与粒细胞白血病的鉴别

鉴别要点	类白血病反应	粒细胞白血病
贫血	不明显	明显
血小板减少	不明显	明显
粒细胞中毒性改变	胞质中有中毒性颗粒和空泡	无
中性粒细胞碱性磷酸酶	活性增高	明显降低
中性粒细胞糖原含量	增多	明显降低
染色体	无	有
血象恢复	除去原因后，血象可恢复正常	不能恢复正常

试 题 精 选

一、填空题

1. 霍奇金淋巴瘤组织成分多样，但都有①________细胞，它是诊断霍奇金病的②________。

2. 淋巴母细胞淋巴瘤多数起源于①________，少数为②________性。肿瘤由幼稚的③________构成，常伴有④________，属高度恶性肿瘤。

3. 非霍奇金淋巴瘤的起病者先表现为①________，通常在②________。

4. 非霍奇金淋巴瘤中常原发于淋巴结外的类型有①________、②________、③________和④________。

5. 恶性淋巴瘤具有①________和②________的特征。

6. 典型的 R-S 细胞体积①________，胞质②________，有两个或多个核，核膜③________，每个核内均带有一个大而明显的圆形④________，核仁周围有⑤________。两核并列，大致对称的双核 R-S 细胞被称为⑥________，也称为⑦________，是霍奇金淋巴瘤的重要诊断依据。

7. 与白血病发生有关的因素有①________、②________、③________和④________。

8. 急性白血病患者的临床表现常有①________、②________、③________和④________。

二、选择题

【A型题】

1. 霍奇金淋巴瘤最重要并有诊断意义的病变是
   A. 小核裂细胞
   B. 大核裂细胞
   C. 陷窝细胞
   D. 霍奇金细胞
   E. R-S细胞

2. 下述哪个是T淋巴细胞来源的恶性肿瘤
   A. 多发性骨髓瘤
   B. 霍奇金淋巴瘤
   C. 蕈样霉菌病
   D. 伯基特淋巴瘤
   E. 恶性组织细胞增生症

3. 经典型霍奇金淋巴瘤具有诊断意义的细胞主要是
   A. LP细胞
   B. 陷窝细胞
   C. 多形性细胞
   D. R-S细胞
   E. 未分化细胞

4. 下述描述中，哪项不符合慢性粒细胞白血病
   A. 约90%出现Ph染色体
   B. 周围血白细胞数量明显增多
   C. 骨髓内大量原始粒细胞
   D. 脾明显肿大
   E. 肝肿大

5. 下述哪项符合结节硬化型霍奇金淋巴瘤
   A. 淋巴结结构保留
   B. 淋巴细胞大量增生
   C. 多种细胞混合增生，少数R-S细胞
   D. 淋巴细胞显著减少，较多R-S细胞
   E. 纤维组织增生，多数陷窝细胞和R-S细胞

6. 下列哪种是T细胞淋巴瘤
   A. Burkitt淋巴瘤
   B. 滤泡性淋巴瘤
   C. 免疫母细胞淋巴瘤
   D. 滤泡中心细胞型淋巴瘤
   E. 间变大细胞淋巴瘤

7. 关于非霍奇金淋巴瘤的描述，正确的是
   A. 脑、肝、肾等器官不发生非霍奇金淋巴瘤
   B. 非霍奇金淋巴瘤以T细胞源性多见
   C. 滤泡性及小细胞性非霍奇金淋巴瘤恶性度低
   D. 蕈样霉菌病为B细胞源性
   E. Burkitt淋巴瘤为T细胞源性

8. 下述描述中，不符合Burkitt淋巴瘤的是
   A. 多累及颈部淋巴结
   B. B细胞来源
   C. 与EB病毒感染有关
   D. 多见于儿童和青年
   E. 化疗效果较好

9. 常发生在皮肤的淋巴瘤是
   A. 蕈样霉菌病

B. Burkitt 淋巴瘤
C. 血管免疫母细胞性 T 细胞淋巴瘤
D. 小细胞性淋巴瘤
E. 滤泡性淋巴瘤

10. 下列疾病中脾肿大最明显的白血病是
A. 急性淋巴性白血病
B. 急性粒细胞性白血病
C. 慢性淋巴性白血病
D. 慢性粒细胞性白血病
E. 毛细胞性白血病

11. 变异型 R-S 细胞是
A. 镜影细胞
B. 燕麦细胞
C. 陷窝细胞
D. 泡沫细胞
E. Aschoff 细胞

12. 霍奇金淋巴瘤的特点是
A. 首先累及深部淋巴结
B. 多处淋巴结同时发生
C. 病变先从一个淋巴结开始，逐渐向远处扩散
D. 细胞单一性
E. 以上都不是

13. 多发生于女性青年的经典型霍奇金淋巴瘤是
A. 结节硬化型
B. 淋巴细胞为主型
C. 混合细胞型
D. 淋巴细胞减少型
E. 弥漫纤维化型

14. 霍奇金淋巴瘤最常发生的部位是
A. 腹股沟淋巴结
B. 腋下淋巴结
C. 腹膜后淋巴结
D. 纵隔淋巴结
E. 颈部淋巴结

15. 儿童常见的非霍奇金淋巴瘤是
A. 小细胞性淋巴瘤
B. 滤泡性淋巴瘤
C. 弥漫大 B 细胞淋巴瘤
D. Burkitt 淋巴瘤
E. 套细胞淋巴瘤

16. 急性白血病的病理改变中，最具诊断价值的是
A. 外周血白细胞增多
B. 骨髓抑制现象
C. 肝脾淋巴结肿大
D. 骨髓巨核细胞减少
E. 骨髓幼稚白细胞增多

17. 急性粒细胞性白血病的瘤细胞在骨髓外软组织内浸润形成的肿块，称为
A. 淋巴瘤
B. 黄色瘤
C. 绿色瘤
D. 棕色瘤
E. 黑色素瘤

18. 滤泡性淋巴瘤受累淋巴结最常见的部位是
A. 纵隔
B. 腋窝
C. 腹膜后
D. 颈部
E. 腹股沟部

19. 慢性淋巴细胞性白血病，脾脏的主要累

及部位是
A. 白髓
B. 脾门
C. 脾被膜
D. 脾小动脉
E. 红髓

20. “绿色瘤”见于
A. 急性粒细胞白血病
B. 慢性粒细胞白血病
C. 慢性淋巴细胞性白血病
D. 类白血病
E. 急性淋巴母细胞白血病

21. 下列关于多发性骨髓瘤的描述，哪一项是不正确的
A. 全身骨骼多发性破坏
B. 病变累及骨髓
C. 瘤细胞为不同阶段的浆细胞
D. 来源于 B 细胞
E. 常累及肾脏

【B 型题】

A. T 细胞性淋巴瘤
B. 经典型霍奇金淋巴瘤
C. B 细胞性淋巴瘤
D. 组织细胞性淋巴瘤
E. Burkitt 淋巴瘤
1. 最常见的淋巴瘤是
2. 镜影细胞作为重要诊断依据的疾病是
3. 非霍奇金淋巴瘤中很少见的类型是
4. 以“满天星”图像为特点的疾病是

A. 免疫母细胞
B. 陷窝细胞
C. “爆米花”细胞
D. 典型的 R-S 细胞
E. 多形性 R-S 细胞
5. 结节硬化型霍奇金淋巴瘤有较多的
6. 混合细胞型霍奇金淋巴瘤有较多的
7. 淋巴细胞减少型霍奇金淋巴瘤有多数
8. 富于淋巴细胞型霍奇金淋巴瘤较多见

A. T 细胞
B. 组织细胞
C. 树突状细胞
D. B 细胞
E. T 细胞和 B 细胞
9. 滤泡性淋巴瘤来源于
10. Burkitt 淋巴瘤来源于
11. 血管免疫母细胞性 T 细胞淋巴瘤来源于

A. 滤泡样结构
B. 镜影细胞
C. 绿色瘤
D. Ph 染色体
E. “满天星”图像
12. 经典型霍奇金淋巴瘤可出现
13. Burkitt 淋巴瘤可出现
14. 滤泡性淋巴瘤可出现
15. 急性粒细胞白血病可出现
16. 慢性粒细胞白血病可出现

【C 型题】

A. 肿瘤性增生
B. 非肿瘤性增生
C. 二者均有
D. 二者均无
1. 嗜酸性肉芽肿
2. Letterer-Siwe 病
3. 猫抓病
4. 朗格汉斯细胞组织细胞增生症
5. Hand-Schüller-Christian 病
6. 非特异性反应性淋巴滤泡增生

A. 实质细胞呈肿瘤性增生
B. 间质有嗜酸性粒细胞、组织细胞及浆细胞
C. 二者均有
D. 二者均无
7. 急性粒细胞性白血病
8. 错构瘤
9. 迷离瘤
10. 霍奇金淋巴瘤
11. 小淋巴细胞性淋巴瘤
12. 巨大淋巴结增生
13. 朗格汉斯细胞组织细胞增生症
14. 慢性非特异性淋巴结炎
15. 血管免疫母细胞性 T 细胞淋巴瘤
16. 反应性淋巴滤泡增生

A. 脾肿大
B. 肝肿大
C. 二者均有
D. 二者均无
17. 慢性疟疾
18. 血吸虫病早期
19. 传染性单核细胞增多症

A. 恶性贫血
B. 严重缺铁性贫血
C. 二者均有
D. 二者均无
20. 骨髓纤维化
21. 再生障碍性贫血
22. 小红细胞性贫血
23. 巨幼红细胞性贫血
24. 肝和脾的髓外造血

【X 型题】

1. 非霍奇金淋巴瘤的特点有
A. 多为 B 细胞源性
B. 多原发于淋巴结内
C. 肿瘤成分较单一，多数无炎性细胞成分
D. 由大淋巴细胞构成的多表现为高度恶性
E. 由小淋巴细胞构成的多表现为低度恶性

2. 小淋巴细胞性淋巴瘤的特点有
A. 为低度恶性肿瘤
B. 受累淋巴结结构破坏
C. 由弥漫性较成熟的小淋巴细胞构成
D. 可见小灶状假滤泡样增殖中心
E. 常与慢性淋巴性白血病重叠

3. 经典型霍奇金淋巴瘤与非霍奇金淋巴瘤在组织学上的主要区别在于前者有
A. R-S 细胞
B. 大量炎性细胞
C. 核分裂象少见
D. 异型组织细胞
E. 大量分化不成熟细胞

4. 霍奇金淋巴瘤典型的 R-S 细胞的特点有
A. 双核或多核
B. 核仁大而红染
C. 核仁周围有空晕
D. 形成镜影细胞
E. 细胞体积大，胞质丰富，嗜酸性

5. 霍奇金淋巴瘤的组织学特点有
A. 多种细胞混合增生
B. 淋巴结正常结构破坏
C. 可有各种异型细胞
D. 可有纤维组织增生
E. 可见典型的 R-S 细胞

6. 霍奇金淋巴瘤中的肿瘤细胞有
   A. R-S 细胞
   B. 陷窝细胞
   C. 多形性细胞
   D. 爆米花细胞
   E. 泡沫细胞

7. 结节硬化型霍奇金淋巴瘤的病理组织学特点有
   A. 存在胶原纤维束
   B. 多种细胞成分增生
   C. 可见多数陷窝细胞
   D. R-S 细胞较少
   E. 淋巴细胞增生明显

8. 混合细胞型霍奇金淋巴瘤的病理特点有
   A. 有大量 R-S 细胞
   B. 有大量非肿瘤炎性细胞
   C. 淋巴结正常结构破坏
   D. 无纤维组织增生
   E. 各种类型的 R-S 细胞均可出现

9. 与白血病发生有关的因素有
   A. 放射线
   B. 遗传
   C. 病毒
   D. 细胞毒药物
   E. 氯霉素、苯

10. 慢性粒细胞性白血病的特点有
   A. 出现 Ph 染色体
   B. 脾脏显著肿大
   C. 早期骨髓各系均增生，以粒系占优势
   D. 粒细胞中碱性磷酸酶缺如或活性降低
   E. 外周血中以中、晚幼和杆状核粒细胞为主

三、问答题

1. 试述常见非霍奇金淋巴瘤的临床表现及组织学特点。
2. 淋巴结反应性增生与非霍奇金淋巴瘤有何不同？
3. 简述霍奇金淋巴瘤镜下的主要病理变化。
4. 经典型霍奇金淋巴瘤可分为哪几种类型？各型病变有何特点？
5. 何谓白血病？在我国其死亡率在恶性肿瘤中居什么位置？
6. 根据 FAB 分类法，白血病分为哪几种主要类型？试述各型白血病周围血象的主要变化。
7. Burkitt 淋巴瘤来源于何种细胞？简述其镜下特点。
8. 何谓类白血病反应？如何与白血病相鉴别？

参 考 答 案

一、填空题

1. ①R-S ②重要依据

2. ①B 细胞 ②T 细胞 ③淋巴母细胞 ④急性淋巴母细胞白血病
3. ①单个或一组淋巴结的无痛性肿大 ②颈部淋巴结
4. ①黏膜相关淋巴瘤 ②NK/T 细胞淋巴瘤 ③Burkitt 淋巴瘤 ④浆细胞瘤
5. ①多中心发生 ②在本系统内蔓延扩展
6. ①大 ②丰富 ③厚 ④嗜酸性核仁 ⑤透亮带 ⑥镜影细胞 ⑦诊断性 R-S 细胞
7. ①电离辐射 ②化学因素 ③病毒 ④遗传因素
8. ①末梢血象的三联征 ②出血 ③感染 ④浸润性脾淋巴结肿大

二、选择题

【A 型题】

1. E　2. C　3. D　4. C　5. E　6. E　7. C　8. A　9. A　10. D
11. C　12. C　13. A　14. E　15. D　16. E　17. C　18. E　19. A　20. A
21. E

【B 型题】

1. C　2. B　3. D　4. E　5. B　6. D　7. E　8. C　9. D　10. D
11. A　12. B　13. E　14. A　15. C　16. D

【C 型题】

1. A　2. A　3. B　4. A　5. A　6. B　7. A　8. D　9. D　10. C
11. A　12. B　13. C　14. B　15. C　16. B　17. C　18. C　19. C　20. D
21. D　22. B　23. A　24. C

【X 型题】

1. ABCDE　2. ABCDE　3. AB　4. ABCDE　5. ABCDE　6. ABCD
7. ABCD　8. ABCDE　9. ABCDE　10. ABCDE

三、问答题

1. 答题要点参阅表 9-6。
2. 答题要点参阅表 9-5。
3. 答：霍奇金淋巴瘤在镜下观察是由肿瘤性成分和反应性成分两部分构成。肿瘤性成分是 R-S 细胞（包括单核、双核、多核及变异的 R-S 细胞）；反应性成分为非肿瘤性，包括淋巴细胞、浆细胞、中性粒细胞、嗜酸性粒细胞、组织细胞和间质等。
4. 答题要点参阅表 9-9 及表 9-11。
5. 答：白血病是骨髓干细胞克隆性增生形成的恶性肿瘤，其特征为骨髓内异常的白细胞弥漫性增生，取代正常骨髓组织并进入周围血中和浸润肝、脾、淋巴结等全身各组织和器官，造成贫血、出血和感染。在我国，白血病的死亡率在恶性肿瘤中居第六或第七位。在儿童和青少年的恶性肿瘤中则居第一位。

6. 答题要点参阅表 9-12。

7. 答：Burkitt 淋巴瘤可能来源于滤泡生发中心高度恶性的 B 淋巴细胞。其镜下病变特点为弥漫性的中等大小的淋巴样瘤细胞（核分裂象明显增多）构成肿瘤的主体，瘤细胞间散在分布着巨噬细胞，这些巨噬细胞质中含有吞噬的核碎片，形成所谓的“满天星”图像。

8. 答：类白血病反应通常是由于严重感染、某些恶性肿瘤、药物中毒、大量出血和溶血反应等刺激造血组织而产生的异常反应，表现为周围血中白细胞显著增多（可达 50×10^9/L)，并有幼稚细胞出现，其治疗与预后均与粒细胞性白血病不同。二者的鉴别要点参阅表 9-18。

（郭双平　王　哲）

第十章　免疫性疾病

学习要求

学习要求	内　容
了解	1. 系统性硬化、Sjögren综合征、炎性肌病的病变特点 2. 原发性免疫缺陷病的类型
熟悉	1. 自身免疫病的发生机制 2. 免疫缺陷病的概念、原因和类型 3. 移植物抗宿主病的概念及发病机制
掌握	1. 自身免疫病的概念及常见类型 2. 系统性红斑狼疮的概念及病理变化 3. 类风湿关节炎的概念及病理变化 4. 获得性免疫缺陷综合征（艾滋病，AIDS）的概念、病因和发病机制、病理变化 5. 肾移植排斥反应的类型、特点及病理变化

常用名词解释

名　词	英文名	定义或概念
变态反应	allergy (hypersensitivity)	又叫超敏反应，是指机体对某些抗原初次应答后，再次接受相同抗原刺激时，发生的一种以机体生理功能紊乱或组织细胞损伤为主的特异性免疫应答反应。其特点是伴有炎症反应和组织损伤。分为四型，Ⅰ型为速发型；Ⅱ型为细胞毒型；Ⅲ型为免疫复合物型；Ⅳ型为迟发型
自身免疫病	autoimmune disease	由机体自身产生的抗体或致敏淋巴细胞破坏、损伤自身组织或细胞成分，导致组织损害和器官功能障碍的原发性免疫性疾病

续 表

名 词	英文名	定义或概念
自身免疫耐受	immune tolerance	免疫系统对自身组织抗原不发生免疫反应
狼疮小体	lupus body	抗核抗体攻击变性或细胞膜受损的细胞，使核肿胀，呈均质状，并被挤出胞体，形成游离的、固缩状的苏木素小体。吞噬有狼疮小体的巨噬细胞称为狼疮细胞
类风湿关节炎	rheumatoid arthritis	以多发性增生性和对称性滑膜炎为主要表现的慢性全身性自身免疫性疾病
类风湿小结	rheumatoid nodule	是类风湿性关节炎的一种较特异性肉芽肿性病变。该小结中央为大片纤维样坏死，周围有呈栅状或放射状排列的上皮样细胞和纤维组织细胞环绕
硬皮病（系统性硬化症）	scleroderma (systemic sclerosis)	以全身多个器官间质纤维化和炎症性改变为特征。皮肤、横纹肌及多个器官（消化道、肺、肾和心）等受累是本病主要损害所在，现称为系统性硬化症
免疫缺陷病	immunodeficiency disease	一组由于免疫系统发育不全或遭受损害所致的免疫功能缺陷而引发的疾病，包括先天性和获得性两大类
获得性免疫缺陷综合征(AIDS)	acquired immunodeficiency syndrome	由人类免疫缺陷病毒（HIV）感染引起的一种继发性免疫缺陷病。该病毒主要损害 $CD4^+$ T细胞，导致细胞免疫缺陷，并常由于机会感染和继发性恶性肿瘤，导致患者死亡
宿主抗移植物反应（HVGR）	host versus graft reaction	在同种异体细胞、组织或器官移植时，受者的免疫系统对移植物产生一系列免疫排斥反应，导致移植物损伤、功能丧失，甚至死亡
移植物抗宿主病（GVHD）	graft versus host disease	也称为移植物抗宿主反应（GVHR），是指宿主本身存在免疫缺陷或受到免疫抑制的情况下，移植物内所含有的大量免疫活性细胞（如骨髓、胸腺移植）被活化，产生针对宿主组织的免疫排斥反应，导致宿主全身性的组织损伤

基本内容复习

表 10-1 自身免疫病的原因及发病机制

产生原因	作用环节	发病机制
自身免疫耐受的丧失	自身抗原发生结构和构形改变	自身抗原分子修饰或协同刺激因子（B7-1、B7-2）表达，回避 T_H 细胞的耐受，引起自身反应性T细胞的活化
交叉免疫反应	外来抗原与自身组织存在着相同抗原决定簇，即共同抗原	机体对外来抗原进行特异性免疫反应的同时，也对自身共同抗原产生免疫交叉反应

续　表

产生原因	作用环节	发病机制
隐蔽抗原的暴露	外伤或感染等原因致结构屏障破坏	隐蔽抗原的释放，诱发针对自身组织的特异性免疫反应
免疫调节紊乱	Ts 功能低下或 T_H 功能亢进	免疫反应功能失衡
遗传性易感性	HLA 基因变异	可能影响自身抗原向 T 细胞的呈递过程，导致免疫耐受的消失或缺陷，如 DR、HLA-B27
生物因素诱发	细菌、病毒和支原体等通过上述环节导致自身免疫病的发生	抗原决定簇改变，形成复合抗原，Ts 细胞功能丧失等

表 10-2　自身免疫病的类型

分　类	病　　名	可能相关的自身抗原
器官特异性自身免疫病	慢性淋巴细胞性甲状腺腺炎	甲状腺球蛋白、微粒体细胞表面抗原
	Graves 病（弥漫性毒性甲状腺肿）	细胞表面抗原、TSH 受体
	自身免疫性肝炎	病毒感染的肝细胞
	恶性贫血伴慢性萎缩性胃炎	内因子、胃壁细胞抗原
	慢性溃疡性结肠炎	结肠黏膜细胞
	原发性胆汁性肝硬化	线粒体、胆管细胞
	肺出血肾炎综合征	肾小球和肺基膜
	寻常性天疱疮	表皮棘细胞间的细胞间桥
	表皮天疱疮	表皮基膜
	Ⅰ型胰岛素依赖性糖尿病	胰岛细胞抗原
	自身免疫性脑脊髓炎	脑、脊髓组织
	急性特发性多神经炎	外周神经髓鞘
	重症肌无力	乙酰胆碱受体
系统性自身免疫病	系统性红斑狼疮（SLE）	细胞核（抗双链 DNA、抗核糖核蛋白）
	Sjögren 综合征（口眼干燥综合征）	唾液腺管（抗 SS-A、抗 SS-B）
	类风湿关节炎	IgG 分子 Fc 片段（RF）
	结节性多动脉炎	DNA、变性 IgG 等
	系统性硬化（硬皮病）	细胞核（抗 DNA 拓扑异构酶、抗着丝点）
	皮肌炎	细胞核、普通性 IgG
	多发性肌炎	细胞核
	包涵体肌炎	细胞核

表 10-3 常见自身免疫性疾病的临床及病理特点

项目		系统性红斑狼疮	类风湿关节炎	系统性硬化（硬皮病）
好发年龄		年轻女性，男女之比为 1∶10	25～50 岁，男女之比为 1∶（3～5）	30～50 岁，男女之比为 1∶3
临床表现		面部蝶形红斑，伴全身多脏器损伤	手、足小关节多发性、变形性关节炎，伴多脏器损伤	从四肢末端开始，向心性皮肤萎缩硬化，伴多脏器纤维化表现
主要自身抗体		抗核抗体（ANA）	抗 IgG 的 Fc 段抗体（类风湿因子，RF）	抗 DNA 拓扑异构酶－1 抗体（Scl-70）、抗着丝点抗体
变态反应类型		Ⅲ型和Ⅱ型	Ⅲ型	不明，可能与Ⅳ型有关
特征性病理改变		皮肤狼疮带（真皮与表皮交界 IgG、IgM、C3 沉积）、狼疮细胞	类风湿小结、关节液内 RF	鸡爪手、面具脸，雷诺现象
皮肤		表皮萎缩、角化过度、基底层液化、纤维素样坏死性小血管炎和血管周围炎	类风湿小结	表皮及皮肤附属器萎缩、真皮纤维组织增生，可伴钙化、小血管纤维性增厚
各器官病理变化	肾脏	病变累及肾小球，可出现各型肾小球肾炎、苏木素小体	不累及或不显著	叶间小动脉纤维性增厚，可伴有黏液变性或纤维素样坏死
	关节	滑膜充血水肿，单核、淋巴细胞浸润	伴滑膜细胞明显增生的慢性增生性炎，常伴有关节软骨的破坏	
	其他	非感染性心内膜炎，脾小动脉洋葱皮样改变，肺纤维化，肝汇管区非特异性炎	浆液纤维素性胸膜炎，全身广泛的坏死性小动脉炎	肺间质纤维化，形成蜂窝肺。消化道管壁纤维化。关节周围结缔组织硬化。骨骼肌萎缩

表 10-4 原发性免疫缺陷病的常见类型

分类（按发病机制）	原发性免疫缺陷
体液免疫缺陷为主	原发性丙种球蛋白缺乏症 孤立性 IgA 缺乏症 普通易变免疫缺陷病
细胞免疫缺陷为主	DiGeorge 综合征 Nezelof 综合征 黏膜皮肤白假丝酵母菌（念珠菌）病

续 表

分类（按发病机制）	原发性免疫缺陷
联合性免疫缺陷病	重症联合性免疫缺陷病 Wiscott-Aldrich 综合征 毛细血管扩张性共济失调症
非特异免疫功能缺陷	腺苷酸脱氢酶缺乏症 吞噬细胞功能障碍症 补体缺陷

表 10-5 AIDS 主要免疫功能异常

分类或机制	主要表现
淋巴细胞减少	主要由于 $CD4^{+}T$ 细胞亚群选择性丧失，CD4/CD8 比例倒置
体内 T 细胞功能低下	①易患各种机会感染 ②易发生恶性肿瘤 ③迟发型超敏反应减弱
体外 T 细胞功能改变	①对有丝分裂原、同种异体抗原及可溶性抗原的增生反应低下 ②特异性细胞毒性反应降低 ③对美洲商陆有丝分裂原诱导 B 细胞免疫球蛋白的产生的辅助功能低下 ④IL-2 和 IFN-γ 水平下降
B 细胞多克隆活化	①高丙种球蛋白血症和循环免疫复合物 ②不能对新抗原引起抗体应答反应 ③体外正常信号难以活化 B 细胞
单核/巨噬细胞功能改变	①趋化作用下降 ②HLA-Ⅱ表达水平降低

表 10-6 艾滋病的基本病理改变

基本病理改变	说　明
全身淋巴组织改变	早期淋巴结可有淋巴滤泡增生，但晚期淋巴结中所有淋巴细胞几乎完全消失，仅有巨噬细胞和浆细胞。胸腺和脾淋巴细胞也减少
机会性感染	继发性感染常见于中枢神经系统、肺和消化系统，70%～80%并发肺孢子菌感染，弓形虫或新生隐球菌感染，巨细胞病毒和乳头状空泡病毒感染多见。HIV 可直接引起脑膜炎、亚急性脑病及痴呆
恶性肿瘤	1/3 患者发生 Kaposi 肉瘤，其次是淋巴瘤

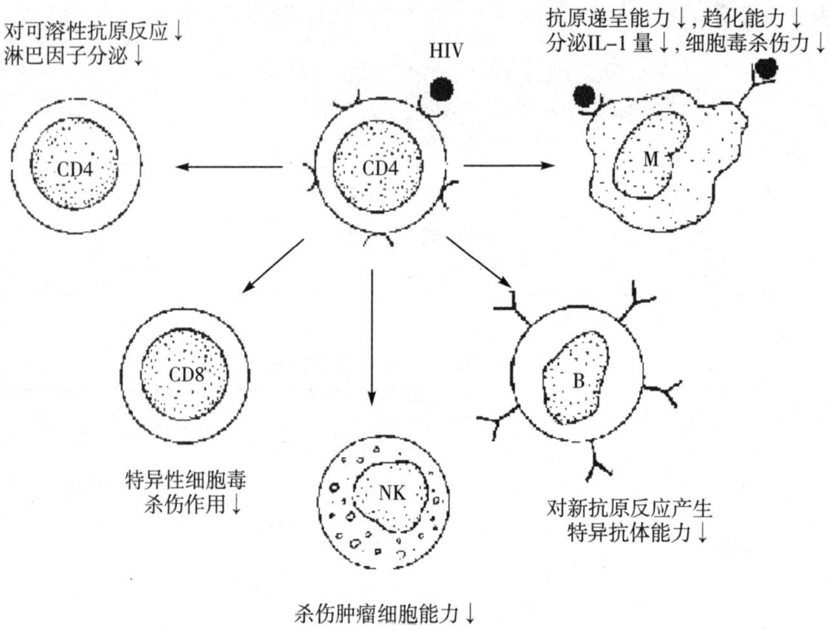

图 10-1 HIV 感染发病机制示意图

表 10-7 四型变态反应的比较

比较内容	Ⅰ型	Ⅱ型		Ⅲ型	Ⅳ型
		CDC	ADCC		
抗原位置	细胞外	细胞表面		基底膜和间质	细胞表面
反应发生时间	30 分钟	3~8 小时		48~72 小时	24~48 小时
介导成分	IgE	IgG 和 IgM		IgG、IgM、IgA	CTL
造成损伤的原因	肥大细胞等产生的炎症介质	补体和吞噬细胞	NK 细胞、中性和嗜酸性粒细胞	补体	细胞毒性 T 细胞（cytotoxic T cell，CTL）
组织学改变	充血、水肿、嗜酸性粒细胞浸润	细胞溶解，细胞坏死，淋巴细胞、中性和嗜酸性粒细胞浸润		血管和间质的纤维素性坏死性炎	单核细胞浸润性、肉芽肿形成和细胞坏死

注：ADCC：antibody-dependent cellular cytotoxicity；CDC：complement-dependent cytotoxicity

表 10-8　四型变态反应的发生机制及举例

类　型	免疫机制	典型病例
Ⅰ型 速发型过敏反应	变应原交联 IgE 抗体→肥大细胞与嗜碱性粒细胞释放血管活性胺及其他介质→募集其他炎症细胞	青霉素过敏反应，支气管哮喘，过敏性鼻炎
Ⅱ型 细胞毒型反应	IgM 和 IgG 结合到细胞表面抗原→靶细胞的吞噬或由补体或抗体依赖的细胞介导的细胞毒作用引起靶细胞的裂解	自身免疫性溶血性贫血，新生儿溶血症，特发性血小板减少性紫癜
Ⅲ型 免疫复合物型反应	抗原抗体复合物→激活补体→趋化中性粒细胞→溶酶体酶、氧自由基等释放	Arthus 反应，血清病，系统性红斑狼疮，链球菌感染后急性肾小球肾炎
Ⅳ型 细胞介导的迟发型反应	致敏 T 淋巴细胞→释放细胞因子和 T 细胞介导的细胞毒作用	结核病，接触性皮炎，移植排斥反应

表 10-9　器官移植排斥反应的发病机制、临床特点及病理变化（以肾移植为例）

鉴别项目	超急性排斥反应	急性排斥反应	慢性排斥反应
临床表现	移植后数分钟或数小时内出现血尿、无尿和急性肾功能衰竭，少见	移植后数天或数月后，或经免疫抑制治疗数月或数年后，患者突然出现发热、尿量减少、血压升高、肾区疼痛和急性肾功能减退	多发生于移植数月、数年的病例，发病隐匿，常表现为高血压、蛋白尿和进行性肾功能减退，与肾炎表现相似，多为急性排斥反应反复发作的结果
发病机制	Ⅲ型变态反应	细胞免疫（细胞型）或体液免疫（血管型）	体液免疫为主，$CD4^+$ T 细胞活化；TGF-β 致纤维化
肉眼改变	体积增大，质软，暗红色或红白相间的花斑状	早期体积增大水肿状，色苍白，继而皮质区出现点状出血，严重者广泛出血	体积缩小，质地变硬，皮质变薄，皮髓质境界不清，可见大小不一的瘢痕
镜下改变	广泛的急性小动脉炎伴血栓形成及缺血性坏死，纤维素性坏死性血管炎，以及出血、梗死	细胞型：间质水肿，淋巴细胞或单个核细胞浸润（肾间质炎），并浸润肾小管壁（肾小管炎），广泛的点状及局灶组织坏死。血管型：亚急性血管炎，血管内膜增厚（动脉内膜炎），血栓形成及梗死	明显的间质纤维增生、淋巴细胞浸润、动脉内膜纤维性增厚狭窄和肾小管萎缩、肾小球硬化、玻璃样变

表 10-10 免疫抑制剂作用下的移植耐受机制

移植耐受机制	说明（双向移植排斥理论）
免疫抑制剂使 HVGR 和 GVHR 形成共存状态	在对 HLA 严格配型的情况下使用免疫抑制剂，使 HVGR 和 GVHR 均存在，具有双向移植排斥作用
微嵌合现象（microchimerism）的形成	在持续的免疫抑制剂作用下，HVGR 和 GVHR 相互间的微弱免疫应答逐渐减弱，最终达到一种无反应状态，从而形成受体和供者白细胞共存的微嵌合现象
微嵌合状态长期存在	可导致受者对供者的移植物产生移植耐受
不成熟树突状细胞作用	不成熟树突状细胞不表达 B7 分子，不活化 T 细胞，反而引起 T 细胞凋亡，导致移植耐受

注：HVGR：宿主抗移植物反应；GVHR：移植物抗宿主反应；HLA：人类白细胞抗原

试题精选

一、填空题

1. Ⅰ型变态反应的组织学改变主要为①________、②________、③________和④________。

2. 变态反应是指①________的机体，再次接受②________刺激，引起细胞和体液③________，并导致机体组织④________和生理功能⑤________。

3. Ⅱ型变态反应是由①________与②________相结合而介导的。

4. Ⅳ型变态反应是由①________所介导，其中包括②________和③________，二者均系致敏 T 细胞接触特异性抗原而引起，分别受到④________和⑤________抗原的限制；在Ⅳ型变态反应中的主要效应细胞是⑥________。

5. Ⅲ型变态反应是由于中等大小的①________沉积于血管的②________，激活③________，导致急性坏死性④________的发生，引起组织损伤。

6. 补体依赖的细胞毒反应主要见于①________、②________和③________。

7. 系统性红斑狼疮是一种由①________为主的多种自身抗体引起的全身性②________。

8. 硬皮病又称为①________，按其临床表现和病变累及范围，可分为②________和③________两大类。

9. 继发性免疫缺陷症常见于①________、②________、③________、④________、⑤________、⑥________和⑦________的患者。

10. 免疫缺陷病患者除表现为难以控制的①________外，②________和③________的发病率也相当高。

11. HIV 前病毒是指病毒进入 $CD4^{+}$T 细胞后，病毒 RNA 链经①________的作用，在细胞内合成②________，再在核内经多聚酶和整合酶的作用，与③________整合，整合后的

④________，即称为前病毒，此时病毒处于潜伏状态。

12. 艾滋病的基本病理变化是①________、②________和③________。

二、选择题

【A 型题】

1. 下列中属于Ⅰ型变态反应性疾病的是
A. 结核病
B. 重症肌无力
C. 皮肤荨麻疹
D. 血清病
E. 新生儿溶血性贫血

2. 下列中属于Ⅱ型变态反应性疾病的是
A. 血型不符的输血反应
B. 支气管哮喘
C. 膜性肾小球肾炎
D. 麻风病
E. 青霉素过敏性休克

3. Ⅲ型变态反应是指
A. 速发性超敏反应
B. 迟发性超敏反应
C. 补体介导的细胞毒反应
D. 抗体介导的细胞功能异常
E. 免疫复合物介导的超敏反应

4. Ⅲ型变态反应引起组织损伤的主要环节是
A. IgA 结合于靶细胞
B. IgD 结合于靶细胞
C. IgM 结合于靶细胞
D. IgE 结合于靶细胞
E. 补体的激活

5. 介导Ⅰ型变态反应的抗体是
A. IgA
B. IgG
C. IgD
D. IgM
E. IgE

6. 下列各项中，符合Ⅳ型变态反应的是
A. 靶细胞溶解
B. 类上皮细胞形成肉芽肿
C. 黏膜内多嗜酸性粒细胞浸润
D. 病变部位有大量免疫复合物沉积
E. 受累的靶细胞功能异常，但无炎症反应

7. 下列中对诊断系统性红斑狼疮最有意义的是
A. 抗基底膜抗体
B. 抗核抗体
C. 抗微粒体抗体
D. 类风湿因子
E. 抗 SS-A 和 SS-B 抗体

8. 系统性红斑狼疮皮肤病变中最具特征的变化是
A. 表皮萎缩、角化
B. 毛囊角质栓形成
C. 基底细胞液化
D. 真皮纤维增生
E. 真皮、表皮交界处 IgG、IgM 和 C3 沉积

9. 皮肤活检时，系统性红斑狼疮最典型的发现是
A. 真皮浅表部出血

B. 真皮深部出血
C. 真皮深部免疫复合物沉积
D. 真皮内色素沉着
E. 真皮浅表部免疫复合物沉积

10. 类风湿因子是指
A. 抗 IgG 抗体
B. 抗 IgE 抗体
C. 抗 IgM 抗体
D. 抗关节软骨抗体
E. 抗滑膜细胞抗体

11. 类风湿关节炎关节病变的特点是
A. 纤维素性炎
B. 浆液性炎
C. 化脓性炎
D. 干酪样坏死
E. 滑膜增生性炎

12. 对弥漫性硬皮病具有相对特异性的自身抗体是
A. 抗组蛋白抗体
B. 抗着丝点抗体
C. 抗核抗体
D. 抗 RNA 抗体
E. 抗 DNA 拓扑异构酶-1 抗体

13. HIV 入侵 T 细胞的主要门户是
A. CD3 分子
B. CD43 分子
C. CD45 分子
D. CD4 分子
E. CD8 分子

14. 下列关于 Kaposi 肉瘤的叙述，正确的是
A. 肿瘤边界清楚
B. 仅累及皮肤
C. 来源于纤维组织的恶性肿瘤
D. 80%以上艾滋病患者受累
E. 是由梭形细胞和血管构成的恶性肿瘤

15. 艾滋病患者中，最常见的恶性肿瘤是
A. 子宫颈癌
B. 阴茎癌
C. Kaposi 肉瘤
D. 霍奇金淋巴瘤
E. 非霍奇金淋巴瘤

16. AIDS 患者晚期外周血细胞减少最显著的是
A. $CD4^+$细胞
B. $CD8^+$细胞
C. $CD16^+$细胞
D. $CD14^+$细胞
E. $CD56^+$细胞

17. 移植排斥反应的强弱主要取决于
A. 受者免疫功能状态
B. HLA 的差异程度
C. 性染色体抗原的差异程度
D. 供体内免疫活性细胞的数量
E. 不成熟树突状细胞的数量

18. 在 HLA 尽量匹配的情况下，解决器官移植排斥反应的重点是
A. 除去受者体内的天然抗体
B. 除去移植器官内过路淋巴细胞
C. 建立和维持受者免疫抑制状态
D. 尽快地诱导和维持微嵌合状态的长期存在
E. 去除受体及移植物内的 T 淋巴细胞

【B型题】

A. 卡波西肉瘤
B. 抗核抗体
C. 畸胎瘤
D. 类风湿因子
E. 抗微粒体抗体

1. 利于艾滋病诊断的是
2. 利于系统性红斑狼疮诊断的是

A. 系统性红斑狼疮
B. 结核病
C. 大叶性肺炎
D. 急性移植排斥反应
E. 急性坏死性胰腺炎

3. 以细胞免疫为主的是
4. 以体液免疫为主的是

A. 肺出血肾炎综合征
B. 风湿性心内膜炎
C. 过敏性休克、哮喘
D. 血清病
E. 结核菌素试验阳性

5. Ⅰ型变态反应
6. Ⅲ型变态反应
7. Ⅳ型变态反应

A. 急性小动脉炎伴血栓形成
B. 血管内膜纤维化
C. 间质慢性炎伴肾小管坏死
D. 细小动脉玻璃样变
E. 真皮及全身广泛纤维化，伴皮下组织钙化

8. 硬皮病
9. 慢性排斥反应
10. 超急性排斥反应

A. 血清病
B. 重症肌无力
C. 结核病
D. AIDS
E. 炎性肌病

11. 属于系统性自身免疫病
12. 属于继发性免疫缺陷病
13. 属于器官特异性自身免疫病
14. 属于Ⅲ型变态反应导致的疾病

【C型题】

A. 原发性介质释放
B. 继发性介质释放
C. 二者均有
D. 二者均无

1. Ⅰ型超敏反应
2. Ⅱ型超敏反应

A. 循环免疫复合物形成
B. 肉芽肿形成
C. 二者均有
D. 二者均无

3. Ⅲ型超敏反应
4. Ⅳ型超敏反应

A. 坏死性血管炎
B. 血管内膜纤维化
C. 二者均有
D. 二者均无

5. 急性排斥反应
6. 慢性排斥反应

A. 抗核抗体
B. 抗DNA拓扑异构酶-1抗体
C. 二者均有
D. 二者均无

7. 硬皮病

8. 系统性红斑狼疮

A. 非霍奇金淋巴瘤
B. 卡氏肺孢子菌感染
C. 二者均有
D. 二者均无

9. 获得性免疫缺陷病可并发
10. 联合性免疫缺陷病可并发

A. 体液免疫
B. 细胞免疫
C. 二者均有
D. 二者均无

11. 结核病
12. 大叶性肺炎
13. 移植排斥反应
14. 系统性红斑狼疮
15. 引起同种异体器官移植急性排斥反应
16. 引起同种异体器官移植超急性排斥反应

【X型题】

1. 属于Ⅰ型变态反应的疾病有
A. 过敏性鼻炎
B. 过敏性肠炎
C. 风湿热
D. 支气管哮喘
E. 药物性过敏性休克

2. Ⅰ型变态反应释放大量炎性介质，可引起
A. 组织大量坏死
B. 平滑肌痉挛
C. 组织明显水肿
D. 嗜酸性粒细胞浸润
E. 血管扩张、通透性增加

3. 下列中属于Ⅱ型变态反应性疾病的有
A. 血小板减少性紫癜
B. 结节性多动脉炎
C. 溶血性贫血
D. 肺肾出血综合征
E. 甲状腺功能亢进症

4. 下列中以Ⅲ型变态反应为主的疾病有
A. 结节性多动脉炎
B. 膜性肾小球肾炎
C. 狼疮带
D. 急性纤维素性坏死性血管炎
E. 移植肾急性排异反应

5. 导致自身免疫病发生的可能因素有
A. 体内隐蔽抗原的释放
B. Ts 功能低下或 T_H功能亢进
C. 自身抗原发生结构和构型改变
D. 外来抗原与自身组织存在着共同抗原
E. 基因变异导致免疫耐受的消失或缺陷

6. 自身免疫病的特点有
A. 有明显家族聚集倾向
B. 病程为慢性迁延过程
C. 血中有高效价的自身抗体
D. 血中有自身应答性 T 细胞
E. 实验动物可复制出疾病模型

7. 类风湿关节炎的关节病变有
A. 关节软骨破坏
B. 滑膜慢性增生性炎
C. 易造成关节畸形
D. 常伴有淋巴滤泡的形成
E. 关节腔内纤维素渗出、纤维化

8. 类风湿关节炎的临床病理特点有
A. 多侵犯小关节
B. 易造成关节畸形

C. 关节软骨面有血管翳形成
D. 关节病变呈多发性、对称性分布
E. 皮下及软组织内可见类风湿小结形成

9. 继发性免疫缺陷病常见的原因有
A. 营养不良
B. 免疫球蛋白丧失过多
C. 恶性肿瘤
D. HIV 感染
E. 放射治疗及免疫抑制剂治疗

10. 细胞免疫缺陷易引起的机会感染有
A. 化脓菌感染
B. 病毒感染
C. 原虫感染
D. 胞内菌感染
E. 真菌感染

11. 体液免疫缺陷病的病变特点有
A. 产生抗体的能力低下
B. 淋巴结无生发中心
C. 易发生病毒感染
D. 易发生真菌感染
E. 易发生化脓菌感染

12. AIDS 的传播途径有
A. 体表接触传播
B. 性接触传播
C. 污染针头传播
D. 胎盘传播
E. 感染性血制品或输血传播

13. AIDS 患者淋巴结的早期病理变化为
A. 淋巴滤泡明显增生
B. 副皮质区淋巴细胞减少
C. 淋巴滤泡明显萎缩
D. 副皮质区淋巴细胞增生
E. 生发中心活跃

14. AIDS 患者淋巴结晚期病理变化为
A. T 淋巴细胞明显减少
B. B 淋巴细胞明显减少
C. T 淋巴细胞明显增生
D. B 淋巴细胞明显增生
E. 可存在分枝杆菌

15. 晚期 AIDS 患者的主要病理改变有
A. 机会性感染
B. 肝、脾肿大
C. 卡波西肉瘤
D. 淋巴结等组织萎缩
E. $CD4^+/CD8^+$细胞比例下降

三、问答题

1. 常见自身免疫性疾病有哪些基本类型?
2. 试比较系统性红斑狼疮和类风湿性关节炎的临床病理特点。
3. 简述艾滋病的主要免疫功能异常及其表现。
4. 简述艾滋病的基本病理改变特点。
5. 艾滋病有哪些传播途径?
6. 简述急性肾移植排斥反应的基本病理变化特点。
7. 简述移植耐受的机制。

参 考 答 案

一、填空题

1. ①血管扩张 ②组织水肿 ③嗜酸性和中性粒细胞浸润 ④黏膜黏液分泌增加
2. ①抗原致敏 ②相同抗原 ③免疫应答 ④损伤 ⑤紊乱
3. ①抗体 ②靶细胞表面的抗原
4. ①特异性致敏T细胞 ②经典的迟发超敏反应 ③细胞介导的细胞毒性反应 ④MHC-Ⅱ ⑤MHC-Ⅰ ⑥巨噬细胞
5. ①可溶性免疫复合物 ②基底膜 ③补体 ④血管炎
6. ①血型不合的输血反应 ②新生儿溶血 ③自身免疫性溶血性贫血
7. ①抗核抗体 ②自身免疫病
8. ①系统性硬化症 ②限制性硬化症 ③弥漫性硬化症
9. ①严重感染 ②恶性肿瘤 ③免疫抑制剂治疗 ④放射治疗 ⑤自身免疫病 ⑥免疫球蛋白丧失过多 ⑦免疫球蛋白合成不足
10. ①机会性感染 ②自身免疫性疾病 ③恶性肿瘤
11. ①反转录酶 ②反义DNA链 ③宿主基因组 ④环状病毒DNA
12. ①免疫系统损害的形态表现 ②混合性机会感染 ③肿瘤（最常见为Kaposi肉瘤和非霍奇金淋巴瘤）

二、选择题

【A型题】

1. C　2. A　3. E　4. E　5. E　6. B　7. B　8. E　9. E　10. A
11. E　12. E　13. D　14. E　15. C　16. A　17. B　18. D

【B型题】

1. A　2. B　3. B　4. A　5. C　6. D　7. E　8. E　9. B　10. A
11. E　12. D　13. B　14. A

【C型题】

1. C　2. D　3. A　4. B　5. A　6. B　7. C　8. A　9. C　10. D
11. B　12. D　13. C　14. A　15. C　16. A

【X型题】

1. ABDE　2. BCDE　3. ABCDE　4. ABCDE　5. ABCDE　6. ABCDE

7. ABCDE　8. ABCDE　9. ABCDE　10. ABCDE　11. ABCDE　12. BCDE
13. ABE　14. ABE　15. ACDE

三、问答题

1. 答题要点参阅表 10-2。
2. 答题要点参阅表 10-3。
3. 答题要点参阅表 10-5。
4. 答题要点参阅表 10-6。
5. 答：艾滋病的传播途径有：①性行为传播；②通过输血或血制品传播；③通过污染的注射针头或医用器械等传播；④母婴垂直传播。
6. 答题要点参阅表 10-9。
7. 答题要点参阅表 10-10。

（李学农）

第十一章 泌尿系统疾病

学习要求

学习要求	内　容
了解	1. 肾小球肾炎的病理分类及其他类型肾炎的特点
	2. 肾细胞癌和膀胱癌的病理特点
熟悉	肾小球肾炎的病因、发病机制
掌握	1. 急性弥漫性增生性肾小球肾炎、急进性肾小球肾炎、膜性肾小球病、微小病变性肾小球病、膜增生性肾小球肾炎、慢性肾小球肾炎的病理变化和临床病理联系
	2. 急、慢性肾盂肾炎的病因和发病机制及其临床病理联系

常用名词解释

名　词	英文名	定义或概念
肾小球疾病	glomerular diseases	又称肾小球肾炎，是以肾小球损伤和改变为主的一组疾病
原发性肾小球肾炎	primary glomerulonephritis	以肾为唯一或主要受累脏器的一组原发于肾脏的独立性疾病
继发性肾小球肾炎	secondary glomerulonephritis	由免疫性、血管性或代谢性疾病引起的肾小球病变，肾脏病变是系统性疾病的组成部分
遗传性肾炎	hereditary nephritis	一组以肾小球改变为主的遗传性家族性肾脏疾病
肾小球病	glomerulopathy	炎细胞渗出等改变不明显的肾小球疾病
循环免疫复合物性肾炎	nephritis caused by circulating immune complex	抗体与非肾小球性可溶性抗原结合，形成免疫复合物，随血液流经肾脏，沉积于肾小球，并常与补体结合，引起的肾小球病变

续 表

名 词	英文名	定义或概念
原位免疫复合物性肾炎	nephritis caused by in situ immune complex	抗体直接与肾小球自身的抗原成分或经血液循环植入于肾小球的抗原结合，在肾小球内形成免疫复合物，引起的肾小球病变
抗肾小球基膜肾炎	anti-glomerular basement membrane glomerulonephritis	因感染或其他因素使肾小球基膜发生改变形成抗原，或病原微生物与基膜发生交叉反应，所引起肾小球病变
Heymann 肾炎	Heymann nephritis	以近曲小管刷状缘成分为抗原免疫大鼠，使之产生抗体，并引起与人类膜性肾小球病相似的病变
植入性抗原	planted antigens	非肾小球成分，随血液流经肾脏时，通过与肾小球成分的反应定位于肾小球
急性肾炎综合征	acute nephritic syndrome	起病急，常表现为明显的血尿、轻~中度蛋白尿，常有水肿和高血压，严重者出现氮质血症
急进性肾炎综合征	rapidly progressive nephritic syndrome	起病急，进展快。出现水肿、血尿和蛋白尿等改变后，迅速发展为少尿、无尿，伴氮质血症，并发生急性肾衰竭
慢性肾炎综合征	chronic nephritic syndrome	临床主要表现为多尿、夜尿、低比重尿、高血压、贫血、氮质血症和尿毒症
肾病综合征	nephrotic syndrome	临床主要表现为大量蛋白尿、明显水肿、低清蛋白血症、高脂血症和脂尿
无症状性血尿或蛋白尿	asymptomatic hematuria or proteinuria	表现为持续或复发性镜下或肉眼血尿，或轻度蛋白尿，也可二者同时发生
血尿	hematuria	尿沉渣检查每高倍视野（400×）超过 1 个红细胞，可分为肉眼血尿及显微镜下血尿
蛋白尿	proteinuria	尿中蛋白超过 150 mg/d
大量蛋白尿	massive proteinuria	尿中蛋白超过 3.5 g/d
选择性蛋白尿	selective proteinuria	尿中主要为低分子量的清蛋白和转铁蛋白，提示肾小球滤过膜的损伤较轻
非选择性蛋白尿	non-selective proteinuria	尿中含有球蛋白等大分子量蛋白，提示肾小球滤过膜的损伤较重
管型	cast	由蛋白质、细胞或细胞碎片在肾小管内凝集形成
管型尿	casturia	尿中出现大量管型
多尿	polyuria	成人 24 小时尿量超过 2500 ml
少尿	oliguria	成人 24 小时尿量少于 400 ml
无尿	anuria	成人 24 小时尿量少于 100 ml
氮质血症	azotemia	由于肾小球滤过率下降，血尿素氮及血浆肌酐水平增高

续 表

名 词	英文名	定义或概念
尿毒症	uremia	急性和慢性肾衰竭晚期，患者除出现氮质血症的表现外，还具有一系列自体中毒的症状和体征
弥漫性病变	diffuse change	病变累及全部或大部分（总数的50%以上）肾小球
局灶性病变	focal change	病变累及部分（总数的50%以下）肾小球
球性病变	global change	病变累及肾小球的全部或大部分（切面的50%以上）毛细血管袢
节段性病变	segmental change	病变累及肾小球的部分（切面的50%以下）毛细血管袢
急性弥漫性增生性肾小球肾炎	acute diffuse proliferative glomerulonephritis	又称毛细血管内增生性肾小球肾炎、感染后性肾小球肾炎。病变特点为弥漫性肾小球毛细血管内皮细胞和系膜细胞增生，伴中性粒细胞和巨噬细胞浸润，临床主要表现为急性肾炎综合征
蚤咬肾	flea-bitted kidney	肾脏轻度至中度肿大，表面充血，有散在粟粒大小的出血点
大红肾	large red kidney	肾脏轻度至中度肿大，表面充血
急进性肾小球肾炎	rapidly progressive glomerulonephritis	又称快速进行性肾小球肾炎、新月体性肾小球肾炎。病变特点为肾小球壁层上皮细胞增生，新月体形成；临床主要表现为急进性肾炎综合征
新月体	crescent	主要由增生的壁层上皮细胞和渗出的单核细胞构成，可有中性粒细胞和淋巴细胞浸润，这些成分附着于球囊壁层，在毛细血管球外侧形成新月形或环状结构
肺出血-肾炎综合征	Goodpasture syndrome	由抗肾小球基膜抗体所致，因该抗体与肺泡基膜发生交叉反应，同时引发新月体性肾小球肾炎及肺出血，临床表现为急进性肾炎综合征及反复发作的咯血
膜性肾小球病	membranous glomerulopathy	又称膜性肾病。是成人肾病综合征最常见的病因，病变特点是肾小球毛细血管基膜弥漫性增厚，上皮下免疫复合物沉积
钉突	spike	膜性肾小球病时，肾小球上皮下免疫复合物沉积，PASM染色显示免疫复合物之间新生的基膜样物质增多，形成钉状突起
大白肾	large white kidney	肾脏肿大，颜色苍白
微小病变性肾小球病	minimal change glomerulopathy	又称微小病变性肾小球肾炎、微小病变性肾病、脂性肾病。是儿童肾病综合征最常见的病因，病变特点是弥漫性肾小球脏层上皮细胞足突消失，光镜下肾小球基本正常，肾小管上皮细胞内有脂质沉积
局灶性节段性肾小球硬化	focal segmental glomerulosclerosis	病变特点是部分肾小球的部分小叶发生硬化，临床主要表现为肾病综合征

续 表

名 词	英文名	定义或概念
膜增生性肾小球肾炎	membranoproliferative glomerulonephritis	又称系膜毛细血管性肾小球肾炎。病变特点为肾小球系膜组织增生、插入，毛细血管基膜弥漫性增厚，临床可引起肾病综合征、血尿和蛋白尿
双轨	double contour	膜增生性肾小球肾炎时，增生的系膜组织沿肾小球毛细血管基膜和内皮细胞之间广泛插入，使毛细血管壁增厚，PASM染色显示基膜呈双层改变
致密沉积物病	dense deposit disease	属于Ⅱ型膜增生性肾小球肾炎，病变特点为大量块状电子密度极高的沉积物在肾小球毛细血管基膜致密层呈带状沉积
系膜增生性肾小球肾炎	mesangial proliferative glomerulonephritis	病变特点为弥漫性肾小球系膜细胞增生及系膜基质增多，临床表现多样
IgA 肾病	IgA nephropathy	又称 Berger 病。病变特点是免疫荧光显示系膜区大量 IgA 沉积，临床常表现为反复发作的镜下或肉眼血尿
硬化性肾小球肾炎	sclerosing glomerulo-nephritis	不同类型肾小球肾炎发展的终末阶段，病变特点是大量肾小球玻璃样变、硬化，临床表现为慢性肾炎综合征、慢性肾衰竭
颗粒性固缩肾	granular and contracted kidney	肾脏体积缩小，表面呈弥漫性细颗粒状，切面肾皮质变薄，皮髓质界限不清
肾小管-间质肾炎	tubulointerstitial nephritis	一组累及肾小管和肾间质的炎性疾病
肾盂肾炎	pyelonephritis	分为急性、慢性两类，是肾盂、肾间质和肾小管的炎性疾病
上行性感染	ascending infection	是引起肾盂肾炎的主要途径，尿道炎、膀胱炎等下尿路感染时，细菌沿输尿管或输尿管周围淋巴管上行至肾盂、肾盏和肾间质，引起炎症，致病菌主要为革兰阴性杆菌
血源性（下行性）感染	hematogenous or descending infection	发生败血症或感染性心内膜炎时，细菌随血液进入肾脏，在肾小球或肾小管周围毛细血管内停留，引起炎症，最常见的致病菌为金黄色葡萄球菌
急性肾盂肾炎	acute pyelonephritis	肾盂、肾间质和肾小管的急性化脓性炎症，主要由细菌感染引起，偶尔可由病毒引起
肾乳头坏死	renal papillary necrosis	肾乳头因缺血和化脓发生凝固性坏死
肾盂积脓	pyonephrosis	严重尿路阻塞，特别是高位尿路阻塞时，脓性渗出物不能排除，潴留于肾盂和肾盏内
肾周脓肿	perinephric abscess	肾内化脓性改变穿破肾被膜至肾周组织

续 表

名 词	英文名	定义或概念
慢性肾盂肾炎	chronic pyelonephritis	肾小管-间质的慢性炎症，病变特点是慢性间质性炎症、纤维化和瘢痕形成，常伴有肾盂、肾盏的纤维化和变形
反流性肾病	reflux nephropathy	又称慢性反流性肾盂肾炎，因先天性膀胱输尿管反流或肾内反流而发生慢性肾盂肾炎
慢性阻塞性肾盂肾炎	chronic obstructive pyelonephritis	尿路阻塞导致尿液潴留，使肾小管-间质感染反复发作，并有大量瘢痕形成
急性药物性间质性肾炎	acute drug-induced interstitial nephritis	由抗生素、利尿药、非甾体抗炎药及其他药物引起的急性炎症，病变特点是肾间质水肿伴淋巴细胞、巨噬细胞和嗜酸性粒细胞浸润，少数药物可引发肉芽肿性改变
镇痛药性肾炎	analgesic nephritis	因混合服用镇痛药引起的慢性肾脏疾病，病变特点是慢性肾小管-间质性炎症，伴有肾乳头坏死
马兜铃酸肾病	aristolochic acid nephropathy	因服用含马兜铃酸属植物的中药引发的肾脏疾病，急性期表现为肾小管坏死；慢性期表现为多灶或大片状纤维化
肾细胞癌	renal cell carcinoma	又称肾腺癌，起源于肾小管上皮细胞的恶性肿瘤
Von-Hipple Lindau（VHL）综合征	Von-Hipple Lindau syndrome	常染色体显性遗传性疾病，为家族性肿瘤综合征，患者发生多脏器肿瘤，可表现为小脑和视网膜的血管母细胞瘤、肾细胞癌、嗜铬细胞瘤、肾脏和胰腺囊肿等
遗传性乳头状肾细胞癌	hereditary papillary renal cell carcinoma	常染色体显性遗传性疾病，患者具有双肾多灶性乳头状肾细胞癌
透明细胞性肾细胞癌	clear cell renal cell carcinoma	肾细胞癌的最常见类型，由胞质透明或颗粒状的肿瘤细胞构成，肿瘤间质具有丰富的毛细血管及血窦
乳头状肾细胞癌	papillary renal cell carcinoma	具有乳头状或小管-乳头状结构的肾脏恶性肿瘤，占肾细胞癌的10%～15%
嫌色性肾细胞癌	chromophobe renal cell carcinoma	约占肾细胞癌的5%，肿瘤细胞大而淡染，细胞膜较明显，核周常有空晕
肾母细胞瘤	nephroblastoma	又称Wilms瘤。起源于后肾胚基组织的恶性肿瘤，多发生于儿童，显微镜下具有肾脏不同发育阶段的组织学结构
尿路上皮癌	urothelial carcinoma	又称移行细胞癌。起源于尿路上皮的恶性肿瘤，好发于膀胱侧壁、三角区近输尿管开口处，分为浸润性或非浸润性
尿路上皮乳头状瘤	urothelial papilloma	具有纤细纤维血管轴心并被覆正常尿路上皮的乳头状肿瘤
低度恶性潜能的乳头状尿路上皮肿瘤	papillary urothelial neoplasm of low malignant potential	组织学特征类似于尿路上皮乳头状瘤，但细胞增生更显著，超过正常尿路上皮厚度

续　表

名　词	英文名	定义或概念
低级别乳头状尿路上皮癌	papillary urothelial carcinoma, low grade	肿瘤由排列有序的乳头状叶片组成，但具有显著小灶状组织结构和细胞学的异型性改变
高级别乳头状尿路上皮癌	papillary urothelial carcinoma, high grade	肿瘤由排列无序的具有中度~重度组织结构和细胞异型的乳头状叶片组成

基本内容复习

表 11-1　引起肾小球损伤的炎症介质及其来源

产生介质的细胞	产生的介质
中性粒细胞	蛋白酶、氧自由基、花生四烯酸代谢产物
单核细胞和巨噬细胞	IL-1、氧自由基、蛋白酶等
血小板	花生四烯酸衍生物、细胞因子、蛋白酶等
系膜细胞	氧自由基、细胞因子、趋化因子、花生四烯酸衍生物、一氧化氮、内皮素
凝血系统	纤维蛋白

表 11-2　引起肾小球损伤的炎症介质及其作用

引起肾小球损伤的介质	作　用
C5a	趋化中性粒细胞和单核细胞
C5-C9	构成膜攻击复合物，引起上皮细胞剥脱、肾小球基膜增厚等
蛋白酶	降解肾小球基膜
氧自由基	引起细胞损伤
花生四烯酸衍生物	使肾小球滤过率降低
IL-1	趋化中性粒细胞，刺激系膜细胞增生等
趋化因子	趋化单核细胞和淋巴细胞
纤维蛋白	趋化白细胞、肾小球细胞增生

表 11-3　肾小球损伤的免疫机制

抗体介导的损伤

　原位免疫复合物沉积

　　内源性组织抗原

　　　Ⅳ型胶原 NC1 结构域抗原（抗肾小球基膜肾炎）

续 表

Heymann 抗原（膜性肾小球病）
系膜抗原
其他抗原
植入性抗原
外源性（感染因子、药物）
内源性（DNA、核蛋白、免疫球蛋白、免疫复合物、IgA）
循环免疫复合物沉积
内源性抗原（DNA、肿瘤抗原等）
外源性抗原（感染产物等）
细胞毒性抗体
细胞介导的免疫损伤
补体替代途径的激活

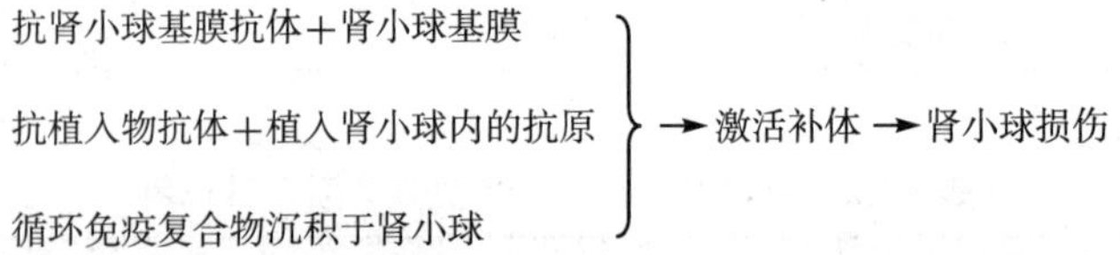

图 11-1 原位免疫复合物和循环免疫复合物引起肾炎的发病机制

注：多数肾炎是由免疫反应（主要是原位免疫复合物形成和循环免疫复合物沉积）引起的

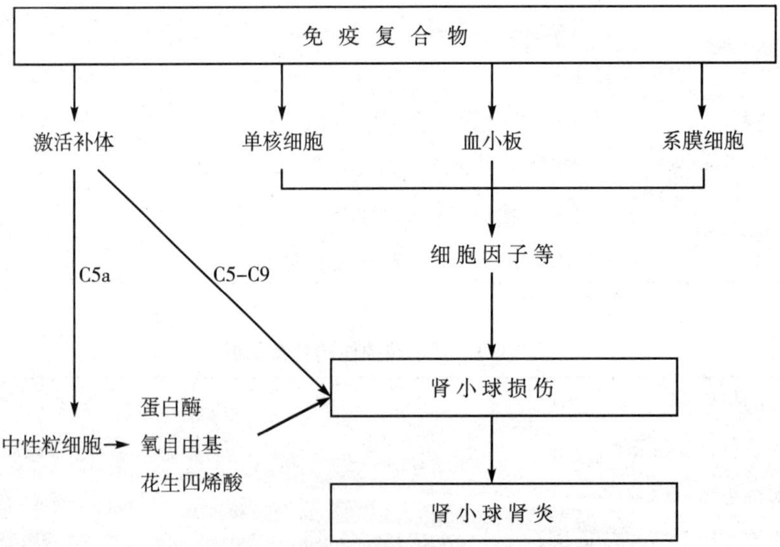

图 11-2 肾小球肾炎的发病机制示意图

表 11-4 肾小球肾炎的临床表现分型

类型	主要临床表现
急性肾炎综合征	起病急，明显的血尿、轻~中度蛋白尿，常有水肿和高血压
肾病综合征	大量蛋白尿、明显水肿、高脂血症和脂尿、低清蛋白血症
无症状性血尿或蛋白尿	持续或复发性肉眼或镜下血尿，或轻度蛋白尿
急进性肾炎综合征	起病急，进展快。出现水肿、血尿、蛋白尿等改变后，迅速发展为少尿或无尿，伴氮质血症，并发生急性肾衰竭
慢性肾炎综合征	多尿、夜尿、低比重尿、高血压、贫血、氮质血症和尿毒症

表 11-5 肾小球肾炎的临床表现和病理类型

临床表现类型	临床表现	常见病理类型
急性肾炎综合征	起病急，明显的血尿、蛋白尿、水肿、高血压	急性弥漫性增生性肾小球肾炎
肾病综合征	大量蛋白尿、明显水肿、高脂血症和脂尿、低清蛋白血症	膜性肾小球病、微小病变性肾小球病、局灶性节段性肾小球硬化、膜增生性肾小球肾炎和系膜增生性肾小球肾炎
无症状性血尿或蛋白尿	持续或复发性肉眼或镜下血尿，或轻度蛋白尿	IgA 肾病
急进性肾炎综合征	起病急，进展快。出现水肿、血尿、蛋白尿等改变后，迅速发展为少尿或无尿，伴氮质血症和肾衰竭	急进性肾小球肾炎
慢性肾炎综合征	多尿、夜尿、低比重尿、高血压、贫血、氮质血症和尿毒症	慢性肾小球肾炎

表 11-6 肾小球疾病分类

原发性肾小球肾炎	继发性肾小球肾炎	遗传性疾病
急性弥漫性增生性肾小球肾炎	狼疮性肾炎	Alport 综合征
急进（新月体）性肾小球肾炎	糖尿病性肾病	Fabry 病
膜性肾小球病	淀粉样物沉积症	薄基底膜肾小球病
微小病变性肾小球病	肺出血-肾炎（Goodpasture）综合征	脂蛋白肾病
局灶性节段性肾小球硬化	显微镜下型多动脉炎	遗传性指甲-髌骨综合征
膜增生性肾小球肾炎	Wegener 肉芽肿病	Ⅲ型胶原肾小球病
系膜增生性肾小球肾炎	过敏性紫癜	先天性肾病综合征
IgA 肾病	细菌性心内膜炎相关性肾炎	纤连蛋白肾小球病
慢性肾小球肾炎		

表 11-7 肾小球肾炎的基本病理变化

基本病变	说 明
细胞增多	肾小球细胞数量增多，系膜细胞、内皮细胞、上皮细胞增生，可伴有中性粒细胞、单核细胞及淋巴细胞浸润
基膜增厚	肾小球基膜本身增厚，或内皮下、上皮下或基膜内免疫复合物沉积
炎性渗出和坏死	肾小球内有中性粒细胞等炎细胞浸润和纤维素渗出，毛细血管壁发生纤维素样坏死，可伴有血栓形成
玻璃样变和硬化	各种肾小球病变发展的最终结果，肾小球玻璃样变指光镜下显示均质的嗜酸性物质沉积（HE 染色），其成分为沉积的血浆蛋白、增厚的基膜或增多的系膜基质；肾小球硬化指肾小球固有细胞减少甚至消失，胶原纤维增加

表 11-8 常见肾小球肾炎的临床病理特点

类 型	主要临床表现	发病机制	病理特点		
			光 镜	免疫荧光	电 镜
急性弥漫性增生性肾小球肾炎	急性肾炎综合征	免疫复合物，补体的激活和消耗	弥漫性系膜细胞和内皮细胞增生	颗粒状 IgG、IgM 和 C3 沉积	上皮下驼峰状沉积物，也可位于内皮下、基膜内或系膜区
急进性肾小球肾炎	急进性肾炎综合征	抗 GBM 抗体性 免疫复合物性 免疫反应缺乏性	新月体形成	线性 IgG 和 C3 颗粒状沉积 阴性	无沉积物 沉积物 无沉积物
膜性肾小球病	肾病综合征	原位或循环免疫复合物沉积	GBM 弥漫性增厚，钉突形成	颗粒状 IgG 和 C3	上皮下沉积物，GBM 增厚
微小病变性肾小球病	肾病综合征	不明，可能与功能异常有关，nephrin 基因突变	肾小球正常，肾小管上皮细胞内脂质沉积	阴性	脏层上皮细胞足突消失，无沉积物
局灶性节段性肾小球硬化	肾病综合征、蛋白尿	不明，可能与导致通透性增高的循环性因子有关	肾小球局灶性、节段性玻璃样变和硬化	病变部位颗粒状或团块状 IgM 和 C3	脏层上皮细胞足突消失、上皮细胞剥脱
膜增生性肾小球肾炎	肾病综合征、血尿、蛋白尿	Ⅰ型：循环免疫复合物及补体激活；Ⅱ型：自身抗体，补体替代途径激活	系膜组织增生、广泛插入，GBM 增厚、双轨征	Ⅰ型：C3，可伴 IgG、C1q 和 C4；Ⅱ型：C3，无 IgG、C1q 或 C4	Ⅰ型：内皮下沉积物；Ⅱ型：GBM 致密层沉积物

续　表

类　型	主要临床表现	发病机制	病理特点		
			光　镜	免疫荧光	电　镜
系膜增生性肾小球肾炎	蛋白尿、血尿、肾病综合征	不明	系膜细胞增生、系膜基质增多	系膜区 IgG、IgM 和 C3 沉积	系膜区沉积物
IgA 肾病	反复发作的血尿或蛋白尿等	与先天或获得性免疫调节异常有关	组织学改变多样	系膜区 IgA，常伴 C3 沉积	系膜区沉积物
慢性肾小球肾炎	慢性肾炎综合征、慢性肾衰竭	不同类型肾炎进展所致	肾小球玻璃样变、硬化，所属肾小管萎缩或消失	因起始肾炎类型而异	因起始肾炎类型而异

注：GBM：glomerular basement membrane，肾小球基膜

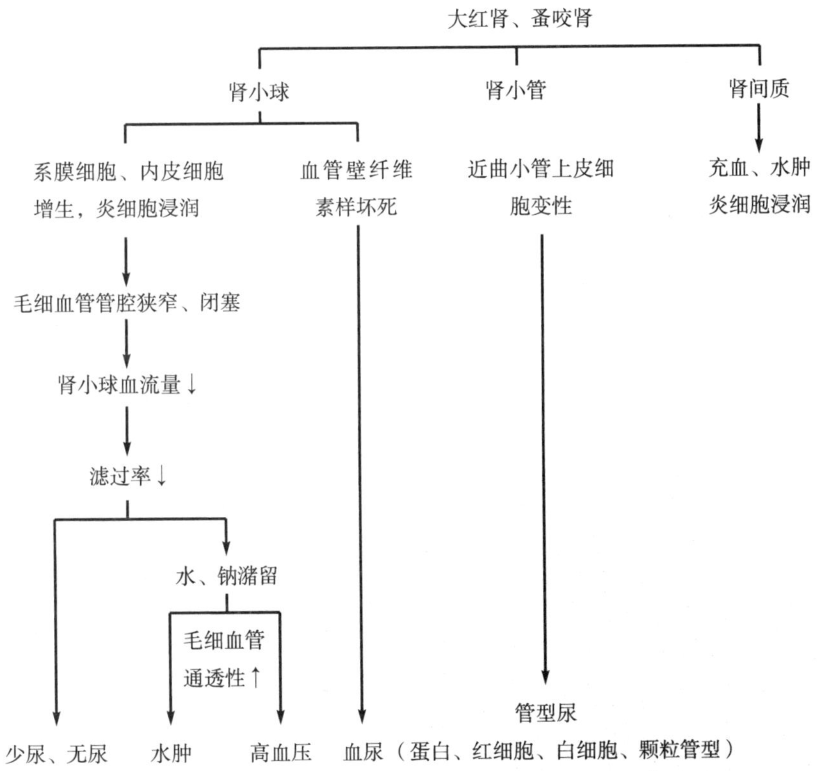

图 11-3　急性弥漫性增生性肾小球肾炎病变特点及临床病理联系

表 11-9 急性弥漫性增生性肾小球肾炎与急进性肾小球肾炎的鉴别

鉴别要点	急性弥漫性增生性肾小球肾炎	急进性肾小球肾炎
起病	急	急，进展快
蛋白尿	有	有
血尿	有	有
水肿	有	有
高血压	有	有
肾功能损害	一过性肾功能减低	短期内发生急性肾衰竭
发病机制	免疫复合物，补体的激活和消耗	Ⅰ型：抗 GBM 抗体性；Ⅱ型：免疫复合物性；Ⅲ型：免疫反应缺乏性
光镜	弥漫性系膜细胞和内皮细胞增生	肾小球广泛新月体形成
电镜	肾小球上皮下驼峰状电子致密物沉积	Ⅰ型和Ⅲ型：无沉积物；Ⅱ型：沉积物
免疫荧光	颗粒状 IgG、IgM 和 C3 沉积	Ⅰ型：线性 IgG 和 C3；Ⅱ型：颗粒状沉积；Ⅲ型：阴性
前驱症状	1~4 周前溶血性链球菌感染	可有前驱感染史
发病年龄	多见于儿童	Ⅰ、Ⅱ型好发于青壮年和儿童；Ⅲ型多见于 45 岁以上老年人

表 11-10 急进性肾小球肾炎分类及特点

项目	Ⅰ型	Ⅱ型	Ⅲ型
别名	抗 GBM 抗体性	免疫复合物性	免疫反应缺乏性
发病机制	抗 GBM 抗体与 GBM 结合，激活补体致病	循环免疫复合物致病	多数由局限于肾小球的血管炎引起，ANCA（+）
免疫荧光	线性荧光，沉积于 GBM	颗粒状荧光，沉积于系膜区/毛细血管壁	阴性
电镜	无电子致密物沉积	有电子致密物沉积	无电子致密物沉积
年龄	青壮年、儿童多见	青壮年、儿童多见	中老年男性多见
免疫学	抗 GBM 抗体（+）	血循环免疫复合物（+）	血 ANCA（+）
血浆置换治疗	有效	通常无效	通常无效

注：GBM：glomerular basement membrane，肾小球基膜；ANCA：antineutrophil cytoplasmic antibody，抗中性粒细胞胞质抗体

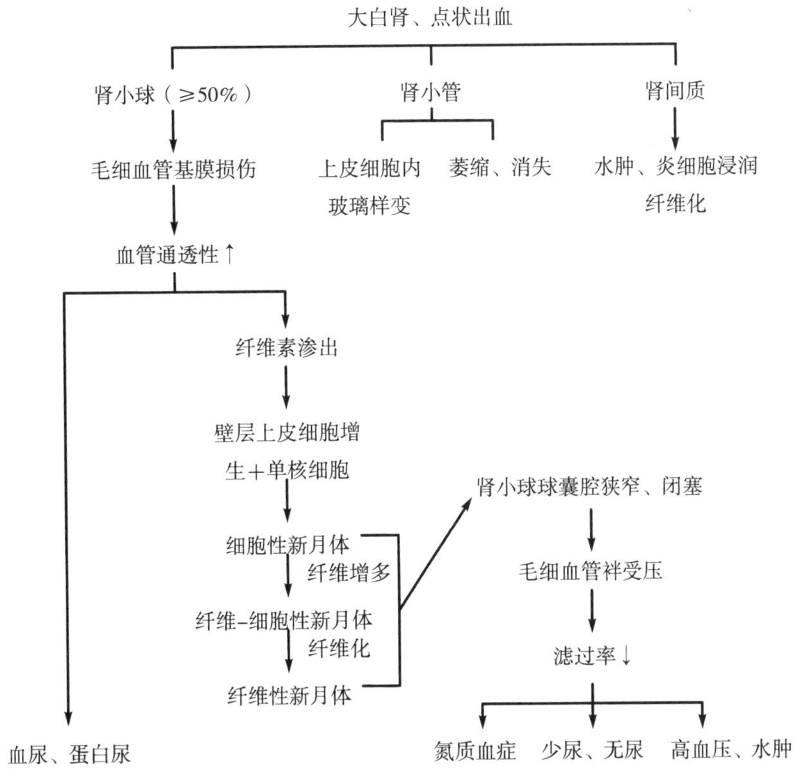

图 11-4　急进性肾小球肾炎的病变特点及临床病理联系

表 11-11　急进性肾小球肾炎分类

Ⅰ型（抗 GBM 抗体性）	Ⅱ型（免疫复合物性）	Ⅲ型（免疫反应缺乏性）
原发性	原发性	原发性或继发性
Goodpasture 综合征	感染后	ANCA 相关系统性血管炎
	系统性红斑狼疮	Wegener 肉芽肿病
	过敏性紫癜	显微型多动脉炎
	其他	过敏性肉芽肿性血管炎

表 11-12　微小病变性肾小球病、膜增生性肾小球肾炎和膜性肾小球病的鉴别

鉴别要点	微小病变性肾小球病	膜增生性肾小球肾炎	膜性肾小球病
别名	微小病变性肾小球肾炎、脂性肾病	系膜毛细血管性肾小球肾炎	膜性肾病

续 表

鉴别要点	微小病变性肾小球病	膜增生性肾小球肾炎	膜性肾小球病
发病年龄	多见于儿童	多见于儿童和青年	多见于成人
临床特点	儿童最常见肾病综合征的病因，选择性蛋白尿	多数为肾病综合征、血尿、蛋白尿，Ⅱ型常出现低补体血症	成人最常见肾病综合征的病因，非选择性蛋白尿
光镜	肾小球大致正常，肾小管上皮细胞内脂质沉积	系膜组织增生、广泛插入，GBM 不规则增厚、双轨征	GBM 弥漫性增厚，钉突形成
电镜	无免疫复合物沉积，GBM 正常，弥漫性脏层上皮细胞足突消失	Ⅰ型：内皮下、系膜区沉积物 Ⅱ型：GBM 致密层沉积物	上皮下沉积物，脏层上皮细胞足突消失，GBM 增厚，可见钉突或虫蚀样改变
免疫荧光	阴性	Ⅰ型：毛细血管壁、系膜区 C3 、IgG 颗粒状沉积 Ⅱ型：毛细血管壁 C3 颗粒状沉积	毛细血管壁 IgG 和 C3 颗粒状沉积
治疗	糖皮质激素对 90%以上的儿童患者有效	激素和免疫抑制剂治疗效果常不明显	激素疗效不明显
预后	5%肾衰竭	50%肾衰竭	40%肾衰竭

表 11-13 肾小球肾炎和肾盂肾炎的鉴别

鉴别要点	肾小球肾炎	肾盂肾炎
病变性质	变态反应性炎	化脓性炎
病因	主要由免疫反应所致	感染（上行性或血源性）
发病机制	原位免疫复合物、循环免疫复合物沉积	细菌直接作用
病变特点	弥漫/局灶性肾小球病变，双肾同时受累	肾盂、肾间质化脓性炎，双侧肾脏不对称性病变
临床表现	肾炎综合征、肾病综合征、无症状血尿或蛋白尿	高热、寒战、腰痛、脓尿、蛋白尿、菌尿
结局	治愈或转为慢性肾小球肾炎，最终导致肾衰竭	治愈或转为慢性肾盂肾炎，最终导致肾衰竭

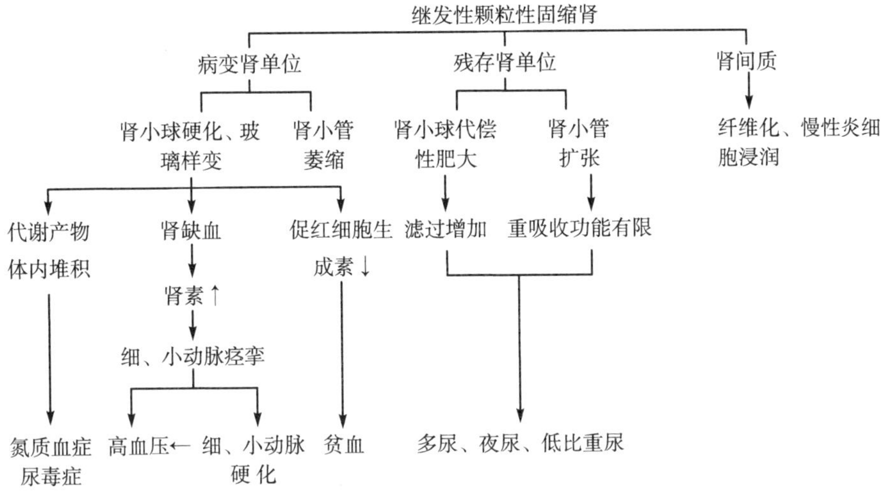

图 11-5　慢性肾小球肾炎的病变特点和临床病理联系

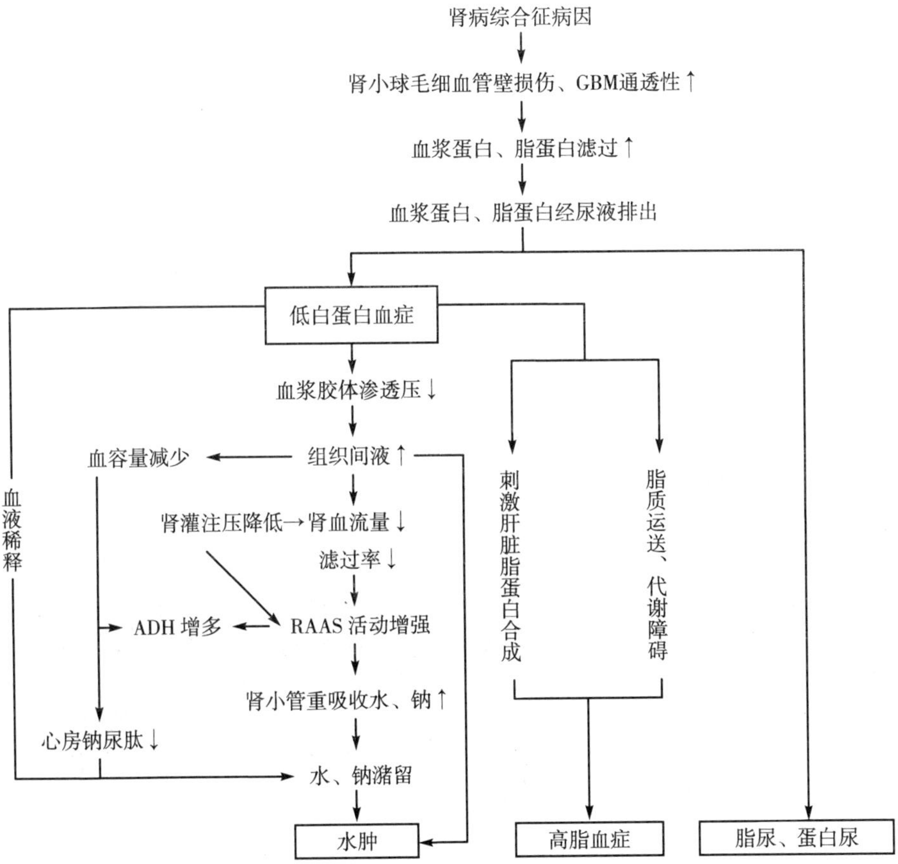

图 11-6　肾病综合征的主要表现及其发病机制

注：ADH：antidiuretic hormon，抗利尿激素；RAAS：renin-angiotensin-aldosterone system，肾素-血管紧张素-醛固酮系统

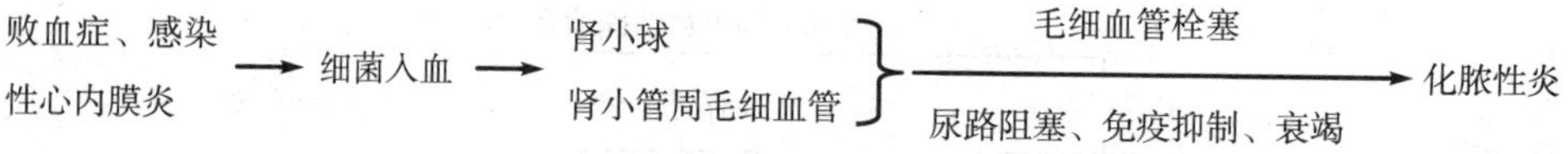

图 11-7　肾盂肾炎血源性感染的发病机制

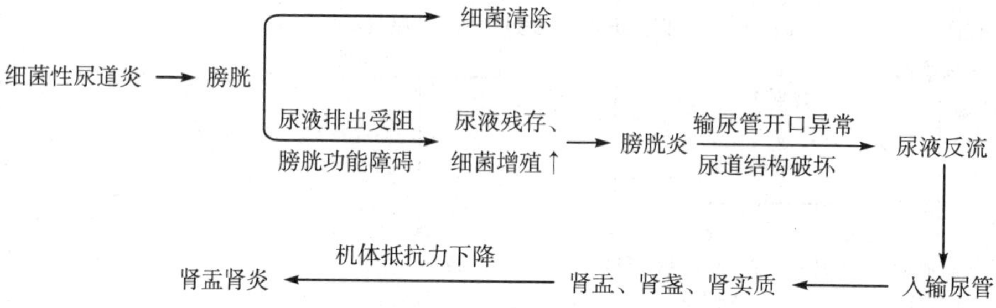

图 11-8　肾盂肾炎上行性感染的发病机制

表 11-14　急、慢性肾盂肾炎临床及病理特点

项　目	急性肾盂肾炎	慢性肾盂肾炎
发病机制	上行性和血源性感染	膀胱输尿管反流、肾内反流，尿路阻塞
临床表现	起病急，发热、寒战、腰部酸痛和肾区叩击痛，并伴有尿频、尿急、尿痛等膀胱和尿道的刺激症状	缓慢起病或表现为急性肾盂肾炎反复发作。多尿、夜尿、高血压，晚期出现氮质血症和尿毒症
实验室检查	血常规示白细胞增多，尿常规示脓尿、蛋白尿、管型尿和菌尿	尿常规显示菌尿、脓尿、低比重尿、管型尿，低钠、低钾和代谢性酸中毒
大体改变	单侧或双侧肾脏受累。肾脏体积增大，表面充血，切面肾髓质内有黄色条纹，并向皮质延伸，可见散在的小脓肿，也可融合形成大脓肿。肾盂黏膜充血、水肿，表面有脓性渗出物	单侧或双侧肾脏受累，双肾病变不对称。肾脏体积缩小，出现不规则的瘢痕，切面皮髓质界限不清，肾乳头萎缩，肾盂、肾盏变形，肾盂黏膜粗糙
组织学改变	肾盂及肾间质的急性化脓性炎或脓肿形成，肾小管腔内中性粒细胞聚集和肾小管坏死	病变呈局灶性分布，局部肾小管萎缩或扩张，可见形似甲状腺滤泡结构的胶样管型。早期肾小球很少受累，可发生肾球囊周围纤维化，后期部分肾小球发生纤维化和玻璃样变。局灶性淋巴、浆细胞浸润和间质纤维化，细、小动脉玻璃样变和硬化
并发症	肾乳头坏死、肾盂积脓、肾周脓肿	菌血症、高血压、肾结石、局灶性节段性肾小球硬化
预后及转归	多数患者经抗生素治疗症状缓解，但病情常复发，如出现并发症，可引起败血症或急性肾衰竭	预后不佳，如能及时治疗并消除诱发因素，病情可被控制，晚期患者多转为慢性肾衰竭，也可因尿毒症或高血压引起心力衰竭

表 11-15 慢性肾小球肾炎与慢性肾盂肾炎的病理特点

项 目	慢性肾小球肾炎	慢性肾盂肾炎
肾脏表面	双肾对称性萎缩、变小，表面呈弥漫性细颗粒状	双肾不对称，大小不等，体积缩小，表面高低不平，有不规则的凹陷性瘢痕
肾脏切面	肾皮质变薄，皮髓质界限不清，肾盂周围脂肪组织增多，小动脉壁增厚、变硬	皮髓质界限不清，肾乳头萎缩，肾盂和肾盏因瘢痕收缩而变形，肾盂黏膜粗糙
肾单位	大量肾小球玻璃样变、硬化，所属肾小管萎缩、消失，残存肾小球代偿性肥大，肾小管扩张，腔内可见管型	病变呈局灶性分布，局部肾小管萎缩或扩张，可见形似甲状腺滤泡结构的胶样管型。早期肾小球很少受累，可发生肾球囊周围纤维化，后期部分肾小球发生纤维化和玻璃样变
肾间质	纤维组织增生，淋巴、浆细胞浸润。细、小动脉玻璃样变和内膜增厚，管腔狭窄	局灶性淋巴、浆细胞浸润和间质纤维化，细、小动脉玻璃样变和硬化

表 11-16 固缩肾的类型及鉴别

项 目	原发性高血压性固缩肾	动脉粥样硬化性固缩肾	慢性肾小球肾炎性固缩肾	慢性肾盂肾炎性固缩肾
病因	高血压，又称原发性颗粒性固缩肾	肾动脉粥样硬化	不同类型肾炎发展的终末期，又称继发性颗粒性固缩肾	细菌感染，膀胱输尿管反流、肾内反流，尿路阻塞
发生	肾细动脉、小叶间、弓形动脉、入球动脉玻璃样变，使双肾病变区肾小球纤维化、玻璃样变，肾小管萎缩、消失，残存肾小球代偿肥大，导致肾固缩、表面呈细颗粒状	肾大动脉和中动脉粥样硬化，多为偏心性的纤维斑块，使肾组织缺血，严重者甚至合并血栓导致肾组织梗死，梗死灶机化后形成较大的凹陷性瘢痕，多个瘢痕引起肾固缩	因肾炎导致肾小球纤维化、玻璃样变，肾小管萎缩、消失。纤维组织增生使肾脏体积缩小，残留肾小球代偿性肥大、肾小管扩张，使固缩肾表面呈细颗粒状	肾小管和间质慢性非特异性炎，局灶性纤维组织增生、慢性炎细胞浸润，病变后期肾小球纤维化、玻璃样变，肾小管萎缩，致使肾固缩，由于瘢痕收缩，使肾表面形成不规则的凹陷
大体	双肾对称性缩小、质硬，表面呈弥漫性细颗粒状。切面皮质变薄，皮髓质界限不清，肾盂和肾周脂肪组织增多	双肾缩小、质硬，表面形成多个凹陷性瘢痕	双肾体积缩小、质硬，表面呈弥漫性细颗粒状，切面皮质变薄，皮髓质界限不清，肾盂周围脂肪组织增多	双肾改变不对称，表面有不规则凹陷性瘢痕，切面皮髓质界限不清，肾乳头萎缩，肾盂、肾盏变形，肾盂黏膜粗糙

续 表

项 目	原发性高血压性固缩肾	动脉粥样硬化性固缩肾	慢性肾小球肾炎性固缩肾	慢性肾盂肾炎性固缩肾
镜下	肾小球入球小动脉和肌型小动脉玻璃样变，肾小球纤维化、玻璃样变，所属肾小管萎缩，间质纤维组织增生，淋巴细胞浸润，残存肾小球代偿性肥大，肾小管扩张	肾大动脉和中动脉内膜增厚、斑块形成，肾实质缺血性萎缩，肾间质纤维化	肾小球纤维化、玻璃样变，所属肾小管萎缩、消失；残留肾小球代偿肥大，肾小管扩张，间质纤维组织增生，淋巴细胞浸润	病变呈局灶性分布，局部肾小管萎缩或扩张，可见形似甲状腺滤泡结构的胶样管型。早期肾小球可发生肾球囊周围纤维化，后期可发生纤维化和玻璃样变，间质局灶性纤维组织增生、慢性炎细胞浸润

表 11-17 常见类型肾细胞癌的临床病理特点

项 目	肾透明细胞癌	乳头状肾细胞癌	嫌色性肾细胞癌
比例	70%～80%	10%～15%	5%
遗传性肿瘤综合征	VHL综合征、遗传性透明细胞癌	遗传性乳头状肾细胞癌、Birt-Hogg-Dubé（BHD）综合征	Birt-Hogg-Dubé（BHD）综合征
遗传学改变	与*VHL*基因改变有关	7、16、17号染色体三体，主要是7号三体，与*MET*基因突变有关；男性Y染色体丢失，t（X;1）	多个染色体缺失和亚二倍体
临床表现	腰痛、肾区肿块和血尿为典型的肾癌三联症，可伴有副肿瘤综合征（如红细胞增多症、高钙血症、高血压等）		
大体改变	多见于肾脏上、下两极，常为单个圆形肿物，界限清楚，可有假包膜形成；切面呈黄、红、灰、白等相间的多彩状，可伴有出血、囊性变		
组织学改变	瘤细胞胞核圆形，大小一致，胞质透明或嗜酸性，胞膜清楚，呈巢状、腺泡状排列	瘤细胞立方或矮柱状，呈乳头状或小管-乳头状排列	瘤细胞较大、多角形，胞质透明或嗜酸性颗粒状，胞膜清晰，常见核周空晕，呈实性、腺泡状排列

表 11-18　肾细胞癌和肾母细胞瘤的鉴别

鉴别要点	肾细胞癌	肾母细胞瘤（Wilms 瘤）
年龄	多发生于 40 岁以后，男性多于女性	98%的患者<10 岁，无性别差异
起源	肾小管上皮细胞	起源于后肾胚基组织
大体改变	多为单个圆形肿物，界限清楚，可有假包膜形成；切面呈黄、红、灰、白等相间的多彩状，可伴有出血、囊性变	多为单个实性肿物，界限清楚，可有假包膜形成；切面灰白或灰红色，鱼肉状，可伴有出血、坏死、囊性变
组织学改变	因肾细胞癌不同分型而异	由未分化胚基细胞、多少不等的上皮成分和间叶成分组成
转移	血道转移：常见（肺、骨最多见） 淋巴道转移：少见（区域淋巴结）	血道转移：常见（肺最多见） 淋巴道转移：少见（区域淋巴结）
临床症状	血尿（90%）、肾区肿块、腰痛	腹部肿块

试 题 精 选

一、填空题

1. 肾小球肾炎是以①________损害为主的②________疾病。

2. 急性弥漫性增生性肾小球肾炎又称为①________，因为多数与②________感染有关，故又称为③________。其病变特点是肾小球④________和⑤________弥漫性增生。

3. 膜性肾小球病的病变特点是①________有大量免疫复合物沉积，致使肾小球基膜②________。

4. 急性肾炎综合征的主要临床症状为①________、②________和③________。

5. 膜性肾小球病是引起成人①________最常见的病因，其病变特征为肾小球上皮细胞下大量②________沉积，并导致毛细血管壁③________。

6. 肾病综合征表现为①________、②________、③________和④________等。

7. 常见的能引起肾固缩改变的疾病有①________、②________、③________和④________等。

8. 慢性肾小球肾炎的病变特点是肾小球①________和②________，残存的肾小球③________。

9. 慢性肾小球肾炎贫血是由于大量肾单位被破坏，①________分泌减少，以及代谢废物积聚②________和③________。

10. 肾盂肾炎是由①________引起的②________、③________和④________的⑤________性炎症。最常见的致病菌是⑥________。

11. 肾细胞癌是起源于①________的恶性肿瘤，多发生于肾脏的②________，其最常见的组织学类型是③________。

12. 肾细胞癌易引起血道转移，最常见的转移部位是①________和②________，其次为③________等处。

13. 膀胱癌是膀胱①________发生的恶性肿瘤，包括②________、③________、④________等，其中以⑤________最为常见。膀胱癌患者绝大多数首发症状是⑥________。

二、选择题

【A 型题】

1. 脂性肾病的病变特点是
   A. 毛细血管基膜“钉突”形成
   B. 肾小球脏层上皮细胞足突消失
   C. 系膜细胞增生
   D. 系膜基膜增多
   E. 内皮细胞增生

2. 慢性肾盂肾炎的描述中，哪项是正确的
   A. 双肾弥漫受累
   B. 间质化脓性炎
   C. 肾周围组织不受累
   D. 不引起肾功能不全
   E. 血源性感染占多数

3. 微小病变性肾小球病的主要病理变化是
   A. 肾小球毛细血管壁增厚
   B. 脏层上皮细胞足突消失
   C. 系膜细胞增生、基质增多
   D. 壁层上皮细胞增生
   E. 内皮细胞增生

4. 肾病综合征不伴有
   A. 蛋白尿
   B. 水肿
   C. 血尿
   D. 低清蛋白血症
   E. 高脂血症

5. 急进性肾小球肾炎的病变特点是
   A. 肾小球系膜细胞大量增生
   B. 肾小球内皮细胞显著增生
   C. 肾小球壁层上皮细胞显著增生
   D. 毛细血管基膜大量钉突形成
   E. 毛细血管壁增厚、呈双轨状

6. 下列描述中，哪一项符合毛细血管内增生性肾小球肾炎
   A. 系膜细胞和内皮细胞增生
   B. 系膜细胞增生、基质增多
   C. 壁层上皮细胞增生
   D. 毛细血管壁呈双轨状
   E. 毛细血管壁增厚显著

7. 膜增生性肾小球肾炎的病理特点是
   A. 肾小球壁层上皮细胞显著增生
   B. 肾小球内新月体形成
   C. 系膜细胞和内皮细胞增生
   D. 毛细血管壁增厚、呈双轨状
   E. 毛细血管内皮细胞增生

8. 下列哪项符合系膜毛细血管性肾小球肾炎
   A. 起病急骤
   B. 常表现为急性肾炎综合征
   C. 毛细血管壁增厚、呈双轨状
   D. 部分患者血清补体升高
   E. 激素和免疫抑制剂治疗效果明显

9. 肺出血-肾炎综合征患者咯血是由于
   A. 肺淤血
   B. 肺空洞
   C. 肺纤维素性炎
   D. 肺化脓性炎
   E. 交叉免疫反应引起的肺损伤

10. 毛细血管内增生性肾小球肾炎属于
   A. 化脓性炎
   B. 出血性炎
   C. 增生性炎
   D. 纤维素性炎
   E. 肉芽肿性炎

11. 在人类肾小球肾炎中与 Heymann 肾炎相似的类型是
   A. 膜增生性肾小球肾炎
   B. 膜性肾小球病
   C. 新月体性肾小球肾炎（Ⅰ型）
   D. 新月体性肾小球肾炎（Ⅱ型）
   E. 新月体性肾小球肾炎（Ⅲ型）

12. 急性链球菌感染后肾小球肾炎属于
   A. 新月体性肾小球肾炎
   B. 膜性肾小球病
   C. 膜增生性肾小球肾炎
   D. 微小病变性肾小球病
   E. 急性弥漫性增生性肾小球肾炎

13. 急性弥漫性增生性肾小球肾炎的临床表现常为
   A. 急性肾炎综合征
   B. 慢性肾炎综合征
   C. 肾病综合征
   D. 隐匿性肾炎综合征
   E. 急进性肾炎综合征

14. 构成细胞性新月体的主要成分是
   A. 内皮细胞和系膜细胞
   B. 足细胞和系膜细胞
   C. 肾小球壁层上皮细胞和巨噬细胞
   D. 肾小球壁层上皮细胞和系膜细胞
   E. 肾小球壁层上皮细胞和成纤维细胞

15. 在脏层上皮细胞和基膜之间可出现驼峰样电子致密沉积物的是
   A. 新月体性肾小球肾炎
   B. 微小病变性肾小球病
   C. 膜性肾小球病
   D. 膜增生性肾小球肾炎
   E. 急性弥漫性增生性肾小球肾炎

16. 膜增生性肾小球肾炎增生的成分是
   A. 基膜样物质增生
   B. 肾小球脏层上皮细胞
   C. 系膜细胞和内皮细胞
   D. 系膜细胞和基质
   E. 内皮细胞

17. 致密沉积物病属于下列中的哪种肾小球肾炎
   A. 膜增生性肾小球肾炎
   B. 膜性肾小球病
   C. 系膜增生性肾小球肾炎
   D. 急进性肾小球肾炎
   E. 毛细血管内增生性肾小球肾炎

18. 引起儿童肾病综合征的最常见肾小球疾病是
   A. 脂性肾病
   B. 新月体性肾炎
   C. IgA 肾病
   D. 局灶性节段性肾小球硬化
   E. 毛细血管内增生性肾小球肾炎

19. 急性肾盂肾炎的基本病变是
A. 增生性炎
B. 化脓性炎
C. 纤维素性炎
D. 变质性炎
E. 变态反应性炎

20. 引起急性肾盂肾炎最常见的致病菌是
A. 金黄色葡萄球菌
B. 变形杆菌
C. 大肠埃希（杆）菌
D. 产气荚膜梭（杆）菌
E. 真菌

21. 血源性感染引起的急性肾盂肾炎的病变特点是
A. 肾盂黏膜充血水肿
B. 肾乳头坏死
C. 肾小管内充满脓细胞
D. 肾小球纤维化
E. 肾脏散在的多发性小脓肿

22. 慢性肾盂肾炎的主要致病因素是
A. 变态反应
B. 代谢障碍
C. 血液循环障碍
D. 尿路阻塞和反流
E. 先天性肾脏发育异常

23. 慢性肾盂肾炎的临床表现中，具有诊断价值的是
A. 蛋白尿、血尿
B. 管型尿
C. 脓尿、菌尿
D. 慢性肾炎综合征
E. 脓尿、菌尿合并管型尿

24. 肾脏最常见的肿瘤是
A. 肾盂尿路上皮乳头状瘤
B. 肾腺瘤
C. 肾细胞癌
D. 肾母细胞瘤
E. 血管平滑肌脂肪瘤

25. 膀胱癌最常见的组织学类型是
A. 鳞状细胞癌
B. 腺癌
C. 腺鳞癌
D. 尿路上皮癌
E. 未分化癌

26. 免疫荧光显示 IgG 呈线性沉积的肾炎是
A. IgA 肾病
B. 膜性肾病
C. 急进性肾小球肾炎
D. 膜增生性肾小球肾炎
E. 微小病变性肾小球病

27. 肾盂肾炎最常见的感染途径是
A. 血源性感染
B. 上行性感染
C. 外伤性感染
D. 医源性感染
E. 多途径感染

28. 慢性肾盂肾炎的病变特点是
A. 肾间质充血、水肿，大量中性粒细胞浸润
B. 肾小球壁层上皮细胞增生，新月体形成
C. 肾小球毛细血管壁增厚
D. 肾小球纤维化、玻璃样变
E. 肾组织活动性炎症与修复、纤维化和瘢痕形成并存

29. 肾小球肾炎患者尿常规不应查到
A. 上皮细胞
B. 红细胞
C. 脓细胞
D. 蛋白质
E. 管型

30. 下列关于肾母细胞瘤的叙述，错误的是
A. 又称为 Wilms 瘤
B. 边界不清，无包膜
C. 多发生于7岁以下儿童
D. 起源于后肾胚基组织
E. 镜下可见幼稚的肾小球或肾小管

【B型题】
A. 膜性肾小球病
B. 膜增生性肾小球肾炎（Ⅰ型）
C. 新月体性肾小球肾炎
D. 膜增生性肾小球肾炎（Ⅱ型）
E. 微小病变性肾小球病
1. 基膜正常
2. 基膜明显增厚，呈双轨状
3. 基膜致密层内有大量致密物沉积
4. 基膜断裂和缺损
5. 基膜增厚，钉突形成

A. 慢性肾盂肾炎
B. 慢性硬化性肾小球肾炎
C. 膜性肾小球病
D. 急进性肾小球肾炎
E. 急性弥漫性增生性肾小球肾炎
6. 颗粒性固缩肾
7. 以肾小球壁层上皮细胞增生为主
8. 肾间质炎症、纤维化和瘢痕形成

A. 脂性肾病
B. 肾盂积水
C. 尿毒症
D. 毛细血管内增生性肾小球肾炎
E. 慢性硬化性肾小球肾炎
9. 蚤咬肾
10. 肾实质压迫性萎缩
11. 肾体积缩小，表面呈弥漫性细颗粒状
12. 低比重尿、多尿、夜尿

A. 大红肾
B. 颗粒性固缩肾
C. 肾脏多发脓肿
D. 大白肾
E. 肾脏变形，有多数不规则凹陷瘢痕
13. 慢性肾盂肾炎
14. 慢性肾小球肾炎
15. 膜性肾小球病
16. 高血压性固缩肾
17. 急性弥漫性增生性肾小球肾炎

A. 系膜细胞和基质增生
B. 内皮细胞及系膜细胞增生
C. 肾小球壁层上皮细胞增生
D. 毛细血管基膜增厚
E. 系膜细胞和基质增生伴基膜增厚
18. 膜性肾小球病
19. 膜增生性肾小球肾炎
20. 急进性肾小球肾炎
21. 急性弥漫性增生性肾小球肾炎

A. 血尿、蛋白尿、少尿、水肿及高血压
B. 多尿、夜尿、低比重尿及氮质血症
C. 蛋白尿、低清蛋白血症、水肿及高脂血症
D. 蛋白尿、管型尿、脓尿及菌尿
E. 无痛性血尿并可见瘤细胞
22. 肾盂肾炎
23. 肾病综合征

24. 慢性肾炎综合征

A. 起源于肾小球脏层上皮细胞
B. 起源于后肾胚基组织
C. 起源于肾小球壁层上皮细胞
D. 起源于肾盂黏膜
E. 起源于肾小管上皮细胞

25. 肾细胞癌
26. 肾母细胞瘤
27. 尿路上皮癌

【C型题】

A. 免疫荧光呈线形
B. 免疫荧光呈颗粒状
C. 二者均有
D. 二者均无

1. 急性弥漫性增生性肾小球肾炎
2. 肺出血-肾炎综合征
3. 膜性肾小球病

A. 膜性肾病
B. 脂性肾病
C. 二者均有
D. 二者均无

4. 肾病综合征
5. 多发生于儿童
6. 脏层上皮细胞足突融合
7. 发展为慢性硬化性肾小球肾炎

A. 肾小球壁层上皮细胞增生为主
B. 肾小球脏层上皮细胞增生为主
C. 二者均有
D. 二者均无

8. 急性弥漫性增生性肾小球肾炎
9. 新月体性肾小球肾炎

A. 肾小球纤维化、玻璃样变
B. 肾小管萎缩，间质纤维化
C. 二者均有
D. 二者均无

10. 高血压肾病
11. 慢性肾盂肾炎
12. 慢性硬化性肾小球肾炎
13. 链球菌感染后性肾小球肾炎

A. 低补体血症
B. 低清蛋白血症
C. 二者均有
D. 二者均无

14. 脂性肾病
15. 膜性肾小球病
16. 慢性肾小球肾炎
17. 膜增生性肾小球肾炎

A. 系膜细胞和基质增生
B. 基膜增厚
C. 二者均有
D. 二者均无

18. 系膜增生性肾小球肾炎
19. 膜增生性肾小球肾炎

A. 肾细胞癌
B. 膀胱尿路上皮癌
C. 二者均是
D. 二者均否

20. 有无痛性血尿
21. 肿块常有假包膜形成
22. 早期主要通过淋巴道转移

【X型题】

1. 引起肾小球肾炎的内源性非肾小球性抗原有

A. DNA
B. 核抗原

C. Heymann 抗原
D. 肿瘤抗原
E. 免疫球蛋白

2. 急进性肾炎综合征的主要临床表现有
A. 少尿
B. 蛋白尿
C. 氮质血症
D. 血尿
E. 水肿

3. 肾病综合征的主要临床表现有
A. 高脂血症
B. 蛋白尿
C. 水肿
D. 低清蛋白血症
E. 高血压

4. 以肾小球上皮下电子致密物沉积为电镜改变的肾炎有
A. 膜性肾炎
B. 狼疮性肾炎
C. IgA 肾病
D. 急性弥漫性增生性肾小球肾炎
E. 膜增生性肾小球肾炎（Ⅰ型）

5. 以肾病综合征为主要临床表现的肾炎有
A. 膜性肾炎
B. 脂性肾炎
C. IgA 肾病
D. 膜增生性肾小球肾炎
E. 急性弥漫性增生性肾小球肾炎

6. 急性弥漫性增生性肾小球肾炎时的病理改变有
A. 内皮细胞和系膜细胞增生
B. 伴有新月体形成
C. 上皮下电子致密物沉积
D. 中性粒细胞浸润
E. IgG 呈颗粒状分布

7. 新月体性肾炎肾小球的病理改变有
A. 多数肾小球新月体形成
B. IgG 呈线状分布
C. 单核细胞浸润
D. 血管袢纤维素样坏死
E. 内皮细胞与系膜细胞增生

8. 膜性肾病的病变特征是
A. 基膜增厚
B. 新月体形成
C. IgG 沉积为主
D. 颗粒状免疫荧光
E. 上皮下电子致密物沉积

9. IgA 肾病的病理改变有
A. 系膜细胞增生
B. 毛细血管壁明显增厚
C. IgA 沉积为主
D. 系膜基质增多
E. 系膜区电子致密物沉积

10. 膜增生性肾小球肾炎（Ⅰ型）的病理改变有
A. 系膜细胞增生
B. 内皮下电子致密物沉积
C. 系膜插入
D. 伴有新月体形成
E. 血管袢纤维素样坏死

11. 局灶性节段性肾小球硬化的病理改变有
A. 病变呈节段性分布
B. 血管袢纤维素样坏死
C. 肾间质炎症明显

D. IgM 沉积
E. 肾小球玻璃样变

12. 可引起血尿的肾小球肾炎有
A. 新月体性肾小球肾炎
B. 微小病变性肾小球病
C. 局灶性节段性肾小球硬化
D. 膜性肾小球病
E. 急性弥漫性增生性肾小球肾炎

13. 伴有脏层细胞足突融合的肾小球肾炎有
A. 膜性肾小球病
B. 新月体性肾小球肾炎
C. 微小病变性肾小球病
D. 局灶性节段性肾小球硬化
E. 毛细血管内增生性肾小球肾炎

14. 系膜区有电子致密物沉积的肾小球肾炎有
A. 膜性肾小球病
B. 膜增生性肾小球肾炎
C. IgA 肾病
D. 系膜增生性肾小球肾炎
E. 急进性肾小球肾炎

15. 脂性肾病与膜性肾病的不同点是
A. 血尿明显
B. 主要为小分子蛋白尿
C. 高血压明显
D. 对激素治疗敏感，预后好
E. 是儿童肾病综合征最常见的病因

16. 可诱发肾盂肾炎的因素或疾病有
A. 输尿管结石
B. 膀胱肿瘤
C. 前列腺肥大
D. 滞留性导尿管
E. 肾实质结核灶

17. 急性肾盂肾炎的组织病理学改变有
A. 肾小管坏死
B. 肾盂、肾盏黏膜充血、水肿
C. 肾脓肿形成
D. 中性粒细胞浸润
E. 肾小球血管袢纤维素样坏死

18. 免疫荧光显示 C3 沉积的肾炎有
A. 膜性肾病
B. 膜增生性肾小球肾炎
C. IgA 肾病
D. 局灶性节段性肾小球硬化
E. 系膜增生性肾小球肾炎

19. 慢性肾盂肾炎病理改变有
A. 肾间质慢性炎症
B. 肾组织内有不规则瘢痕
C. 肾小球新月体形成
D. 肾球囊周围纤维化
E. 肾小管呈甲状腺滤泡样结构

20. 慢性肾盂肾炎与慢性肾小球肾炎的主要区别为
A. 肾内病变不均一
B. 肾小球代偿性肥大、肾小管扩张
C. 双侧肾脏的改变不均一
D. 肾小球改变常以肾球囊周围纤维化开始
E. 以肾间质慢性炎、纤维化为主，病变累及肾盂黏膜

21. 常引起尿毒症的肾脏疾病有
A. 新月体性肾小球肾炎
B. 高血压肾病
C. 慢性硬化性肾小球肾炎

D. 慢性肾盂肾炎
E. 肾动脉粥样硬化

22. 可引起颗粒性固缩肾的肾脏疾病有
A. 肾结核
B. 高血压病
C. 肾小球肾炎
D. 肾盂肾炎
E. 肾动脉粥样硬化

三、问答题

1. 简述肾小球肾炎的发病机制。
2. 简述肾小球肾炎的临床表现和病理类型。
3. 简述肾小球肾炎的基本病理变化。
4. 简述常见肾小球肾炎的临床病理特点。
5. 简述急性弥漫性增生性肾小球肾炎病变特点及病理临床联系。
6. 简述慢性肾小球肾炎的病变特点及病理临床联系。
7. 简述肾病综合征的主要表现及其发病机制。
8. 简述肾盂肾炎血源性感染及上行性感染的发病机制。
9. 比较肾小球肾炎与肾盂肾炎的异同。
10. 比较急、慢性肾盂肾炎病理变化的异同。
11. 比较慢性肾小球肾炎与慢性肾盂肾炎病理变化的异同。
12. 简述几种常见类型肾细胞癌的临床病理特点。

参 考 答 案

一、填空题

1. ①肾小球 ②变态反应性
2. ①毛细血管内增生性肾小球肾炎 ②细菌 ③感染后性肾小球肾炎 ④内皮细胞 ⑤系膜细胞
3. ①上皮下 ②弥漫性增厚
4. ①血尿、蛋白尿 ②水肿 ③高血压
5. ①肾病综合征 ②免疫复合物 ③弥漫性增厚
6. ①大量蛋白尿 ②低白蛋白血症 ③高度水肿 ④高脂血症
7. ①慢性肾小球肾炎 ②慢性肾盂肾炎 ③原发性高血压 ④肾动脉粥样硬化
8. ①纤维化 ②玻璃样变 ③代偿性改变
9. ①促红细胞生成素 ②抑制造血 ③促进红细胞溶解
10. ①细菌感染 ②肾盂 ③肾间质 ④肾小管 ⑤化脓⑥大肠埃希（杆）菌
11. ①肾小管上皮细胞 ②上、下极 ③透明细胞性肾细胞癌

12. ①肺 ②骨 ③肝

13. ①黏膜上皮 ②尿路上皮癌 ③鳞状细胞癌 ④腺癌 ⑤尿路上皮癌 ⑥无痛性血尿

二、选择题

【A 型题】

1. B	2. B	3. B	4. C	5. C	6. A	7. D	8. C	9. E	10. C
11. B	12. E	13. A	14. C	15. E	16. D	17. A	18. A	19. B	20. C
21. E	22. D	23. E	24. C	25. D	26. C	27. B	28. E	29. C	30. B

【B 型题】

1. E	2. B	3. D	4. C	5. A	6. B	7. D	8. A	9. D	10. B
11. E	12. E	13. E	14. B	15. D	16. B	17. A	18. D	19. E	20. C
21. B	22. D	23. C	24. B	25. E	26. B	27. D			

【C 型题】

1. B	2. A	3. B	4. C	5. B	6. C	7. A	8. D	9. A	10. C
11. C	12. C	13. D	14. B	15. B	16. D	17. C	18. A	19. C	20. C
21. A	22. B								

【X 型题】

1. ABDE	2. ABCDE	3. ABCD	4. ABD	5. ABD	6. ABCDE
7. ABCDE	8. ACDE	9. ACDE	10. ABCD	11. ACDE	12. ACE
13. ACD	14. BCD	15. BDE	16. ABCD	17. ABCD	18. ABCDE
19. ABDE	20. ACDE	21. ABCD	22. BC		

三、问答题

1. 答题要点参阅图 11-2。
2. 答题要点参阅表 11-5。
3. 答题要点参阅表 11-7。
4. 答题要点参阅表 11-8。
5. 答题要点参阅图 11-3。
6. 答题要点参阅图 11-5。
7. 答题要点参阅图 11-6。
8. 答题要点参阅图 11-7 和图 11-8。
9. 答题要点参阅表 11-13。

10. 答题要点参阅表 11-14。
11. 答题要点参阅表 11-15。
12. 答题要点参阅表 11-17。

（张　静）

第十二章　生殖系统和乳腺疾病

学习要求

学习要求	内　容
了解	卵巢生殖细胞源性各种肿瘤、前列腺癌、睾丸肿瘤的病变
熟悉	1. 子宫内膜增生症、子宫内膜异位症、卵巢腺瘤的病变及临床病理联系
	2. 子宫颈癌、子宫体癌和乳腺癌的病变、蔓延及转移和临床病理联系
	3. 葡萄胎、绒毛膜癌的病变、蔓延及转移和临床病理联系

常用名词解释

名　词	英 文 名	定义或概念
子宫颈息肉	cervical polyp	子宫颈黏膜上皮、腺体和间质结缔组织局限性增生
子宫颈糜烂	erosion of cervix	子宫颈阴道部的鳞状上皮因炎症坏死脱落，形成的表浅缺损为真性糜烂。临床常见的糜烂为子宫颈损伤的鳞状上皮被子宫颈管黏膜上皮增生下移取代，由于柱状上皮较薄，上皮下血管较易显露而呈红色，病变黏膜呈边界清楚的糜烂样区
纳博特囊肿	Nabothian cyst	慢性子宫颈炎时，增生的鳞状上皮覆盖和阻塞子宫颈管腺体的开口，使黏液潴留，腺体逐渐扩大呈囊，形成子宫颈囊肿
子宫颈上皮异型增生	cervical epithelial dysplasia	属癌前病变，子宫颈上皮部分被不同程度异型性的细胞所取代。表现为细胞大小形态不一，核增大深染，核质比例增大，核分裂象增多，细胞极性紊乱
子宫颈原位癌	carcinoma in situ	异型增生的细胞累及子宫颈黏膜上皮全层，但病变局限于上皮层内，未突破基膜

续　表

名　词	英文名	定义或概念
子宫颈上皮内瘤变	cervical intraepithelial neoplasia，CIN	新近的分类将子宫颈上皮异型增生和原位癌称为子宫颈上皮内瘤变，CIN-Ⅰ相当于Ⅰ级异型增生，CIN-Ⅱ 相当于Ⅱ级异型增生，CIN-Ⅲ相当于Ⅲ级异型增生和原位癌
子宫颈早期浸润癌	cervical early invasive	也称为微小浸润性鳞状细胞癌，指癌细胞突破基底膜，向固有膜间质内浸润，但深度不超过基底膜下 5mm，肉眼不易判断，需镜下证实
子宫内膜增生症	carcinoma endometrial hyperplasia	是由于内源性或外源性雌激素增高引起的子宫内膜腺体或间质增生，临床主要表现为功能性子宫出血，育龄期和更年期妇女均可发病
子宫内膜异位症	endometriosis	子宫内膜腺体和间质出现于子宫内膜以外的部位
子宫腺肌病	adenomyosis	子宫内膜腺体及间质异位于子宫肌层中（距子宫内膜基底层 2mm 以上）
葡萄胎	hydatidiform mole	又称水泡状胎块，是胎盘绒毛的一种良性病变，主要特征是绒毛高度水肿，绒毛间质内血管消失以及滋养层细胞增生，形成串状泡，状似葡萄，称为葡萄胎
侵蚀性葡萄胎（恶性葡萄胎）	invasive mole	介于葡萄胎和绒毛膜癌之间的交界性肿瘤，水泡状绒毛侵入肌层，引起子宫肌层出血坏死，甚至向子宫外侵袭累及阔韧带或经血管栓塞至阴道、肺和脑等远隔器官
绒毛膜癌	choriocarcinoma	源自妊娠绒毛滋养层上皮的高度侵袭性恶性肿瘤，少数可发生于性腺或其他组织的多潜能细胞。其特点是滋养层细胞不形成绒毛而成片高度增生，并广泛侵入子宫肌层或转移至其他脏器和组织
畸胎瘤	teratoma	来源于生殖细胞，具有向体细胞分化的潜能，含有至少两个或三个胚层组织成分
乳腺癌	carcinoma of the breast	起源于乳腺终末导管小叶单元上皮的恶性肿瘤
乳腺非浸润性癌	noinvasive carcinoma of the breast	癌细胞仅限于导管和腺泡内，未突破基底膜，包括导管内原位癌和小叶原位癌
导管内原位癌	intraductal carcinoma in situ	导管明显扩张，癌细胞局限于扩张的导管内，导管基底膜完整
粉刺癌	comedocarcinoma	乳腺导管内原位癌的一种类型，切面可见扩张的导管内含灰黄色软膏样坏死物质，挤压导管时成粉刺状
小叶原位癌	lobular carcinoma in situ	扩张的乳腺小叶末梢导管及腺泡内充满实性排列的癌细胞，未穿破其基底膜，小叶结构存在

续 表

名 词	英文名	定义或概念
乳腺浸润性导管癌	invasive ductal carcinoma	癌细胞穿破乳腺导管的基底膜而侵入间质者
乳腺浸润性小叶癌	invasive lobular carcinoma	由小叶原位癌穿透基底膜向间质浸润所致
佩吉特病	Paget disease	伴有或不伴有间质浸润的导管内癌细胞沿乳腺导管向上扩散，累及乳头和乳晕，在表皮内可见异型，胞质透明的肿瘤细胞，这些细胞可孤立散在，或成簇分布

基本内容复习

表 12-1 几种子宫颈疾病的比较

类 型	病变特点
子宫颈糜烂	子宫颈阴道部的鳞状上皮因炎症坏死脱落，形成的表浅缺损为真性糜烂。临床常见的糜烂为子宫颈损伤的鳞状上皮被子宫颈管黏膜上皮增生下移取代，由于柱状上皮较薄，上皮下血管较易显露而呈红色，病变黏膜呈边界清楚的糜烂样区
子宫颈囊肿	也称纳博特囊肿。慢性子宫颈炎时，增生的鳞状上皮覆盖和阻塞子宫颈管腺体的开口，使黏液潴留，腺体逐渐扩大呈囊，形成子宫颈囊肿
子宫颈息肉	宫颈黏膜上皮、腺体和间质结缔组织局限性增生

表 12-2 几种子宫颈病变特点的对比

病变类型	病变性质	组织学特点
轻度异型增生	常见于慢性炎时，恶变率低，易恢复	异型细胞限于上皮层的下 1/3
中度异型增生	可发展为重度异型增生	异型细胞占上皮层下部的 1/3 至 2/3
重度异型增生	较易恶变成子宫颈癌	增生的异型细胞超过全层的 2/3
子宫颈原位癌	可长期不发生浸润，易治疗，预后好	异型细胞占上皮全层，但未突破基底膜
早期浸润癌	比浸润癌易于治疗和预后较好	浸润深度不超过基底膜下 5mm
浸润癌	癌的较晚期阶段	浸润深度超过基底膜下 5mm

表 12-3　宫颈癌的分期

分　期	特　　点
0 期	原位癌
Ⅰ期	癌局限于子宫颈
ⅠA	为临床前期癌，只能通过显微镜检查才能确诊
ⅠB	组织学上癌浸润的深度超过 5mm
Ⅱ期	肿瘤超出子宫颈进入盆腔，但未累及到盆腔壁。癌肿侵及阴道，但未累及阴道的下 1/3
Ⅲ期	癌扩展至盆腔壁及阴道的下 1/3
Ⅳ期	癌组织已超越骨盆，或累及膀胱黏膜或直肠

表 12-4　子宫腺肌瘤与子宫平滑肌瘤的比较

比较内容	子宫腺肌瘤	子宫平滑肌瘤
病变性质	子宫肌层内的局限型子宫内膜异位，非肿瘤性	子宫平滑肌的良性肿瘤
病变部位	子宫肌层内，多见于子宫后壁	多见于肌层内，部分位于浆膜下或黏膜下
肉眼观	①与周围正常平滑肌分界不清，无假包膜 ②球形增厚的子宫壁中散在大小不等的腔隙，内含血性浆液或巧克力样液，可有棕黄色含铁血黄素沉着	①与周围正常平滑肌分界清楚，可有假包膜 ② 多呈球形或不规则形，切面灰白，质韧，呈编织状或旋涡状，可有玻璃样变、黏液变等
镜下	①病变区子宫肌层中出现子宫内膜的腺体及间质，呈岛状分布 ② 周围平滑肌细胞增生、肥大	①瘤细胞与正常子宫平滑肌细胞相似，但细胞排列密集，呈束状或编织状 ② 肌束间有不等量的纤维组织

表 12-5　子宫内膜增生症的类型

增生类型	内膜腺体			腺：间质	癌变率（%）
	数　　量	形态与结构	细胞异型性		
单纯性增生	轻度增多，排列稍拥挤	不规则、扩张	无	>1∶1	1
复杂性增生	腺瘤样增生	不规则、复杂	无	腺体背靠背间质很少	3
异型增生	同单纯性或复杂性	不规则、复杂	明显	同单纯性或复杂性	33

注：子宫内膜增生症在更年期、青春期多见（与雌激素增高、孕酮缺乏相关）。临床表现为经量多，经期延长或不规则，绝经后流血。肉眼观子宫内膜增厚，表面光滑或呈息肉样突起。镜下见内膜腺体增多、腺腔扩大，腺上皮细胞增生形成假复层或乳头状，间质亦增生

表 12-6 子宫内膜增生症与子宫内膜腺癌的比较

比较内容	子宫内膜增生症	子宫内膜腺癌
发病相关因素	与雌激素过多有关	与雌激素长期持续作用和子宫内膜异型增生有关；少数与遗传因素有关
患病对象	青春期、更年期妇女	绝经期和绝经期后妇女
临床特点	子宫功能性出血	白带增多和不规则阴道流血
肉眼	子宫内膜增厚，厚度>5mm	子宫内膜弥漫或局限性增厚，粗糙不平，或呈息肉、结节或不规则形，伴出血坏死，肿块灰白，质脆
镜下	单纯性增生（轻度、囊性增生） 复杂性增生（腺瘤型增生） 异型增生（属癌前病变）	异型增生的腺体，浸润性生长。根据分化程度可分为高、中、低分化腺癌
预后	少数可发展为子宫内膜癌	以直接蔓延为主，晚期可经淋巴道转移，血道转移少

注：子宫内膜异型增生与高分化子宫内膜腺癌较难鉴别，主要鉴别点是前者没有内膜间质浸润

表 12-7 几种滋养层细胞疾病特点的对比

疾病名称	滋养层细胞增生和异型性程度	绒毛形成	局部浸润	远处转移
良性葡萄胎	一般较轻	有	无	无
侵蚀性葡萄胎	比良性葡萄胎明显	有	有	可发生
绒毛膜癌	非常明显	无	有	易发生

表 12-8 葡萄胎病理变化与临床症状之间的联系

葡萄胎病理变化	临床症状
绒毛高度水肿呈水泡状充满宫腔	子宫明显增大，超过同月份正常妊娠
滋养层细胞增生，绒毛膜促性腺激素分泌增多	尿和血中 HCG 水平增高，妊娠反应强阳性
增生的滋养层上皮细胞有侵袭破坏血管能力	反复阴道不规则流血
水肿绒毛内血管减少到消失，完全性葡萄胎无胚胎或胎儿结构	胎儿多早期死亡，无胎儿存活体征

表 12-9 完全性葡萄胎与部分性葡萄胎的特点的比较

比较内容	完全性葡萄胎	部分性葡萄胎
病因	90%来源于单个精子与失去全部染色体的卵子结合，10%源于两个精子与空卵结合	由正常卵细胞和一个没有发生减数分裂的精子或两个单倍体精子结合所致
染色体类型	46XX、46XY	69XXX、69XXY、92XXXY

续　表

比较内容	完全性葡萄胎	部分性葡萄胎
病理改变	所有绒毛	部分绒毛
镜下	绒毛高度水肿，间质血管消失或见少量无红细胞的毛细血管，滋养层细胞增生	
预后	绝大多数痊愈，10%病例可转变为侵蚀性葡萄胎，2%左右可发展为绒毛膜癌	

表 12-10　两种类型的卵巢交界性囊腺瘤的比较

比较内容	卵巢交界性浆液性囊腺瘤	卵巢交界性黏液性囊腺瘤
肉眼	囊肿壁可见较多的乳头，囊肿内含清亮液体	囊肿内含黏液样物质
镜下	囊壁瘤细胞增生一般不超过 3 层，轻到中度异型；核分裂象增多，乳头增多，乳头间质中可见砂粒体，间质微小浸润<10mm^2	囊壁高柱状上皮增生 2~3 层，轻到中度异型囊壁上皮有少量丛状矮乳头增生，无间质破坏性浸润

表 12-11　两种类型畸胎瘤的比较

比较内容	成熟型畸胎瘤	不成熟型畸胎瘤
发病情况	多见	少见
病变性质	良性肿瘤	恶性肿瘤
肉眼	多为囊性或囊实性，单房，囊内含毛发、皮脂样物、骨、软骨或牙齿，囊壁可有头结节	体积较大，多为实性，或夹有大小不等的囊，实性部分为灰白色、棕色或黄色相杂，质软而脆，常伴出血、坏死
镜下	可见有三个胚层来源的各种成熟组织组成，最常见为分化成熟的皮肤及附件	可见有三个胚层来源的未成熟组织和成熟组织混合组成，常见未成熟神经组织
预后	良好	预后不良，术后易复发或盆腔种植转移

表 12-12　常见乳腺癌的类型及其诊断要点

诊断要点	浸润型导管癌	浸润性小叶癌
临床资料	占 50%~70%	占 5%~10%，约 20%累及双侧乳腺
大体	边界不清，质硬，切面有砂粒感	边界不清，切面呈橡皮样，灰白柔韧
镜下	浸润癌细胞形态多样，癌细胞弥漫，团索，腺样，巢状浸润性生长，细胞异型，有核仁，分裂象可见	在硬化的背景中，小叶癌细胞呈单排串珠样排列，靶环状排列，或者呈实性型，腺管小叶型，腺泡型排列，瘤细胞小，一致，核仁不显，可有印戒样细胞

试题精选

一、填空题

1. 子宫颈鳞状细胞癌按其发展阶段可分为①________、②________和③________。
2. 滋养层细胞肿瘤包括①________、②________和③________。
3. 绒毛膜癌血道转移以①________最为常见，其次为②________、③________、④________和⑤________。
4. 侵蚀性葡萄胎是介于①________和②________之间的________肿瘤。
5. 乳腺癌最常发生在①________象限，主要类型有②________、③________、④________、⑤________和⑥________。乳腺癌最常见的转移途径为⑦________。
6. 卵巢囊肿可分为①________性卵巢囊肿和②________性卵巢囊肿两种类型。

二、选择题

【A 型题】

1. 宫颈鳞状细胞癌好发部位是
   A. 宫颈内口柱状上皮
   B. 宫颈管腺体
   C. 宫颈外口柱状上皮
   D. 宫颈阴道部鳞状上皮
   E. 宫颈鳞状细胞和柱状上皮交界处

2. 宫颈上皮内瘤变 Ⅱ 级是指异型细胞局限于上皮的
   A. 下 1/3
   B. 上 1/3
   C. 中 1/3
   D. 2/3
   E. 1/3 至 2/3

3. 我国妇女生殖器官中最常见的癌症是
   A. 子宫体癌
   B. 葡萄胎
   C. 卵巢癌
   D. 子宫颈癌
   E. 乳腺癌

4. 阴道转移性肿瘤结节，切片镜下见血块有胎盘绒毛状结构，其滋养层细胞显著增生间变，应考虑为
   A. 恶性畸胎瘤
   B. 畸胎瘤
   C. 葡萄胎
   D. 绒毛膜癌
   E. 侵蚀性葡萄胎

5. 绒毛膜癌经血道转移最常转移至
   A. 肺
   B. 肠
   C. 肝
   D. 骨
   E. 腹股沟淋巴结

6. 卵巢最常见的肿瘤是
   A. 黏液性肿瘤
   B. 浆液性肿瘤
   C. 畸胎瘤

D. 颗粒细胞瘤
E. 卵泡膜细胞瘤

7. 乳腺最常见的良性肿瘤是
A. 纤维腺瘤
B. 纤维瘤
C. 脂肪瘤
D. 腺瘤
E. 血管瘤

8. 乳腺癌的好发部位是在乳腺的
A. 内上象限
B. 内下象限
C. 外上象限
D. 外下象限
E. 乳头部

9. 乳腺小叶原位癌的特点是
A. 癌细胞局限于小叶腺泡内
B. 癌细胞局限于导管内
C. 癌细胞丰富，间质少
D. 癌细胞少，间质丰富
E. 癌细胞与间质大致相等

10. 乳腺癌最常见的病理组织学类型是
A. 浸润性小叶癌
B. 髓样癌
C. 浸润性导管癌
D. 佩吉特病
E. 鳞状细胞癌

11. 卵巢肿瘤最常起源于
A. 性索
B. 间叶组织
C. 生殖细胞
D. 上皮组织
E. 子宫内膜

12. 最常见的卵巢生殖细胞源性肿瘤为
A. 良性实性畸胎瘤
B. 良性囊性畸胎瘤
C. 恶性实性畸胎瘤
D. 囊性畸胎瘤恶变
E. 无性细胞瘤

13. 乳腺橘皮样外观常见于
A. 小叶原位癌
B. 典型髓样癌
C. 导管内原位癌
D. 浸润性导管癌
E. 浸润性小叶癌

14. 前列腺增生症最大的危害在于常引起
A. 癌变
B. 性功能障碍
C. 排尿障碍
D. 内分泌障碍
E. 感染

15. 阴茎癌的特点应除外
A. 患者大多有包皮过长
B. 多发生于40岁以上男性
C. 肉眼常呈菜花状或溃疡状
D. 局部转移发生较早，远处转移少见
E. 组织学上以低分化鳞状细胞癌最多见

16. 慢性宫颈炎的肉眼形态可呈红色糜烂状，其病变本质是
A. 肉芽组织增生
B. 黏膜缺损
C. 表面出血
D. 腺上皮鳞状化生
E. 柱状上皮代替鳞状上皮

17. 宫颈鳞状上皮化生是
A. 慢性宫颈炎的继发性改变
B. 癌前病变
C. 宫颈上皮肥大的表现
D. 宫颈上皮萎缩的表现
E. 慢性宫颈炎急性发作的表现

18. 子宫内膜异位症最多见的部位是
A. 子宫颈
B. 阴道
C. 卵巢
D. 直肠
E. 膀胱

19. 下列肿瘤中没有间质血管的是
A. 宫颈癌
B. 绒毛膜癌
C. 子宫内膜癌
D. 葡萄胎
E. 卵巢黏液性囊腺癌

20. 葡萄胎最重要的病变是
A. 滋养层细胞增生
B. 间质血管消失
C. 绒毛侵入肌层
D. 绒毛间质水肿
E. 毛细血管内无红细胞

21. 女性生殖系统最常见的良性肿瘤是
A. 子宫平滑肌瘤
B. 葡萄胎
C. 卵巢畸胎瘤
D. 卵巢黏液性囊腺瘤
E. 卵巢浆液性囊腺瘤

22. 临床上Ⅲ期子宫内膜癌的标准是癌组织侵犯
A. 子宫颈
B. 子宫体
C. 膀胱
D. 盆腔
E. 直肠

23. 葡萄胎与侵蚀性葡萄胎的相同点在于
A. 明显的出血坏死
B. 可见胎盘绒毛组织
C. 发生阴道结节
D. 侵犯肌层内
E. 可有远隔脏器转移

24. 子宫颈原位癌累及腺体是指
A. 子宫颈原位癌沿基底膜通过宫颈腺蔓延至子宫颈腺体内
B. 子宫颈腺体癌变
C. 子宫颈原位癌影响腺体分泌
D. 子宫颈鳞状上皮及腺体均癌变
E. 子宫颈原位癌突破基底膜进入腺体

25. 前列腺癌血道转移最常见的部位是
A. 肺
B. 肝
C. 肠
D. 骨
E. 肾上腺

26. 下列哪项不是乳腺癌的特征
A. 好发于乳腺外上象限
B. 居女性恶性肿瘤第一位
C. 浸润性导管癌最常见
D. 血道转移最常见
E. 其发生可能与雌激素有关

27. 下列哪项不是葡萄胎的特征
A. 绒毛滋养层细胞增生

B. 绒毛间质高度水肿
C. 不侵犯子宫深肌层
D. 绒毛间质血管减少或消失
E. 绒毛间质血管扩张充血

【B 型题】

A. 子宫颈原位癌
B. 子宫颈浸润癌
C. 子宫颈原位癌累及腺体
D. 子宫颈上皮轻度异型增生
E. 子宫颈上皮重度异型增生

1. 基底膜下间质内发现癌组织，属于
2. 异型上皮占上皮层的下 1/3 区，属于
3. 慢性子宫颈炎时，可以见到的病变是

A. 绒毛间质水肿
B. 间质血管消失
C. 病变侵入肌层
D. 滋养层细胞增生
E. 胚胎早期死亡

4. 葡萄胎最重要的病变是
5. 侵蚀性葡萄胎和葡萄胎的不同处是

A. 绒毛膜癌
B. 子宫颈癌
C. 子宫内膜癌
D. 胚胎性癌
E. 黏液囊性腺癌

6. 易经血道转移的是
7. 易经淋巴道转移的是
8. 易发生腹腔和盆腔种植转移的是

A. 乳腺原位癌
B. 腺肌瘤
C. 子宫颈糜烂愈复
D. 前列腺增生
E. 宫颈上皮异型增生

9. 钙化小结见于
10. 淀粉样小体见于
11. 属于癌前病变的是
12. 子宫内膜异位症见于
13. 鳞状上皮化生见于

【C 型题】

A. 血中雌激素水平增高
B. 与病毒感染有关
C. 二者均有
D. 二者均无

1. 乳腺癌
2. 子宫颈癌
3. 绒毛膜癌
4. 子宫体腺癌

A. 绒毛高度水肿
B. 向子宫壁浸润性生长
C. 二者均有
D. 二者均无

5. 葡萄胎
6. 绒毛膜癌
7. 恶性葡萄胎
8. 胎盘部位滋养细胞肿瘤

【X 型题】

1. 与雌激素水平增高有关的疾病有
A. 子宫肌瘤
B. 葡萄胎
C. 巧克力囊肿
D. 乳腺腺病
E. 乳腺癌

2. 下列中属于癌前病变或癌的是
A. 子宫内膜异位症
B. 增生性外阴营养不良
C. 乳腺纤维囊性变

D. 宫颈鳞状上皮化生
E. 子宫内膜异型增生

3. 宫颈慢性炎症在光镜下的特征有
A. 慢性炎细胞浸润
B. 腺瘤形成
C. 纳博特囊肿
D. 鳞状上皮化生
E. 腺上皮和腺体增生

4. 宫颈癌的大体形态可表现为
A. 糜烂型
B. 浸润型
C. 菜花型
D. 溃疡型
E. 肥厚型

5. 宫颈癌扩散的部位有
A. 直肠
B. 宫旁组织
C. 盆壁组织
D. 膀胱
E. 阴道穹隆部

6. 葡萄胎
A. 宫腔内充满水泡
B. 发生于妊娠 11~25 周的妇女
C. 血清 HCG 升高
D. 子宫增大迅速
E. 光镜下见绒毛水肿，滋养细胞增生

7. 绒毛膜癌的特点有
A. 缺乏间质和血管
B. 常侵袭血管
C. 病灶内常有出血、坏死
D. 肺转移最常见
E. 原发肿瘤切除后，转移瘤可自行消退

8. 绒毛膜癌与恶性葡萄胎的不同点有
A. 发生转移
B. 呈浸润性生长
C. 出血坏死更明显
D. 滋养细胞增生
E. 无绒毛和水泡形成

9. 乳腺腺病在临床上与乳腺癌的鉴别点有
A. 发病年龄轻
B. 肿块可推动
C. 质地较软
D. 单侧或双侧
E. 乳房胀痛在月经后消失

10. 乳腺癌的临床特征有
A. 乳头凹陷
B. 皮肤呈橘皮样改变
C. 无痛性肿块
D. 腋窝淋巴结肿大
E. X 线摄片显示微灶钙化

11. 前列腺增生症
A. 常见于老年人
B. 发病与雄性激素有关
C. 一般不发生癌变
D. 前列腺腺上皮增生
E. 平滑肌和纤维组织增生

三、问答题

1. 试比较不同类型的宫颈异型增生和子宫颈癌的病变特点。

2. 试比较子宫内膜增生症与子宫内膜腺癌的特点。
3. 试述葡萄胎病理变化与临床症状之间的联系。
4. 试比较葡萄胎、侵蚀性葡萄胎和绒毛膜癌的特点。
5. 试比较卵巢交界性浆液性囊腺瘤与卵巢交界性黏液性囊腺瘤的特点。
6. 试述常见乳腺癌的类型及其诊断要点。

参 考 答 案

一、填空题

1. ①原位癌 ②早期浸润癌 ③浸润癌
2. ①葡萄胎 ②侵蚀性葡萄胎 ③绒毛膜癌
3. ①肺 ②脑 ③胃肠道 ④肝 ⑤阴道壁
4. ①葡萄胎 ②绒毛膜癌 ③交界性
5. ①外上 ②导管内原位癌 ③小叶原位癌 ④佩吉特病 ⑤浸润性导管癌 ⑥浸润性小叶癌 ⑦淋巴道转移
6. ①浆液 ②黏液

二、选择题

【A 型题】

1. E 2. E 3. D 4. E 5. A 6. B 7. A 8. C 9. A 10. C
11. D 12. B 13. D 14. C 15. E 16. E 17. A 18. C 19. B 20. A
21. A 22. D 23. B 24. A 25. D 26. D 27. E

【B 型题】

1. B 2. D 3. D 4. D 5. C 6. A 7. B 8. E 9. D 10. D
11. E 12. B 13. C

【C 型题】

1. A 2. B 3. D 4. A 5. A 6. B 7. C 8. B

【X 型题】

1. ABDE 2. CE 3. ACDE 4. ABCD 5. ABCDE 6. ABCDE
7. ABCDE 8. ACE 9. ABCD 10. ABCDE 11. ABCDE

三、问答题

1. 答题要点参阅表 12-2。

2. 答题要点参阅表 12-6。
3. 答题要点参阅表 12-8。
4. 答题要点参阅表 12-7。
5. 答题要点参阅表 12-10。
6. 答题要点参阅表 12-12。

（李　青）

第十三章　内分泌系统疾病

学习要求

学习要求	内　容
了解	甲状腺炎、垂体肿瘤病理改变特点
熟悉	肾上腺、垂体疾病临床病理特点
掌握	1. 甲状腺肿、甲状腺肿瘤病理改变
	2. 糖尿病、胰腺肿瘤病理改变

常用名词解释

名　词	英文名	定义或概念
尿崩症	diabetes insipidus	因抗利尿激素减少或者缺乏引起多尿和低比重尿、烦渴及多饮等表现的一组临床综合征
性早熟症	precocious puberty	由于中枢神经系统疾病（如脑积水、脑肿瘤等）或者遗传异常致使下丘脑-垂体过早地分泌释放促性腺激素，使女孩 6~8 岁，男孩 8~10 岁前出现性发育
垂体性巨人症	pituitary gigantism	青春期以前骨骺未闭合时，垂体分泌生长激素过多，造成各组织、器官、骨骺的过度生长，使身材异常高大，但同时具有生殖器官发育不全表现。多由垂体生长激素细胞腺瘤引起
肢端肥大症	acromegaly	青春期以后骨骺已闭合，垂体分泌生长激素过多，造成鼻、唇及舌增厚肥大，头颅骨增厚，下颌骨及框上嵴、颧骨弓增大突出、面容特异，皮肤粗糙增厚，四肢手足宽且粗厚，手指、足趾粗顿

续 表

名 词	英文名	定义或概念
高催乳素（PRL）血症	hyperprolactinemia	因垂体催乳激素细胞腺瘤造成催乳素分泌过多或因使用某些药物或下丘脑病变引起，临床表现为溢乳-闭经综合征，即女性表现为闭经和不孕、溢乳，男性则表现为性功能下降，少数患者也可有溢乳表现
垂体性侏儒症	pituitary dwarfism	由于垂体前叶部分或完全分泌生长激素障碍引起儿童期生长发育障碍，临床表现为身材矮小，体型停留于儿童时期，颜面、皮肤出现皱纹，常伴有性器官发育异常，但无智力障碍
西蒙综合征	Simmond syndrome	因血液循环障碍、炎症、损伤、肿瘤等多种原因导致垂体前叶分泌各种激素功能障碍所引起，临床表现为激素相应靶器官萎缩、功能低下的相应症状
希恩综合征（旧译席汉综合征）	Sheehan syndrome	由于垂体缺血性萎缩、坏死，垂体前叶各种激素分泌减少所引起。多由于分娩时大出血或休克所致。主要表现为分娩后乳腺萎缩，分泌乳汁停止，继而生殖器官萎缩、闭经，肾上腺和甲状腺萎缩、功能低下，进一步发展为全身萎缩、老化
弥漫性非毒性甲状腺肿	diffuse nontoxic goiter	由于碘缺乏导致甲状腺素分泌不足，引起促甲状腺素分泌增多，刺激甲状腺滤泡代偿性增生、胶质潴留于滤泡腔，甲状腺肿大。本病一般不伴有甲状腺功能亢进表现。本病又称为单纯性甲状腺肿、地方性甲状腺肿
弥漫性毒性甲状腺肿	diffuse toxic goiter	由于血中甲状腺素过多，作用于全身多种组织所引起。亦称为 Graves 病或 Basedow 病。临床称为甲状腺功能亢进症（简称甲亢）。甲状腺肿大、基础代谢率增高、神经兴奋性增高、血液 T_3、T_4 增高和吸碘率增高为主要临床表现
克汀病	cretinism	又称呆小症。主要因地方性缺碘致胎儿和婴儿期从母体获得或合成的甲状腺素不足或甲状腺素缺乏，引起生长发育障碍。大脑发育障碍、智力低下、面部表情痴呆、颜貌愚钝、骨形成和成熟障碍、四肢肢体短小、形成侏儒为主要临床表现
黏液性水肿	myxoedema	由于甲状腺功能低下，导致组织间质内大量类黏液（氨基多糖）聚积
亚急性甲状腺炎	subacute thyroiditis	本病发生与病毒感染有关，系巨细胞性或肉芽肿性炎。亦称肉芽肿性甲状腺炎或巨细胞性甲状腺炎。病变特点为甲状腺不对称性增大，部分滤泡破坏，见似结核结节的肉芽肿形成，但无干酪样坏死形成，可伴有中性粒细胞、嗜酸性粒细胞、淋巴细胞、浆细胞浸润，亦可形成微脓肿、出现巨细胞反应

续 表

名 词	英文名	定义或概念
慢性淋巴细胞性甲状腺炎	chronic lymphocytic thyroiditis	又称桥本甲状腺炎或自身免疫性甲状腺炎。系自身免疫病。主要病变特点为甲状腺弥漫性增大，但与周围组织无粘连，甲状腺滤泡破坏、萎缩，间质大量淋巴细胞浸润并形成淋巴滤泡，伴有不同程度嗜酸性粒细胞浸润和纤维组织增生
慢性纤维性甲状腺炎	chronic fibrous thyroiditis	亦称 Riedel 甲状腺炎、慢性木样甲状腺炎。主要病变特点为甲状腺肿大、质硬似木样，并与周围组织粘连明显，甲状腺滤泡萎缩，间质纤维组织增生显著并伴玻璃样变性，间质内可见淋巴细胞浸润但无淋巴滤泡形成。本病原因不明
甲状腺腺瘤	thyroid adenoma	甲状腺滤泡上皮细胞发生的常见良性肿瘤，多为单发，包膜完整，常压迫周围组织，瘤组织结构较一致
库欣综合征	Cushing syndrome	由于糖皮质激素长期分泌过多，导致蛋白质异化和脂肪沉积所致。临床表现为满月脸、向心性肥胖、皮肤出现紫纹、高血压、多毛、性欲减退、女性月经失调、糖耐量降低以及肌肉乏力和骨质疏松等
Nelson 综合征	Nelson syndrome	双肾上腺切除术后出现全身皮肤、黏膜色素沉着
原发性醛固酮增多症	primary aldosteronism	多因功能性肾上腺肿瘤所致，少数由肾上腺皮质增生引起。高钠血症和低钾血症及高血压、血清肾素降低为主要临床表现
继发性醛固酮增多症	secondary aldosteronism	肾上腺以外的疾病引起过多的肾素-血管紧张素分泌，其刺激肾上腺球状带细胞增生导致醛固酮分泌增多
糖尿病	diabetes mellitus	因体内胰岛素相对或绝对不足，或者体内靶细胞对胰岛素的敏感性降低，或者体内胰岛素自身结构异常而导致机体糖和蛋白质、脂肪代谢紊乱的慢性疾病。高血糖、糖尿为主要特点。临床主要表现为“三多一少”，即多饮、多食和多尿及体重减少，并可出现一些组织器官形态结构和功能异常
DNES 肿瘤	dispersed or diffuse neuroendocrine system neoplasm	由弥散神经内分泌系统（DNES）细胞发生的肿瘤。也称 APUD 瘤

基本内容复习

表 13-1 垂体的正常分泌功能

部位	细胞		分泌功能
垂体前叶	嗜酸性细胞	促生长素细胞 催乳素细胞	生长激素 growth hormone，GH 催乳素 prolactin，PRL
	嗜碱性细胞	促甲状腺素细胞	促甲状腺素 thyroid stimulating hormone，TSH
		促性腺激素细胞	促卵泡素 follicle stimulating hormone，FSH 促黄体素 luteinizing hormone，LH
		促肾上腺皮质激素细胞	促肾上腺皮质激素 adrenocorticotropin hormone，ACTH 促脂解激素 lipotrophic hormone，LPH
	嫌色细胞		可少量分泌上述某种激素或无分泌功能
垂体后叶（激素在下丘脑合成运到此处分泌）			加压素，即抗利尿激素 antidiuretic hormone，ADH 缩宫素，即催产素 oxytocin，OT

表 13-2 垂体前叶功能亢进和低下主要病理临床特点

疾病名称		原因	病理基础	临床表现
垂体功能亢进	垂体性巨人症	多为垂体生长激素细胞腺瘤	生长激素（GH）分泌过多	发生于青春期前，骨骺线未闭合，骨骼、肌肉及器官过度生长，身材高大，但生殖器官发育不全
	肢端肥大症	同上	同上	发生于青春期后，此时因骨骺线已闭合，故表现为颅骨增厚、下颌骨及颧骨弓增大突出，四肢肢端肥大，面容奇特
	高催乳素血症	垂体催乳激素细胞腺瘤；下丘脑病变；某些药物	催乳素（PRL）分泌过多	女性：溢乳-闭经 男性：性功能降低，少数溢乳
	性早熟	脑瘤或脑积水等中枢神经系统疾病；遗传异常	过早分泌促性腺激素	女孩：6~8 岁前开始性发育 男孩：8~10 岁前开始性发育

续　表

疾病名称		原　因	病理基础	临床表现
垂体功能低下	垂体性侏儒症	青春期前腺垂体发育障碍/破坏	GH 分泌低下/缺乏	儿童骨骼、躯体发育迟缓，身材矮小，伴性器官发育障碍，智力发育正常
	Simmond 综合征	炎症、损伤、肿瘤、血循环障碍等	垂体前叶所有激素分泌障碍	甲状腺、肾上腺和性腺等相应靶器官萎缩，临床表现为过早衰老、恶病质、各激素分泌低下并导致激素水平低下的相应症状。病程呈现慢性经过
	Sheehan 综合征	多系分娩大出血、休克等导致垂体缺血性萎缩或坏死	垂体前叶各种激素分泌减少	内分泌性萎缩：乳腺、生殖器官、甲状腺、肾上腺萎缩，功能低下，进一步发展为全身萎缩和老化

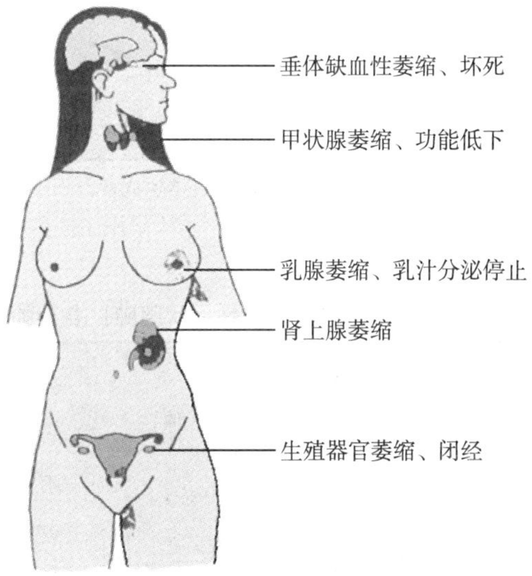

图 13-1　席汉综合征示意图

表 13-3　垂体腺瘤的病理和临床特点

肿瘤类型	病理特点	免疫组化	电　镜	临床特点
催乳素细胞腺瘤	嫌色性或弱嗜酸性瘤细胞组成	PRL（+）	胞质内有少数小神经内分泌颗粒	血中 PRL 水平增高，溢乳-闭经综合征
生长激素细胞腺瘤	嗜酸性瘤细胞和嫌色性瘤细胞组成	GH（+）	胞质内有神经内分泌颗粒	血中 GH 水平增高，巨人症或肢端肥大症

续 表

肿瘤类型	病理特点	免疫组化	电 镜	临床特点
促肾上腺皮质激素细胞腺瘤	嗜碱性瘤细胞组成	ACTH（+）		部分患者可表现为Cushing 综合征和Nelson综合征
促性腺激素细胞腺瘤	嫌色性瘤细胞或嗜碱性瘤细胞组成	FSH（+）和（或）LH（+）	胞质内有较小的神经内分泌颗粒	无症状或性功能减退
促甲状腺激素细胞腺瘤	嗜碱性瘤细胞和嫌色性瘤细胞组成	TSH（+）		少数甲状腺功能亢进症状（血中TSH、T_3、T_4增高）；多数甲状腺功能低下症状
多种激素细胞腺瘤（多为GH细胞和PRL细胞混合性腺瘤）	多为嗜酸性瘤细胞和嫌色性瘤细胞组成	多种激素（+）		可表现出激素分泌过多的相应症状
无功能性细胞腺瘤	嫌色性瘤细胞组成	激素（-）		多无特殊功能性改变，少数有垂体前叶功能降低表现

注：ACTH＝促肾上腺皮质激素；FSH＝促卵泡生成素；LH＝促黄体生成素；TSH＝促甲状腺素；T_3＝三碘甲状腺原氨酸；T_4＝甲状腺素；GH＝生长激素

表13-4 弥漫性非毒性甲状腺肿（单纯性甲状腺肿）各期的主要病理变化

项目	增生期（弥漫性增生性甲状腺肿）	胶质贮积期（弥漫性胶样甲状腺肿）	结节期（结节性甲状腺肿）
肉眼	弥漫性、对称性中度增大	对称性显著增大	不对称结节状增大
	表面光滑	表面光滑	表面结节状，结节大小不一，境界清楚，但无完整包膜
	无继发性改变	无继发性改变，切面淡棕色、半透明胶冻状	有继发性改变（出血、坏死、钙化、瘢痕形成、囊性变）
镜下	上皮增生呈立方/低柱状	部分上皮增生，大部分上皮复旧变扁平	上皮增生，复旧、萎缩不一
	小滤泡或假乳头形成	小滤泡或假乳头形成	部分上皮呈柱状/乳头状增生/小滤泡形成
	滤泡腔内胶质少	滤泡腔高度扩张，大量胶质贮存	部分胶质积贮
			间质纤维组织增生，包绕形成大小不一结节状病灶

表 13-5　非毒性甲状腺肿的病因及发病机制

病　因	发病机制
长期缺碘	甲状腺激素合成和分泌不足，对下丘脑和腺垂体的负反馈抑制作用小，腺垂体分泌 TSH 增多，刺激甲状腺代偿性增生肥大
致甲状腺肿因子的作用	①水中钙和氟引起甲状腺肿 ②某些食物（如卷心菜、木薯、菜花、大头菜等）可致甲状腺肿 ③硫氰酸盐及过氯酸盐妨碍碘向甲状腺聚集 ④药物如硫脲类药、磺胺药、锂、钴及高氯酸盐等，可抑制碘离子的活化
高碘	常年饮用高碘的水可使碘的活化受阻
遗传与免疫	家族性甲状腺肿可能是激素合成酶的遗传性缺乏；甲状腺肿的发生可能有自身免疫机制参与

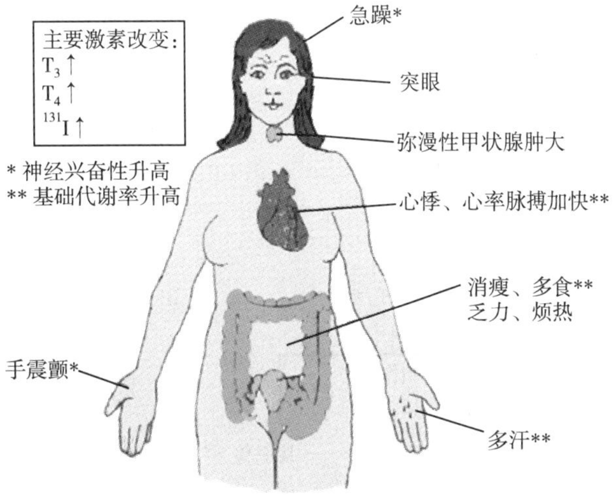

图 13-2　甲状腺功能亢进的临床症状与体征

所有甲状腺功能亢进患者的放射性 ^{131}I 检查，^{131}I 可集中在病变组织和孤立的“热结节”中。T_3 = 三碘甲状腺原氨酸；T_4 = 甲状腺素

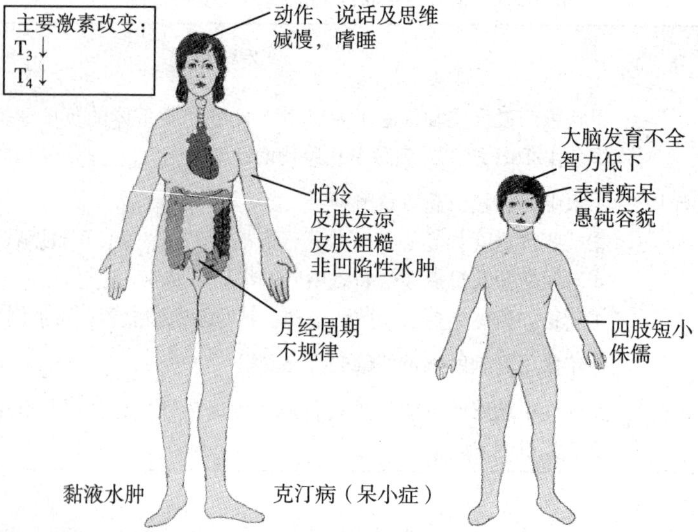

图 13-3 甲状腺功能低下的临床症状与体征

T_3 = 三碘甲状腺原氨酸；T_4 = 甲状腺素

长期缺碘

↓

T_3、T_4 合成不足

↓

血中 T_3、T_4 水平↓

↓ 抑制作用↓ ↓

下丘脑 —— TRH↑ —— 腺垂体

↓

血中 TSH 水平↑↑

↓

甲状腺代偿性增生肥大，胶质贮留

↓

甲状腺体积增大（单纯性甲状腺肿）

图 13-4 长期缺碘引起单纯性甲状腺肿的机制

表 13-6　各型甲状腺炎病变特点

项　目	亚急性甲状腺炎	慢性淋巴细胞性甲状腺炎	慢性纤维性甲状腺炎
别称	肉芽肿性甲状腺炎，巨细胞性甲状腺炎	桥本甲状腺炎，自身免疫甲状腺炎	Riedel 甲状腺肿，慢性木样甲状腺炎
病因	与病毒感染有关	自身免疫性有关	原因不明
发病年龄和性别	中青年女性多见	中年女性多见	中老年女性多见
肉眼	甲状腺不对称性肿大，质硬，多与周围组织粘连，边界不清	甲状腺弥漫性对称性肿大，质韧，橡皮状，不侵犯周围组织，与周围组织无粘连	甲状腺不对称性肿大，结节状，质硬似木样，侵犯周围组织，与周围组织明显粘连
组织学	滤泡上皮变性、坏死，胶质外溢，周围有异物巨细胞反应、中性粒细胞、淋巴细胞、嗜酸性粒细胞、浆细胞浸润，形成类结核结节的肉芽肿性炎，亦可形成微小脓肿，但无干酪样坏死，愈合期间质纤维化，形成瘢痕	甲状腺滤泡萎缩、广泛破坏；大量淋巴细胞浸润，有淋巴滤泡形成；纤维组织增生，有时有多核巨细胞	甲状腺滤泡明显萎缩；大量纤维组织增生伴玻璃样变；少量淋巴细胞浸润，不形成淋巴滤泡
临床	甲状腺有疼痛性结节；早期有短暂甲状腺功能亢进，晚期甲状腺功能低下	甲状腺无痛性弥漫性肿大；晚期甲状腺功能低下	晚期甲状腺功能低下，伴甲状腺周围组织压迫症状

表 13-7　甲状腺腺瘤和结节性甲状腺肿的病理诊断鉴别要点

鉴别要点	甲状腺腺瘤	结节性甲状腺肿
数量	多为单发	多结节，常双侧
包膜	完整	不完整
组织结构	肿瘤组织结构较均匀一致，有各种类型	不均匀，滤泡大小不等，一般比正常大，邻近甲状腺与结节内有相似病变
周围甲状腺组织	远离腺瘤的甲状腺组织较正常，肿瘤旁的甲状腺组织有压迫现象，表现为滤泡萎缩变小	结节旁的甲状腺组织无挤压现象

表 13-8 甲状腺癌常见类型组织学和生物学行为特点

区别要点	乳头状癌	滤泡癌	未分化癌	髓样癌（C 细胞癌）
起源细胞	甲状腺滤泡上皮	甲状腺滤泡上皮	甲状腺滤泡上皮	滤泡旁细胞（C 细胞）
发生率	居第 1 位（60%）	居第 2 位（20%~25%）	少见	较少见（5%~10%）
好发年龄和性别	青少年和女性	40 岁以上女性	50 岁以上女性	40~60 岁，部分有家族性
肉眼特点	结节状，多无包膜，质较硬。切面灰白色，可有砂粒感。部分呈囊性，囊内壁不光滑，可见乳头	结节状，境界清楚，有不完整包膜。切面灰白色，质软，常较细腻，可见多少不一的胶质	肿块较大，无包膜，与周围组织境界不清。切面灰白色，质硬，常伴有坏死、出血	结节状，可有假包膜。切面灰白或黄褐色，质软而细腻
组织学特点	纤细、分支多的真性乳头（即乳头中心含血管纤维间质）；癌细胞常有一定的异型性，核呈毛玻璃状，可见核沟和核内包涵体；间质内常可见砂粒体（即同心圆状钙化小体）	分化好时与腺瘤相似；分化差时肿瘤细胞呈实性巢片状，细胞增生活跃，可有一定异型性。最重要的特点是具有包膜、血管侵犯	癌细胞异型明显，伴明显多形性，癌细胞排列呈实性巢团状或肉瘤样，无明显的滤泡、腺样或乳头状结构	癌细胞形态较一致（圆形或椭圆形、多角形、梭形）；多排列呈实性片状，也可排列呈滤泡状或乳头状；间质有淀粉样物质沉积
免疫组化				
甲状腺球蛋白	阳性	阳性	阳性	阴性
keratin	阳性	阳性	阳性	
降钙素	阴性	阴性	阴性	阳性
生物学行为	低度恶性，以局部浸润和早期淋巴道转移为主，但远处转移发生较晚	低度或中度恶性，具有较明显的局部浸润现象，易发生早期血行转移	高度恶性，生长迅速，在早期即可出现周围组织浸润和淋巴道或血道远处转移	低度或中度恶性，以局部浸润为主，易发生淋巴道转移
预后	较好，10 年存活率 80%，主要与肿瘤大小和有无远处转移有关，局部淋巴结转移与生存率无关	较乳头状癌差，10 年存活率 34%，与肿瘤分化程度和有无远处转移有关	预后极差，多在 1 年内死亡	无转移者 10 年存活率为 60%~70%，有转移者为 42%，坏死、核分裂象多者预后差

表 13-9　急性和慢性肾上腺皮质功能低下

比较内容	急性肾上腺皮质功能低下	慢性肾上腺皮质功能低下
病因	多为败血症的合并症（沃-弗综合征），以及血栓形成/栓塞、应急反应、长期使用糖皮质激素治疗突然停药等	双侧肾上腺结核病、自身免疫性疾病（特发性肾上腺萎缩）、肿瘤转移或其他原因破坏肾上腺皮质
病理变化	肾上腺不同程度出血、皮髓质细胞变性、坏死	除原发性疾病的病变外，肾上腺皮质细胞萎缩、变性和坏死；特发性者伴大量淋巴细胞和浆细胞浸润
临床表现	血压下降、休克、昏迷或死亡	皮肤、黏膜黑色素沉着增多，低血糖、低血压及食欲缺乏、体重减轻等

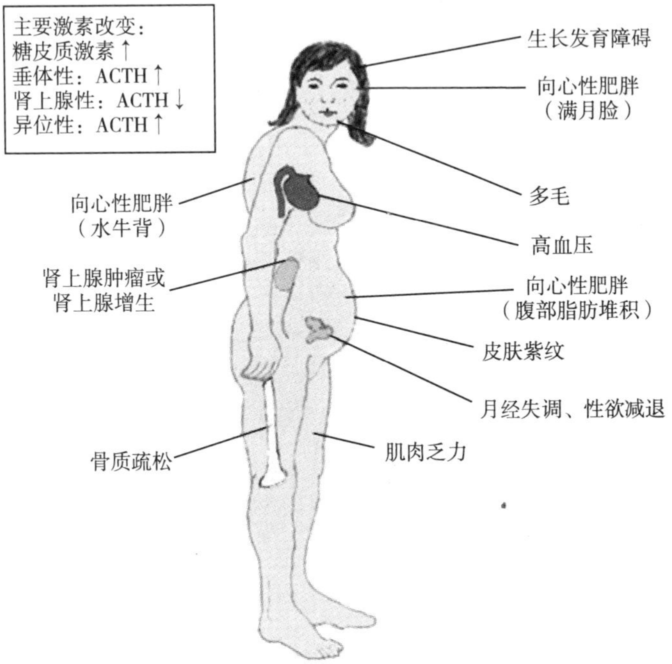

图 13-5　皮质醇增多症的临床症状与体征

当皮质醇增多症是由长期摄入类固醇药物和原发的肾上腺疾病引起时，血清皮质醇水平增高，而血清促肾上腺皮质激素（ACTH）的水平降低。这与垂体腺瘤和非内分泌肿瘤引起的皮质醇增多症不同，后者血清皮质醇与促肾上腺皮质激素水平均升高。促肾上腺皮质激素刺激黑色素细胞分泌大量的黑色素，引起皮肤色素沉着，而原发的肾上腺疾病无这些改变

表 13-10 Cushing 综合征和醛固酮增多症的比较

比较内容	Cushing 综合征	醛固酮增多症
病因	糖皮质激素水平升高所致，常见原因包括垂体性（肿瘤、下丘脑功能紊乱）、肾上腺性（皮质功能性肿瘤/增生）、异位性（异位 ACTH 肿瘤）、医源性（长期使用糖皮质激素）	醛固酮分泌过多所致综合征，可分为： 原发性（肾上腺功能性肿瘤/皮质增生） 继发性（与肾上腺以外疾病有关）
病理变化	双侧肾上腺皮质弥漫增生/肾上腺功能性腺瘤/腺癌的病理表现	肾上腺皮质腺瘤：单发，以球状带和束状带细胞构成。肾上腺皮质增生：以球状带增生为主。少数为肾上腺皮质腺癌
临床表现	满月脸、向心性肥胖、水牛背、多毛、皮肤紫纹、高血压、低血钾、骨质疏松、生长发育障碍、性功能紊乱	高血压、低血钾、手足抽搐、肢端麻木等

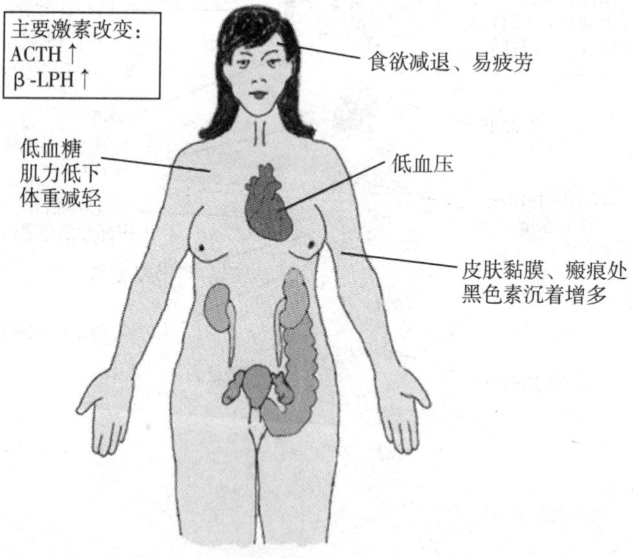

图 13-6 慢性肾上腺皮质功能减退（Addison 病）的症状和体征

许多症状和体征是由于钠-钾平衡失调，糖和脂质代谢障碍引起。

ACTH＝促肾上腺皮质激素

表 13-11　肾上腺皮质腺瘤与肾上腺皮质腺癌的比较

比较内容	肾上腺皮质腺瘤	肾上腺皮质腺癌
肉眼	常为单发，单侧肾上腺受累，有包膜，表面光滑，直径 1~5cm，对周围组织有压迫现象，切面金黄色或棕黄色，有小囊肿形成，很少坏死	瘤体一般较大，重量常超过 100 克，有不完整的包膜，可侵犯肾上腺周围组织或同侧肾脏，常见广泛出血、坏死
组织学	肿瘤细胞多为类似束状带含类脂质的透明细胞或由胞质红染的嗜酸性细胞构成，或者两种细胞混合存在，细胞排列成团，间质为少量纤维组织，富含毛细血管	分化程度不一，分化好者与腺瘤难以区别，分化差者细胞异型性明显，并可见巨核、多核细胞，核分裂象多见，瘤细胞侵犯包膜及周围组织，但单纯细胞异型及巨核、多核细胞不能作为诊断恶性的依据
转移	不转移	常转移到腹主动脉旁淋巴结及肝肺等处
临床表现	多为非功能性，少数为功能性，可表现为醛固酮增多症或 Cushing 综合征	多为功能性，女性男性化、肾上腺功能亢进为常见表现

表 13-12　胰岛素依赖型（1 型/幼年型）糖尿病和非胰岛素依赖型（2 型/成年型）糖尿病的区别

区别要点	胰岛素依赖型（1 型幼年型）糖尿病	非胰岛素依赖型（2 型/成年型）糖尿病
发病率	少见，约占 10%	多见，约占 90%
发病年龄	青少年	成人
发病缓急	起病急，病情重，发展快	起病隐匿，病情较轻，发展缓慢
发病机制	遗传性易感性素质和病毒感染诱发的针对 B 细胞的自身免疫性疾病	与肥胖有关的胰岛素相对不足和组织对胰岛素的不敏感
胰岛病变	早期胰岛炎，胰岛及间质内大量淋巴细胞浸润，胰岛 B 细胞变性、坏死，胰岛变小数目减少，纤维组织轻度增加	早期病变不明显，胰岛数目正常，无炎症细胞浸润，后期胰岛 B 细胞数目减少，胰岛内淀粉样物质沉积
血中胰岛素水平	明显降低	正常，增多或降低
抗胰岛素抗体	（+）	（-）
酮症酸中毒	容易发生	不容易发生
胰岛素治疗	依赖性	非依赖性

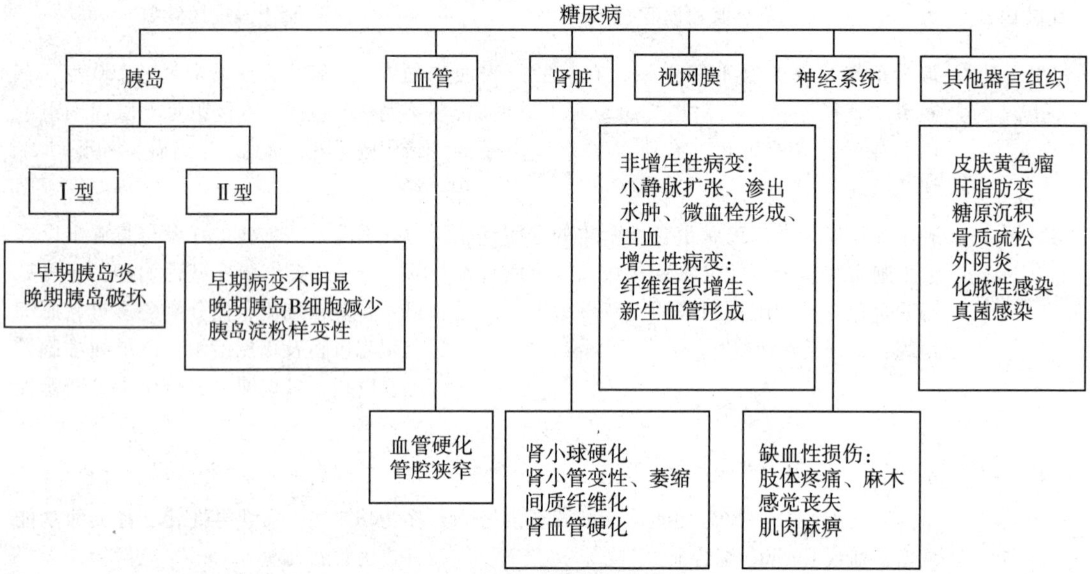

图 13-7 糖尿病病理改变

试 题 精 选

一、填空题

1. 甲状腺肿分为①________和②________两种类型。

2. 非毒性甲状腺肿亦称为①________甲状腺肿，是由于②________分泌不足，促使③________分泌增多而引起的甲状腺肿大。非毒性甲状腺肿的病变发展过程可分为④________、⑤________和⑥________三期。

3. 地方性甲状腺肿的主要原因是①________，人体②________摄入不足，导致③________的合成减少。

4. 克汀病的主要原因是①________，在胎儿期，母亲通过胎盘提供的②________不足所致。

5. 甲状腺炎可分为①________、②________和③________三种，其中慢性甲状腺炎又可分为④________和⑤________两种类型。

6. 甲状腺癌主要有①________、②________、③________和④________等四种类型。

7. 嗜铬细胞瘤主要发生于①________，可分泌②________和③________，以分泌④________为主。

8. 糖尿病的主要病变在①________，其他组织的病变尚可有②________、③________

和④________。

二、选择题

【A 型题】

1. 垂体腺瘤的形态学分类中，最多见的类型是
   A. 嗜酸性细胞腺瘤
   B. 嗜碱性细胞腺瘤
   C. 嫌色性细胞腺瘤
   D. 混合性腺瘤
   E. 以上都不是

2. 垂体腺瘤的功能分类中，最多见的类型是
   A. 生长激素细胞腺瘤
   B. 催乳素细胞腺瘤
   C. 促性腺激素细胞腺瘤
   D. 无功能性细胞腺瘤
   E. 促肾上腺皮质激素细胞腺瘤

3. Sheehan 综合征最常见的原因是
   A. 头部外伤
   B. 垂体肿瘤
   C. 分娩时大出血
   D. 脑肿瘤
   E. 长期接受类固醇激素的治疗

4. Simmond 综合征所致的激素分泌障碍，最先受影响的激素是
   A. ACTH
   B. TSH
   C. GH
   D. PRL
   E. FSH/LH

5. 青春期后骨骺已闭合，生长激素分泌过多可引起
   A. 多毛症
   B. 巨人症
   C. 过早衰老
   D. 男性化
   E. 肢端肥大症

6. 性早熟症的主要原因是
   A. 生殖器官的肿瘤
   B. 大脑皮质的障碍
   C. 垂体过早分泌促性腺激素
   D. 下丘脑过早分泌促性腺激素释放激素
   E. 肾上腺皮质肿瘤性激素分泌过多

7. 毒性甲状腺肿的发病机制最可能是
   A. 土壤和水中缺碘
   B. 自身免疫反应
   C. 细菌引起的化脓性炎症
   D. 甲状腺异常增生形成的新生物
   E. 食物中含有致甲状腺肿的物质

8. 地方性甲状腺肿的主要病因是
   A. 缺碘
   B. 长期摄入大量钙
   C. 遗传因素
   D. 海产品摄入过多
   E. 机体对甲状腺素需要量增多

9. 新生儿或幼儿时期甲状腺功能低下，表现为
   A. 克汀病
   B. 黏液性水肿
   C. 弥漫性胶样甲状腺肿
   D. 佝偻病

E. 弥漫性增生性甲状腺肿

10. 克汀病的主要表现是
A. 甲状腺肿大
B. 大脑发育不全，智力低下
C. 甲状腺危象
D. 骨骼发育异常，身材高大
E. 基础代谢率增高

11. 甲状腺癌中发病率最高、恶性度最低、5 年存活率最高的类型是
A. 滤泡癌
B. 乳头状癌
C. 未分化癌
D. 髓样癌
E. 嗜酸性细胞腺癌

12. 原发性醛固酮增多症最常由下列哪种疾病引起
A. 支气管肺癌
B. 垂体 ACTH 细胞腺瘤
C. 小肠类癌
D. 功能性肾上腺肿瘤
E. 双侧肾上腺皮质增生

13. Addison 病皮肤、黏膜黑色素沉着增加的原因是
A. 黑色素细胞增多
B. 垂体前叶功能增强
C. 肾上腺皮质功能低下
D. 黑色素细胞内酪氨酸酶活性增强
E. 蛋白质分解增强，产生大量酪氨酸

14. 嗜铬细胞瘤最常见于
A. 肾上腺髓质
B. 肾上腺皮质
C. 胰岛细胞
D. 甲状腺 C 细胞
E. 主动脉副节细胞

15. 导致 2 型糖尿病发生的最主要因素是
A. 肥胖
B. 肾功能不全
C. 肝脂肪变
D. 垂体疾病
E. 脂肪和蛋白质代谢异常

16. 垂体坏死最常见的原因是
A. 头部外伤
B. 脑肿瘤
C. 分娩后垂体坏死
D. 垂体肿瘤
E. 长期接受类固醇激素的治疗

17. 关于青春期甲状腺肿的叙述，正确的是
A. 由于摄碘不足所致
B. 多为一时性肿大
C. 压迫症状明显
D. 多为结节型肿大
E. 增生的滤泡中多不含胶质

18. 胰岛素依赖型糖尿病的主要病变部位在
A. 骨骼肌细胞
B. 肝细胞
C. 胰岛 B 细胞
D. 血管内皮细胞
E. 胰岛素敏感细胞

19. 关于糖尿病的叙述，错误的是
A. 糖、脂肪和蛋白质代谢紊乱
B. 青年人发病常有患糖尿病家族史
C. 是胰岛素相对或绝对缺乏所致
D. 患者较早出现动脉粥样硬化，且较重

E. 患者食欲增加，不能控制饮食则更加肥胖

20. 患者女性，30 岁，无意间发现甲状腺肿大 1 个月。查体甲状腺肿大。B 超检查，甲状腺内界限清楚直径 2cm 结节 1 个。临床行手术切除，病理检查见甲状腺内结节 1 个，有完整包膜，结节周围组织受压，结节内组织形态与正常甲状腺滤泡相似，但数量增多，排列拥挤，滤泡腔含有胶质，滤泡大小一致。其病理诊断应考虑：
A. 结节性甲状腺肿
B. 滤泡性甲状腺癌
C. 弥漫性毒性甲状腺肿
D. 甲状腺腺瘤
E. 甲状腺炎

（21～22 题共用题干）

患者男性，49 岁，体检血糖增高。发现甲状腺包块 5 天。查体：甲状腺肿大。行手术切除，病理检查见甲状腺内肿块直径 2. 5cm，无包膜，镜下见甲状腺滤泡上皮乳头状增生，细胞核呈毛玻璃状，并见砂粒体。

21. 该患者最可能的诊断是
A. 甲状腺炎
B. 结节性非毒性甲状腺肿
C. 甲状腺乳头状癌
D. 甲状腺瘤
E. 毒性甲状腺肿

22. 与该肿瘤生存率有关的因素是
A. 是否具有内分泌紊乱症状
B. 肿瘤大小
C. 局部淋巴结有转移的数目
D. 早期出现局部淋巴结转移
E. 以上都是

【B 型题】

A. 自身免疫
B. 病毒感染
C. 细菌感染
D. 缺碘
E. 维生素 D 缺乏

1. 桥本甲状腺炎
2. 非毒性甲状腺肿
3. 亚急性甲状腺炎

A. 甲状腺乳头状癌
B. 甲状腺滤泡癌
C. 甲状腺未分化癌
D. 甲状腺髓样癌
E. 甲状腺嗜酸性细胞癌

4. 癌细胞分泌降钙素的是
5. 癌细胞核呈毛玻璃样改变的是
6. 间质常有淀粉样物质沉着的是

A. Cushing 综合征
B. 肢端肥大症
C. Simmond 综合征
D. 溢乳-闭经综合征
E. 肥胖性生殖无能综合征

7. 垂体催乳素细胞腺瘤
8. 垂体 ACTH 细胞腺瘤
9. 垂体生长激素细胞腺瘤
10. 颅内肿瘤破坏下丘脑致促性腺激素分泌障碍

A. 多饮、多尿、低比重尿
B. 满月脸
C. 皮肤、黏膜黑色素沉着
D. 多饮、多尿、血糖升高
E. 多食、多汗、心率加快

11. 糖尿病
12. 尿崩症
13. Addison 病
14. 毒性甲状腺肿
15. 肾上腺皮质结节状增生

A. 甲状腺内大量淋巴细胞浸润
B. 甲状腺内大量类似结核结节肉芽肿
C. 甲状腺内有多个包膜不完整的结节
D. 甲状腺内纤维组织广泛浸润，并累及周围器官
E. 甲状腺内单一包膜完整的结节，结节内有单一形态滤泡增生

16. 桥本甲状腺炎
17. 甲状腺腺瘤
18. 结节性甲状腺肿
19. 亚急性甲状腺炎
20. 慢性纤维性甲状腺炎

A. 砂粒体
B. 结核样肉芽肿
C. 淀粉样物质沉着
D. 进行性弥漫性纤维增生
E. 垂体嗜碱性细胞透明变性（Crooke 变性）

21. 糖尿病
22. 亚急性甲状腺炎
23. 甲状腺髓样癌
24. 甲状腺乳头状癌
25. 慢性纤维性甲状腺炎

A. 眼球突出
B. 纤维性骨炎
C. 黏液性水肿
D. 满月样面容
E. 皮肤、黏膜黑色素沉着

26. 甲状腺功能亢进
27. 甲状腺功能低下
28. 肾上腺皮质功能亢进
29. 肾上腺皮质功能低下

【C 型题】

A. 淋巴滤泡形成
B. 甲状腺滤泡破坏
C. 二者均有
D. 二者均无

1. 桥本甲状腺炎
2. 单纯性甲状腺肿
3. 亚急性甲状腺炎
4. 甲状腺功能亢进

A. 垂体嗜碱性细胞腺瘤
B. 肾上腺皮质结节状增生
C. 二者均有
D. 二者均无

5. Cushing 综合征
6. 异位性分泌 ACTH 的肿瘤

【X 型题】

1. 垂体良性肿瘤常可致垂体功能亢进，其表现有
A. Simmond 综合征
B. 巨人症
C. 肢端肥大症
D. Cushing 综合征
E. 溢乳、闭经

2. Simmond 综合征的临床表现为
A. 身材矮小
B. 女孩男性化
C. 闭经、性欲减退
D. 面容衰老
E. 食欲缺乏、乏力

3. 肾上腺皮质增生或腺瘤可引起的症状有
   A. 库欣综合征
   B. 男孩性早熟
   C. 女孩男性化
   D. 低血钾、高血钠
   E. 代谢性酸中毒

4. 引起急性肾上腺皮质功能低下的常见原因有
   A. 严重感染
   B. 肾上腺皮质腺癌
   C. 华-佛综合征
   D. 肾上腺髓质恶性肿瘤
   E. 类固醇激素治疗突然中断

5. 肾上腺嗜铬细胞瘤
   A. 起源于肾上腺髓质
   B. 肿瘤常有完整包膜
   C. 临床表现高血压
   D. 瘤细胞为嗜铬细胞
   E. 瘤细胞分泌过量皮质醇

6. 可引起高血压的常见肾上腺疾病有
   A. 肾上腺皮质腺癌
   B. 肾上腺皮质坏死
   C. 肾上腺皮质增生
   D. 肾上腺神经母细胞瘤
   E. 肾上腺髓质嗜铬细胞瘤

7. 关于克汀病
   A. 因缺碘所引起
   B. 可致痴呆
   C. 体格发育障碍
   D. 甲状腺发育基本正常
   E. 患者母亲有单纯性甲状腺肿

8. 甲状腺功能亢进症的甲状腺组织病理学特征有
   A. 滤泡上皮增生
   B. 间质血管丰富
   C. 淋巴细胞浸润
   D. 上皮细胞不典型增生
   E. 胶质稀薄、可见吸收空泡

9. 弥漫性甲状腺肿的病理形态学特征有
   A. 甲状腺肿大、呈对称性
   B. 上皮多呈扁平状
   C. 甲状腺滤泡充满胶质
   D. 间质增多
   E. 切面光泽增强、质脆弱

10. 甲状腺腺癌的组织学类型有
   A. 鳞状细胞癌
   B. 未分化癌
   C. 髓样癌
   D. 乳头状癌
   E. 滤泡癌

11. 胰腺内分泌肿瘤的良恶性判断依据是
   A. 细胞异型性明显
   B. 侵袭周围组织
   C. 见核分裂象
   D. 发生远处器官转移
   E. 肿瘤细胞无激素产生

12. 非胰岛素依赖型糖尿病胰岛病变可表现为
   A. 早期胰岛 B 细胞受损严重
   B. 晚期胰岛 B 细胞减少
   C. 见胰岛淀粉样变
   D. 动脉管壁增厚、变硬
   E. 弥漫性肾小球硬化

三、问答题

1. 简述垂体腺瘤的类型和临床特点。
2. 试述非毒性甲状腺肿的病因及发病机制。
3. 试述甲状腺炎的分型及特点。
4. 试比较甲状腺腺瘤和结节性甲状腺肿的诊断要点。
5. 试述常见类型的甲状腺癌的组织学特点和生物学行为。
6. 试比较 1 型和 2 糖尿病的特点。

参 考 答 案

一、填空题

1. ①非毒性 ②毒性
2. ①单纯性 ②甲状腺激素 ③促甲状腺激素（TSH）④增生期 ⑤胶质贮积期 ⑥结节期
3. ①缺碘 ②碘 ③甲状腺激素
4. ①缺碘 ②甲状腺激素
5. ①急性 ②亚急性 ③慢性 ④慢性淋巴细胞性甲状腺炎 ⑤慢性纤维性甲状腺炎
6. ①乳头状癌 ②滤泡癌 ③未分化癌 ④髓样癌
7. ①肾上腺髓质 ②去甲肾上腺素 ③肾上腺素 ④去甲肾上腺素
8. ①胰岛 ②动脉病变 ③肾病变 ④视网膜病变

二、选择题

【A 型题】

1. C　2. B　3. C　4. C　5. E　6. D　7. B　8. A　9. A　10. B
11. B　12. D　13. C　14. A　15. A　16. C　17. B　18. C　19. E　20. D
21. C　22. B

【B 型题】

1. A　2. D　3. B　4. D　5. A　6. D　7. D　8. A　9. B　10. E
11. D　12. A　13. C　14. E　15. B　16. A　17. E　18. C　19. B　20. D
21. C　22. B　23. C　24. A　25. D　26. A　27. C　28. D　29. E

【C 型题】

1. C　2. D　3. B　4. A　5. C　6. B

【X 型题】

1. BCDE　2. ACDE　3. ABCD　4. ACE　5. ABCD　6. ACE
7. ABCE　8. ABCE　9. ABCE　10. BCDE　11. BD　12. BCDE

三、问答题

1. 答题要点参阅表 13-3。
2. 答题要点参阅表 13-5。
3. 答题要点参阅表 13-6。
4. 答题要点参阅表 13-7。
5. 答题要点参阅表 13-8。
6. 答题要点参阅表 13-12。

（王娅兰）

第十四章 神经系统疾病

学习要求

学习要求	内容
了解	1. 周围神经系统肿瘤、转移性肿瘤的病理变化及临床病理联系
	2. 缺血性脑病的临床病理联系
	3. 阻塞性脑血管疾病的临床病理联系
	4. 脑出血的临床病理联系
熟悉	1. 阿尔茨海默病和帕金森病的病因、发病机制、病理变化及临床病理联系
	2. 常见中枢神经系统肿瘤的形态特征及临床病理联系
	3. 神经系统的常见并发症（颅内高压、脑水肿、脑积水）
掌握	1. 流行性脑脊髓膜炎的病因、传染途径、发病机制、病理变化及临床病理联系
	2. 流行性乙型脑炎的病因、传染途径、发病机制、病理变化及临床病理联系
	3. 缺血性脑病的病因、病理变化
	4. 阻塞性脑血管病的病因、病理变化
	5. 脑出血的病因、病理变化

常用名词解释

名 词	英文名	定义或概念
红色神经元	red neruron	急性缺血缺氧、感染和中毒引起的神经元凝固性坏死
单纯性神经元萎缩	simple neuronal atrophy	神经元慢性渐进性变性以致死亡的过程，多见于缓慢进展，病程较长的变性疾病，神经元胞体缩小，核固缩而无明显的尼氏小体溶解

续 表

名 词	英文名	定义或概念
中央性尼氏小体溶解	central chromatolysis	常由病毒感染、缺氧、维生素 B 缺乏及轴突损伤等引起。神经元肿胀、变圆、核偏位，胞质中央的尼氏小体崩解消失
神经原纤维变性	neurofibrillary degeneration	用镀银染色法在阿尔茨海默病等的皮层神经元细胞质中可显示神经原纤维变粗，并在胞核周围凝结卷曲呈缠结状。又称神经原纤维缠结（neurofibrillary tangles）
老年斑	senile plaque	退变的神经轴突围绕而成的淀粉样物质
轴突反应/Waller 变性	Wallerian degeneration	中枢或周围神经轴索离断后，轴索及髓鞘变性，崩解并被小胶质细胞吞噬
脱髓鞘	demyelination	施万细胞变性或髓鞘损伤导致髓鞘板层分离、断裂并崩解成脂滴，进而完全脱失
反应性胶质化	reactive astroglosis	神经组织受损后的修复反应。星形胶质细胞增生、肥大，最后形成胶质瘢痕
淀粉样小体	corpora amylacea	老年人的星形胶质细胞突起聚集，形成同心圆形层状嗜碱性小体
Rosenthal 纤维	Rosenthal fiber	红染毛玻璃样小体，圆形、卵圆形、长形和棒状，由胶质纤维酸性蛋白细丝变异而形成，常见于缓慢生长的脑肿瘤中和反应性胶质化区
卫星现象	satellitosis	神经元由 5 个或 5 个以上少突胶质细胞围绕
噬神经细胞现象	neuronophagia	坏死的神经元被激活的小胶质细胞或血源性巨噬细胞吞噬
小胶质细胞结节	microglial nodule	中枢神经系统感染时，小胶质细胞局灶性增生成团
格子细胞	gitter cell	小胶质细胞或巨噬细胞吞噬神经组织崩解产物后，胞体增大，胞质中出现大量脂质小滴，HE 染色呈空泡状
脑水肿	brain edema	脑组织内液体过多贮积而引起脑体积增大
颗粒性室管膜炎	ependymal granulation	室管膜下星形胶质细胞增生，充填局部丢失的室管膜细胞，形成众多向脑室面突起的细小颗粒
脑积水	hydtocephalus	脑室系统内脑脊液含量异常增多伴脑室持续性扩张的状态
海绵状脑病	spongiform encephalopathy	由朊蛋白引起的一组中枢神经系统慢性海绵状退行性变为特征的疾病，包括克罗伊茨费尔特-雅各布病、库鲁病、致死性家族性失眠症以及动物的疯牛病、羊瘙痒症等
Alzheimer 病	Alzheimer disease	以进行性痴呆为主要临床表现的大脑变性疾病，多在 50 岁以后发病

续 表

名 词	英文名	定义或概念
变性疾病	degenerative disease	一组原因不明的以神经元原发性变性为主要病变的中枢神经系统疾病
颗粒空泡变性	granulovacuolar degeneration	神经细胞胞质中出现小空泡，内含嗜银颗粒，多见于海马锥体细胞
Hirano 小体	Hirano body	神经细胞树突近端棒状嗜酸性包涵体，大多为肌动蛋白，多见于海马锥体细胞
Parkinson 病	Parkinson disease	又称原发性震颤性麻痹，以纹状体黑质损害为主的缓慢进行性疾病，多发生于50~80岁
缺血性脑病	ischemic encephalopathy	由于低血压、心脏骤停、失血、低血糖及窒息等原因引起的全脑损伤
脑出血	brain hemorrhage	包括脑内出血、蛛网膜下腔出血和混合性出血
脱髓鞘疾病	demyelinating disease	一类以原先已形成的髓鞘脱失，而轴索相对保留为基本病变的疾病

基本内容复习

表 14-1 神经系统疾病的基本病变

分 类	基本病变
神经元的基本病变	神经元急性坏死（红色神经元） 单纯性神经元萎缩 中央性尼氏小体溶解 包涵体形成 神经原纤维变性
神经纤维的基本病变	Waller 变性 脱髓鞘
胶质细胞的基本病变	
星形胶质细胞的基本病变	反应性胶质化、淀粉样小体、Rosenthal 纤维
少突胶质细胞的基本病变	卫星现象
小胶质细胞的基本病变	噬神经细胞现象 小胶质细胞结节 格子细胞
室管膜细胞	颗粒性室管膜炎

表 14-2 中枢神经系统疾病常见并发症

并发症	说明
颅内压升高	侧卧位时脑脊液压持续超过 2kPa。主要由颅内占位性病变和脑积水所致，表现为头痛、呕吐、眼底视盘水肿、意识障碍、血压升高及反应性脉搏变慢和脑疝形成，甚至死亡
脑疝形成	颅内压升高，使脑组织嵌入脑内的分隔和颅骨孔道所致，如扣带回疝、海马沟回疝、枕骨大孔疝。受压处脑组织发生出血和坏死
脑水肿	脑组织内液体过多贮积使脑体积增大，常见的有血管源性（血管通透性增高）和细胞毒性（细胞膜通透性增高）两种类型脑水肿
脑积水	由于脑脊液循环通路阻塞、脑脊液生成过多或吸收障碍所致脑室系统内脑脊液含量异常增多伴脑室持续性扩张的状态，可造成脑组织压迫性萎缩、颅内压增高和脑疝形成

表 14-3 流行性脑（脊髓）膜炎和流行性乙型脑炎

比较内容	流行性脑脊髓膜炎	流行性乙型脑炎
病原体	脑膜炎奈瑟（双球）菌	乙型脑炎病毒
病变特点	软脑膜化脓性炎	神经细胞变性坏死，软化灶形成，胶质细胞增生
临床表现		
脑膜刺激征	明显	可有
颅内压增高	增高	增高
脑脊液	细胞及蛋白含量增多，糖减少，含脓细胞和脑膜炎奈瑟（双球）菌	细胞数增多
结局和并发症	脑积水、脑神经受损、脑底脉管炎致管腔阻塞	痴呆、言语障碍、肢体瘫痪、脑神经麻痹、脑疝

表 14-4 流行性脑脊髓膜炎与结核性脑膜炎之比较

比较内容	流行性脑脊髓膜炎	结核性脑膜炎
大体	软脑膜血管高度扩张充血，蛛网膜下腔充满灰黄色脓性渗出物以脑基底部最为明显	病变主要位于脑底部，在脑桥、脚间池、视神经交叉等处脑膜增厚混浊，蛛网膜下腔有大量灰黄色胶冻状渗出物，在大脑外侧裂及脑室脉络丛等处偶见散在分布的细小的灰白色结核结节
镜下	软脑膜血管高度扩张充血，蛛网膜下腔扩大，有大量的中性粒细胞、纤维蛋白和少量的单核、淋巴细胞。脑实质一般不受累，偶见局灶性炎和小出血点	主要为渗出性病变，渗出物内有较多的纤维蛋白，炎症细胞主要是巨噬细胞、淋巴细胞，也有中性粒细胞。有时可在血管外膜处见一些上皮样细胞团，部分区可见干酪样坏死

续 表

比较内容	流行性脑脊髓膜炎	结核性脑膜炎
并发症	较少见。可有脑积水；脑神经受损所致的麻痹；脑底部动脉炎导致的阻塞性病变（相应脑部位的梗死）；局限性粘连性蛛网膜炎	可并发闭塞性血管内膜炎从而引起多发性脑软化；也可引起脑积水以及颅神经麻痹等病变

表 14-5 Alzheimer 病与 Parkinson 病的异同点

比较内容	Alzheimer 病	Parkinson 病
共同点		
病因	不明	
病变性质	中枢神经系统的变性疾病	
病变特点	选择性地累及某些功能系统的神经细胞	
发病年龄	一般在 50 岁以后	
病程	缓慢起病，进行性发展，病程在 5 年以上	
不同点		
临床表现	进行性精神状态衰变，包括记忆、智力、定向、判断能力、情感障碍和行为失常甚至发生意识模糊等	震颤、肌强直、运动减少、姿势及步态不稳、起步及止步困难、假面具样面容，某些患者晚期可出现痴呆
发病机制	不明	纹状体黑质多巴胺系统损害
大体	额叶、顶叶及颞叶显著萎缩	黑质、蓝斑及迷走神经运动核脱色
组织学	老年斑、神经原纤维缠结、颗粒空泡变性、Hirano 小体形成	黑质和蓝斑等黑色素细胞丧失、残留的神经细胞中有 Lewy 小体形成

表 14-6 颅内原发肿瘤

病 名	年 龄	部 位	形态学	生存期
星形胶质细胞肿瘤	年龄越大肿瘤恶性程度越高	中枢神经系统任何部位	根据细胞密度、核分裂象、微血管增生和假栅栏状坏死分为：	
			毛细胞型星形胶质细胞瘤（WHO Ⅰ级）	长
			弥漫型星形胶质细胞瘤（WHO Ⅱ级）	6~8 年
			间变型星形胶质细胞瘤（WHO Ⅲ级）	2~5 年
			胶质母细胞瘤（WHO Ⅳ级）	<1 年

续　表

病　名	年　龄	部　位	形态学	生存期
少突胶质细胞肿瘤	成人	大脑皮质浅层	细胞大小一致、有核周空晕、鸡爪样血管、砂粒体形成。两种类型	
			少突胶质细胞瘤（WHO Ⅱ级）	10余年
			间变型少突胶质细胞瘤（WHO Ⅲ级）	3年半
室管膜肿瘤	儿童、青少年	脑室系统，四脑室多见	瘤细胞围绕血管形成假菊形团或排列成腺状裂隙状形成真菊形团，根据有无坏死、核分裂象多少分为	
			室管膜瘤（WHO Ⅱ级）	8~10年
			间变型室管膜瘤（WHO Ⅲ级）	
髓母细胞瘤	儿童多见	小脑	瘤细胞核圆或梭形，深染，排列呈菊形团，可向神经母细胞、节细胞和胶质细胞分化。（WHO Ⅳ级）	75% 5年
中枢神经细胞瘤和脑室外神经细胞瘤	平均29岁	侧脑室或脑实质	由形态一致伴神经元分化的圆形细胞构成	较长
脑膜瘤	中年人	硬脑膜	上皮样细胞呈同心圆旋涡状排列，纤维性细胞呈束状编织状排列，常有砂粒体 脑膜瘤（WHO Ⅰ级） 不典型脑膜瘤（WHO Ⅱ级） 间变型脑膜瘤（WHO Ⅲ级）	大多数易于切除，20%良性脑膜瘤20年内复发

表14-7　神经鞘瘤与神经纤维瘤的鉴别

鉴别要点	神经鞘瘤	神经纤维瘤
部位	多见于皮肤和皮下，神经干（四肢）或神经根（椎管内），脑神经（听神经多见）	多见于皮肤和皮下
肉眼	与其发生的神经粘连呈偏心圆形结节，有包膜，瘤结节可完整剥出	结节状，无包膜
镜下	Antoni A型：细长梭形细胞呈束状，细胞核排列呈栅栏状；Antoni B型：细胞少，排列呈稀疏网状	神经鞘细胞和成纤维细胞成束状和疏松旋涡状排列
预后	大多可根除，少许可复发	可恶变成恶性外周神经鞘瘤

试题精选

一、填空题

1. 根据病变性质，流行性脑脊髓膜炎属于①________性炎症；流行性乙型脑炎属于②________性炎症。

2. 流行性乙型脑炎的病理变化包括①________、②________、③________和④________。

3. 原发性中枢神经系统最多见的肿瘤是①________。

4. 常见的脑疝有①________、②________和③________。

二、选择题

【A 型题】

1. 胶质瘢痕是由哪种细胞形成的
   A. 小胶质细胞
   B. 成肌纤维细胞
   C. 少突胶质细胞
   D. 星形胶质细胞
   E. 纤维细胞

2. 格子细胞是由哪种细胞变化而来的
   A. 小胶质细胞
   B. 室管膜细胞
   C. 少突胶质细胞
   D. 纤维型星形胶质细胞
   E. 原浆型星形胶质细胞

3. 形成卫星现象的细胞是
   A. 小胶质细胞
   B. 星形胶质细胞
   C. 室管膜细胞
   D. 少突胶质细胞
   E. 胶质细胞

4. 急性化脓性脑膜炎最常见的致病菌是
   A. 流感嗜血杆菌
   B. 肺炎链球菌
   C. 大肠埃希（杆）菌
   D. 脑膜炎奈瑟（双球）菌
   E. 金黄色葡萄球菌

5. Waterhouse-Friderchsen 综合征见于
   A. 脑血吸虫病
   B. 脑脓肿
   C. 病毒性脑炎
   D. Alzheimer 病
   E. 急性暴发型脑膜炎双球菌败血症

6. AIDS 直接引起的中枢神经系统疾病是
   A. 化脓性脑膜炎
   B. 周围神经脱髓鞘
   C. 空泡性脊髓病
   D. 亚急性脑病
   E. 进行性多灶性白质脑病

7. 神经系统中最能耐受缺氧的细胞是
   A. 星形胶质细胞
   B. 施万细胞
   C. 神经元

D. 少突胶质细胞
E. 血管内皮细胞

8. 脑出血最常见的原因是
A. 高血压
B. 血管畸形
C. 病毒性脑炎
D. 血液病
E. 血管瘤破裂

9. 以下哪种病变不存在于 Alzheimer 病
A. 老年斑
B. 神经细胞胞质颗粒空泡变性
C. 神经原纤维缠结
D. Hirano 小体
E. Lewy 小体

10. 流行性乙型脑炎时，下列各部位中病变最轻的是
A. 小脑皮层
B. 脊髓
C. 视丘
D. 大脑皮层
E. 基底核

11. 自发性蛛网膜下腔出血的最常见原因是
A. 高血压
B. 先天性囊性动脉瘤破裂
C. 血液病
D. 脑肿瘤自发性破裂
E. 脑脊髓膜炎

12. 颅内最多见的原发性肿瘤是
A. 胶质细胞瘤
B. 血管瘤
C. 神经鞘瘤
D. 髓母细胞瘤
E. 脑膜瘤

13. 下列有关脑内出血的叙述，错误的是
A. 最常由高血压引起
B. 脑桥出血以双侧瞳孔极度缩小为特征
C. 基底核内侧型出血常致对侧肢体瘫痪
D. 小脑出血表现为出血侧枕后部剧痛及频繁呕吐
E. 基底核内侧型出血易破入侧脑室，脑脊液常为血性

14. 流行性乙型脑炎时不会产生下列中哪项病变
A. 脑软化灶形成
B. 神经细胞坏死
C. 淋巴细胞套形成
D. 脑脊液形成脓液
E. 脑内胶质细胞增生

【B 型题】
A. 呼吸道传播
B. 性接触传播
C. 消化道传播
D. 经皮肤感染
E. 蚊虫叮咬后经血感染
1. 脊髓灰质炎
2. 流行性乙型脑炎
3. 流行性脑膜炎
4. HIV 病毒性脑膜炎

A. Negri 小体
B. Hirano 小体
C. Lewy 小体
D. Russell 小体
E. Pick 小体

5. 狂犬病
6. Alzheimer 病
7. Parkinson 病

A. 假菊形团
B. 砂粒体
C. Homer-Wright 菊形团
D. 栅栏状排列
E. Rosenthal 纤维

8. 脑膜瘤
9. 室管膜瘤
10. 听神经瘤
11. 髓母细胞瘤
12. 毛细胞型星形胶质细胞瘤

A. 髓母细胞瘤
B. 神经鞘瘤
C. 脑膜瘤
D. 星形胶质细胞瘤
E. 少突胶质细胞瘤

13. 最常见的原发性脑肿瘤是
14. 起源于蛛网膜帽状细胞的良性肿瘤，常与硬脑膜粘连
15. 小脑的高度恶性肿瘤，最常发生于 10 岁左右的儿童
16. 起源于施万（Schwann）细胞，好发于神经干或神经根的良性肿瘤

A. 脑水肿
B. 脑积水
C. 脑疝
D. 脑出血
E. 头痛、呕吐、视盘水肿

17. 颅内压增高的重要原因
18. 颅内压增高的严重后果
19. 颅内压增高的主要临床症状
20. 脑脊液量增多伴脑室扩张

【C 型题】

A. 急性化脓性脑膜炎
B. 流行性乙型脑炎
C. 二者均有
D. 二者均无

1. 脑疝形成
2. 脑膜刺激征

A. 大脑萎缩
B. 神经原纤维缠结
C. 二者均有
D. 二者均无

3. 海绵状脑病
4. Parkinson 病
5. Alzheimer 病

A. 好发于小脑脑桥角
B. 大部分为良性
C. 二者均有
D. 二者均无

6. 脑膜瘤
7. 室管膜瘤
8. 听神经瘤

【X 型题】

1. 轴突和髓鞘发生 Waller 变性后的过程中，可出现的形态改变有
A. 轴索断裂、崩解
B. 髓鞘脱失
C. 吞噬细胞出现
D. 轴突神经纤维再生
E. 施万细胞增生

2. 以神经细胞变性为主要改变的疾病有
A. Alzheimer 病
B. Pick 病

C. Parkinson 病
D. 慢性进行性舞蹈病
E. 肌萎缩性脊髓侧索硬化

3. 病毒感染引起的神经组织病变可能有
A. 噬神经细胞现象
B. 胞核或胞质内有包涵体
C. 小胶质细胞增生
D. 卫星现象
E. 灶性神经组织的坏死、液化

4. 可发生脑梗死的病理情况有
A. 脑血管栓塞
B. 缺血性脑病
C. 脑血管血栓形成
D. 流行性乙型脑炎
E. 流行性脑膜炎

5. 脑水肿的病理改变主要有
A. 脑回变宽、扁平
B. 脑实质 V-R 间隙增宽
C. 脑室扩张、积水
D. 脑沟变浅、变窄
E. 神经元周围和胶质细胞核周围出现空晕

6. 脑动脉粥样硬化引起的病变有
A. 脑血栓形成
B. 脑积水
C. 蛛网膜下腔扩张
D. 脑实质出血
E. 灶性脑软化及腔隙状坏死

7. 流行性脑脊髓膜炎可出现的病理改变和后果有
A. 颅内压升高
B. 可伴有败血症
C. 脑膜刺激征
D. 脑脊液混浊
E. 皮肤黏膜出现淤点或淤斑

8. 星形胶质细胞瘤的特点有
A. 成人多发生于大脑半球白质
B. 可形成微囊
C. 瘤组织呈灰白色，偶伴胶冻状
D. 肿瘤与正常脑组织分界清晰
E. 分化差者可见微血管增生

9. 多形性胶质母细胞瘤的特点有
A. 多发生在小脑
B. 瘤组织出血和坏死
C. 瘤细胞多形性，异型性明显
D. 可见单核或多核瘤细胞
E. 坏死区周边瘤细胞可呈假栅栏状排列

10. 少突胶质细胞瘤的形态特征是
A. 肿瘤围绕血管生长形成假菊形团
B. 可见鸡爪样血管
C. 常有钙化
D. 肿瘤界限较清楚
E. 细胞形态单一、细胞核呈圆形、居中、深染，有核周空晕

11. 髓母细胞瘤的组织病理学特点有
A. 瘤细胞胞质稀少
B. Homer-Wright 菊形团
C. 核深染、分裂象多见
D. 瘤细胞分化成熟
E. 胞核为卵圆形或胡萝卜形

12. 室管膜瘤的病理形态特点有
A. 位于脑室内或脑室附近
B. 核分裂象多见
C. 肿瘤细胞形成真菊形团

D. 细胞大小不一致
E. 瘤细胞形成假菊形团

13. 胶质瘤的特殊生物学特性有
A. 浸润生长
B. 肿瘤组织无包膜
C. 可经脑脊液转移
D. 分化很差的肿瘤也很少颅外转移
E. 肿瘤分化良好也可因压迫重要部位而致死

14. 脑内转移瘤的特点有
A. 最易发生转移的是肺癌
B. 转移瘤的形态与原发瘤相似
C. 可形成转移结节
D. 可形成软脑膜癌病
E. 可形成局限性瘤结节或广泛浸润

三、问答题

1. 简述神经系统疾病的基本病变特点。
2. 中枢神经系统疾病有哪些常见并发症?
3. 试比较流行性脑脊髓膜炎与流行性乙型脑炎的特点。
4. 试比较流行性脑脊髓膜炎与结核性脑膜炎的特点。
5. 试比较 Alzheimer 病与 Parkinson 病的异同。

参考答案

一、填空题

1. ①化脓 ②变质
2. ①血管改变和炎症反应 ②神经细胞变性坏死 ③软化灶形成 ④胶质细胞增生
3. ①胶质瘤
4. ①扣带回疝 ②小脑天幕疝 ③小脑扁桃体疝

二、选择题

【A 型题】

1. D　2. A　3. D　4. D　5. E　6. D　7. E　8. A　9. E　10. B
11. B　12. A　13. C　14. D

【B 型题】

1. C　2. E　3. A　4. B　5. A　6. B　7. C　8. B　9. A　10. D
11. C　12. E　13. D　14. C　15. A　16. B　17. A　18. C　19. E　20. B

【C 型题】

1. C　2. C　3. A　4. D　5. C　6. C　7. D　8. C

【X 型题】

1．ABCDE　2．ABCDE　3．ABCE　4．ABC　5．ABDE　6．ADE
7．ABCDE　8．ABC　9．BCDE　10．BCDE　11．ABCE　12．ACE
13．ABCDE　14．ABCDE

三、问答题

1．答题要点参阅表 14-1。
2．答题要点参阅表 14-2。
3．答题要点参阅表 14-3。
4．答题要点参阅表 14-4。
5．答题要点参阅表 14-5。

（李　青）

第十五章 传 染 病

学习要求

学习要求	内容
了解	常见深部真菌病、肾综合征出血热及狂犬病的病因及病理变化
熟悉	麻风、钩端螺旋体病、淋病、尖锐湿疣的病因、发病机制及临床病理联系
掌握	结核、伤寒、细菌性痢疾、梅毒等疾病的病因、发病机制、病变特点及临床病理联系

常用名词解释

名 词	英文名	定义或概念
传染病	infectious disease	是由病原微生物通过一定的传播途径进入易感人群的个体所引起的一组疾病，并能在人群中引起流行
结核病	tuberculosis	是由结核分枝杆菌引起的一种慢性肉芽肿病，以肺结核最常见，但亦可见于全身器官。典型病变为结核结节形成伴有不同程度的干酪样坏死
结核结节	tubercle	是在细胞免疫的基础上形成的，由类上皮细胞、朗汉斯巨细胞、外周积聚的淋巴细胞和少量反应性增生的成纤维细胞构成。典型的结核结节中央有干酪样坏死
（肺）原发综合征	primary complex	原发性肺结核时，肺的原发病灶、淋巴管炎和肺门淋巴结结核三者构成的一组病变
朗汉斯巨细胞	Langhans giant cell	为一种多核巨细胞，胞质丰富，核的数目由十几个到几十个不等，有超过百个者，核排列在胞质周围呈花环状、马蹄状或密集于胞体的一端

续　表

名　词	英文名	定义或概念
原发性肺结核病	primary TB	机体初次感染结核分枝杆菌而发生的肺结核病。其病变特征是引起原发综合征：肺的原发结核病灶、淋巴管炎和肺门淋巴结核
粟粒性肺结核	miliary pulmonary tuberculosis	急性粟粒性肺结核病常是全身粟粒性结核病的一部分。由于支气管周围肺门或纵隔淋巴结干酪样坏死破入附近的静脉（如无名静脉、颈内静脉、上腔静脉），含大量结核菌的液化物经右心和肺动脉播散至双肺所引起。肉眼观，双肺充血，重量增加，切面暗红，密布灰白或灰黄色粟粒大小的结节，微隆起于切面，并显露于肺膜表面
结核球（结核瘤）	tuberculoma	孤立的有纤维包裹、境界分明的球形干酪样坏死灶，常位于肺上叶，直径 2~5cm
类上皮细胞	epithelioid cell	吞噬和杀灭结核分枝杆菌的巨噬细胞，在结核分枝杆菌体被破坏后释放出的磷脂作用下，巨噬细胞体积增大，逐渐转变为梭形或卵圆形，胞质丰富，淡染，境界不清的上皮样细胞
继发性肺结核病	secondary pulmonary tuberculosis	原发性肺结核病痊愈以后，机体再次感染结核分枝杆菌或初次感染的若干年后，由于机体抵抗力下降，使暂停活动的原发病灶再次浸润进展所形成的肺结核病
开放性愈合	open healing	肺结核空洞的坏死组织脱落，洞壁结核性肉芽组织逐渐变为纤维瘢痕组织，空洞邻近的支气管上皮增生并向空洞内延伸，此时空洞仍存在，但已经愈合
冷脓肿	cold abscess	多见于脊椎结核，椎骨及周围软组织内的干酪样坏死液化后，在局部形成结核性脓肿，或沿筋膜间隙向下流注，在远隔部位形成“脓肿”，但局部无红、肿、发热
开放性肺结核	active pulmonary tuberculosis	又称为传染性肺结核，是指痰结核分枝杆菌阳性的所有类型肺结核，特别是空洞型肺结核，由于空洞经支气管与外界相通，成为结核病的传染源
干酪性肺炎	caseous pneumonia	在机体抵抗力极低时，对结核分枝杆菌的变态反应过高时所发生的一种肺结核病，表现为浆液纤维素、巨噬细胞渗出及广泛的干酪样坏死，肉眼呈黄色干酪样
硬化性肺结核	sclerosis pulmanary tuberculosis	由慢性纤维空洞、肺结核发展而来，肺组织广泛纤维化，导致肺体积变小变形、变硬，肺膜广泛增厚并与胸膜粘连
血源性结核病	hematogenous tuberculosis	结核分枝杆菌侵入血液后经血道播散所引起的结核病。包括全身性粟粒性结核病、肺粟粒性结核病和肺外器官结核病三种类型

续 表

名 词	英文名	定义或概念
肠原发综合征	intestinal primary complex	原发性肠结核的病变特点，包括肠的原发性结核性溃疡、结核性淋巴管炎和肠系膜淋巴结结核。很少见，常发生于小儿，一般是由于饮用带有结核分枝杆菌的牛奶所致
瘰病	scrofula	淋巴结结核的俗称，以颈部淋巴结最为多见
伤寒	typhoid fever	是由伤寒沙门（杆）菌引起的、主要导致全身单核巨噬细胞系统增生的一种急性肠道传染病
伤寒肉芽肿	typhoid granuloma	由伤寒细胞聚集而形成的小结节
伤寒细胞	typhoid cell	伤寒病时，增生的巨噬细胞具有很强的吞噬能力，特别是吞噬红细胞的作用极为明显，此时的巨噬细胞称为伤寒细胞
髓样肿胀期	medullary swelling stage	伤寒起病第一周，回肠下段淋巴组织肿胀，隆起于黏膜表面，形似脑的沟回，以集合淋巴小结病变最为显著
玫瑰疹	rose rash	伤寒病时，患者皮肤出现许多淡红色小血疹，由伤寒沙门（杆）菌栓塞了皮肤表层血管而引起的小灶性炎症所致
细菌性痢疾	bacillary dysentery	是由痢疾志贺（杆）菌引起的、主要限于结肠的一种肠道假膜性炎性传染病
麻风	leprosy	是由麻风分枝杆菌引起的一种主要侵犯皮肤和周围神经的慢性传染病，它主要侵犯皮肤和周围神经，临床上表现为麻木性皮肤损害，神经粗大，严重者可因神经营养障碍致肢体残缺
钩端螺旋体病	leptospirosis	是由钩端螺旋体所致的一组自然疫源性急性传染病的总称
肾综合征出血热	hemorrhagic fever with renal syndrome	是由汉坦（Hantaan）病毒引起的一种由鼠类传播给人的急性自然疫源性传染病。临床以发热、出血、休克和急性肾功能衰竭为主要表现
狂犬病	rabies	由狂犬病病毒侵犯中枢神经系统引起的一种人兽共患病
淋病	gonorrhea	由淋病奈瑟（球）菌引起的急性化脓性炎
尖锐湿疣	condyloma acuminatum	由人乳头瘤病毒引起的疣状或乳头状瘤样增生性疾病，多为性传播。该病好发于潮湿温暖的黏膜与皮肤交界的部位，如阴茎冠状沟、尿道口、阴蒂、会阴部及肛门周围等部位
梅毒	syphilis	梅毒是由梅毒螺旋体引起的慢性、系统性性传播疾病。临床上可表现为一期梅毒、二期梅毒、三期梅毒和潜伏梅毒
树胶样肿（梅毒瘤）	gumma（syphiloma）	细胞介导的迟发变态反应，病变似结核结节，但坏死不彻底，肉芽肿质韧而有弹性，如树胶，仅见于第三期梅毒
硬性下疳	hard chancre	见于梅毒螺旋体侵入的外生殖器局部，常为单个，直径约1cm，表面可发生糜烂或溃病，溃疡边缘及底部质硬

续 表

名 词	英文名	定义或概念
梅毒疹	syphilid	二期梅毒时，体内螺旋体大量繁殖，由于免疫复合物的沉积引起广泛的全身性皮肤、黏膜闭塞性血管内膜炎和血管周围炎而出现的大量斑疹
真菌病	fungal disease	是由致病性真菌引起的一类没有特异性的疾病。真菌病常继发于其他疾病。真菌不产生内、外毒素，其致病作用与其机械性损伤和产生的酶类、酸性代谢产物有关

基本内容复习

表 15-1 结核病的基本病理变化

基本病理变化	病变特点	说 明
以渗出为主的病变	为浆液性或浆液纤维素性炎	早期病灶内有中性粒细胞浸润，很快被吞噬细胞取代。渗出液和巨噬细胞内可查见结核分枝杆菌
以增生为主的病变	有结核结节形成	结核结节由上皮样细胞、朗汉斯巨细胞及外周聚集的淋巴细胞和少量成纤维细胞构成、典型的结核结节中有干酪样坏死
以坏死为主的病变	有干酪样坏死	结核坏死灶含有较多脂质、呈淡黄色、均匀细腻，质地较实，状似奶酪。镜下为红染无结构的颗粒状物

- 原发性肺结核病
  - 自愈（95%）
    - 病灶小者：吸收好转或纤维化
    - 病灶大者：纤维包裹、钙化
  - 恶化
    - 病灶扩大：渗出、干酪样坏死和空洞形成
    - 播散
      - 支气管（少见）
      - 淋巴道→顺流至支气管，气管分叉处，气管旁，纵隔，锁骨上、下淋巴结结核；逆流至腹膜后、肠系膜淋巴结结核
      - 血道
        - 经肺静脉→全身粟粒性结核病或肺外器官结核病
        - 经肺动脉→肺粟粒性结核病

图 15-1 原发性肺结核病的发展和结局

表 15-2 原发性和继发性肺结核的区别

区别点	原发性肺结核	继发性肺结核
感染情况	初次感染结核分枝杆菌	再次感染结核分枝杆菌
机体免疫状态	对结核菌无免疫力	对结核菌有免疫力
发病机制	主要与结核分枝杆菌的侵袭力和菌体脂质成分引起的炎症反应有关	与结核分枝杆菌的侵袭力和菌体脂质及蛋白质引起的非特异性炎和变态反应有关
好发年龄	儿童	成年人
起始部位	肺上叶下部，下叶上部近胸膜处	肺尖部
病变特点	以渗出和坏死为主，无结核性肉芽肿形成	渗出、坏死、增生交织，有结核性肉芽肿形成
临床病理表现	原发综合征	各型结核，包括肺外结核
播散	均伴有播散，以淋巴道和血道播散为主	可伴或不伴有播散，以支气管播散为主
病程	短	长
临床表现及转归	多无结核中毒症状，绝大多数可自然痊愈	多有结核中毒症状，多需治疗，才能向疾病痊愈、好转方向转化，反之易导致疾病的进展、恶化，或转为慢性

表 15-3 继发性肺结核各型比较

疾病分类	大 体	镜 下	X 线	临床特征
局灶型肺结核	位于肺尖部，直径0.5~1cm，界清，圆形病灶	以增生为主，病变形成典型结核结节	肺部单个边缘清楚、结节状阴影	无明显症状，属无活动性肺结核
浸润型肺结核	位于肺尖部或锁骨上下区，直径 2~3cm，圆形、界不清，干酪坏死排出后可见局部急性空洞	以渗出为主，肺泡内充满浆液、单核、淋巴及少量中性粒细胞，中央为干酪样坏死物	肺尖部及锁骨上、下区，见边缘模糊云絮状阴影	结核中毒症状，如盗汗、潮热、乏力、咳嗽、咯血等症状，可治愈或病灶扩大引起播散
慢性纤维空洞型肺结核	右肺上叶多见，一至多个不规则厚壁空洞，越向下越新鲜。对侧肺亦可见播散灶	洞壁分 3 层：内层为干酪坏死物；中层为结核性肉芽组织；外层为致密纤维组织	肺内有一至多个厚壁空洞，自上而下，新旧不一	结核中毒症状，并向外排菌，可引起大咯血、窒息及肺广泛纤维化等
干酪样肺炎	肺叶肿大、实变、黄色干酪样，切面可见多个薄壁空洞，边缘不齐，周围无纤维组织	干酪样坏死物，浆液，纤维素性渗出物，巨噬细胞充满肺泡腔	肺大叶或双肺散在肺组织实变、致密阴影，其间见蜂窝状透明区	中毒症状明显，高热、咯血、咳嗽、咳痰或引起窒息，病死率极高

续　表

疾病分类	大　体	镜　下	X　线	临床特征
结核球	孤立、纤维组织包裹，境界分明，球形，干酪样坏死灶，直径 2～5cm，多位于肺上叶近胸膜处，切面灰白，同心层状	见多个结核病灶融合，周围纤维组织包裹	肺内孤立，球形致密阴影。境界清楚，易与肺癌相混淆	无症状，可多年不活动，抵抗力降低时，可引起结核病灶播散
结核性胸膜炎	①渗出性：浆液性、纤维素性，渗出物淡黄或血性，胸膜上见结核粟粒灶；②增生性：多为局限性胸膜增厚，粘连	浆液、纤维素、红细胞等可在渗出物中见到，也可在胸膜处见结核结节	胸水征或胸膜粘连征	胸痛、呼吸困难、心脏移位及结核中毒症状

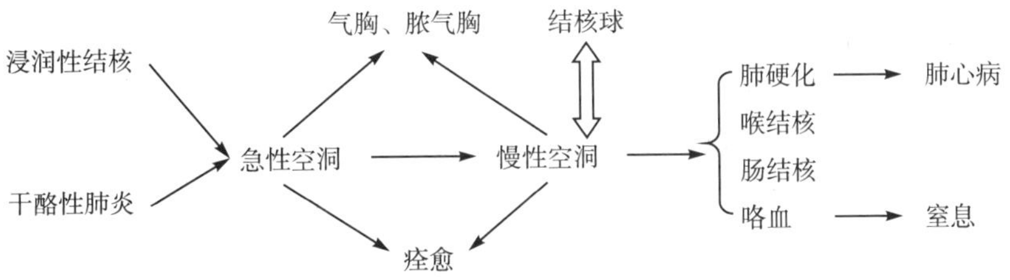

图 15-2　肺结核空洞形成过程及其转归示意图

表 15-4　肺结核急性空洞与慢性空洞的区别

区别点	急性空洞	慢性空洞
形成原因	浸润性肺结核、干酪性肺炎	慢性纤维空洞性肺结核
洞壁厚度	薄壁空洞	厚壁空洞
洞壁病变	干酪样坏死及结核性肉芽组织	干酪样坏死，结核性肉芽组织，纤维组织
结局	经支气管播散 较小空洞可形成瘢痕 较大空洞转变成慢性空洞	经支气管播散 开放性愈合 肺硬化，肺心病
传染性	有	有

表 15-5　结核球、肺癌、炎性假瘤的区别

区别点	结核球	肺　癌	炎性假瘤
发病年龄	多见于年轻人	多见于老年人	中、老年人
病灶部位	病灶位于肺上叶	病灶多位于肺门部	多位于肺的下叶病灶
病灶特点	<3cm 边界清但不均匀	病灶>3cm 边界不清	大小不一
周围组织变化	周围肺组织有肺不张	有肺门淋巴结肿大	有明显变化
病史	有结核病史	多有长期吸烟史	有肺及支气管炎史

表 15-6　麻风的类型及一般特点

区别点	类型比例	细胞免疫	病灶中杆菌	传染性	主要病变部位	病理特征
结核样型	70%	较强	极少	低	皮肤、神经	结核样结节
瘤型	20%	缺乏	多	强	皮肤、黏膜、神经、内脏	泡沫细胞组成的肉芽肿，表皮下方有一无浸润带
界线类	9%	介于二型间	偏瘤型者多	有	皮肤、黏膜、神经、内脏	兼有两型病理变化
未定类	1%~3%	多数较强，少数缺乏	阴性或极少	低	皮肤	非特异性慢性炎症

表 15-7　结核样型麻风和瘤型麻风的区别

<table>
<tr><th colspan="2">区别点</th><th>结核样型麻风</th><th>瘤型麻风</th></tr>
<tr><td colspan="2">发病率</td><td>约占麻风患者的 70%</td><td>约占麻风患者的 20%</td></tr>
<tr><td colspan="2">患者免疫力</td><td>细胞免疫力较强</td><td>对麻风的免疫力缺陷</td></tr>
<tr><td colspan="2">病灶含菌量</td><td>极少</td><td>大量</td></tr>
<tr><td colspan="2">传染性</td><td>弱</td><td>强</td></tr>
<tr><td colspan="2">侵犯范围</td><td>皮肤及周围神经，绝少侵及内脏</td><td>除侵犯皮肤和神经外，还常侵及肝、脾等处</td></tr>
<tr><td rowspan="2">皮肤病变</td><td>肉眼</td><td>斑疹或丘疹</td><td>结节状病灶常形成溃疡，面部形成狮容</td></tr>
<tr><td>镜下</td><td>以类上皮细胞为主的类似结核病的肉芽肿，散在于真皮浅层，有时病灶与表皮接触</td><td>由多量的泡沫细胞组成的肉芽肿，病灶位于真皮内，浸润灶与表皮层之间由一薄层无细胞区相隔</td></tr>
<tr><td rowspan="2">周围神经</td><td>肉眼</td><td>神经变粗</td><td>神经变粗</td></tr>
<tr><td>镜下</td><td>有干酪样坏死，可形成神经脓肿</td><td>有泡沫细胞及淋巴细胞浸润</td></tr>
<tr><td colspan="2">临床表现</td><td>皮肤局部感觉减退、闭汗、神经受累出现感觉运动和营养障碍，鹰爪、垂腕、垂足</td><td>“狮容”，神经受累症状及内脏器官受累表现</td></tr>
</table>

表 15-8 钩端螺旋体病器官损伤期的主要病理变化及临床病理联系

受累器官	病理变化	临床表现
肺脏	主要病变为肺出血，轻者为点状出血，重者为全肺弥漫性出血	严重呼吸困难、缺氧、咯血
肝脏	主要为肝细胞水肿、脂肪变和小叶中央灶性坏死。汇管区胆小管胆汁淤滞和炎细胞浸润	重度黄疸，皮肤和黏膜广泛出血，严重者发生急性肝功能不全或肝肾综合征
肾脏	间质性肾炎和肾小管上皮细胞不同程度的变性坏死	严重者可出现急性肾功能不全
心脏	心肌细胞变性、灶性坏死，间质非特异性炎，心外膜和心内膜出血	心动过速、心律紊乱和心肌炎的症状和体征
横纹肌	肌纤维节段性变性、肿胀，横纹肌模糊；肌质、肌原纤维溶解消失；间质水肿出血	腓肠肌压痛
神经系统	脑膜及脑实质充血、水肿、出血，神经细胞变性，脑底多发性动脉炎	偏瘫、失语和反复短暂肢体瘫痪

表 15-9 伤寒的发病机制、回肠病变及临床联系

项目	潜伏期	发病第一周	发病第二周	发病第三周	发病第四周
肠道病变		髓样肿胀期	坏死期	溃疡期	愈合期
发病机制	伤寒沙门（杆）菌侵入淋巴系统繁殖	全身单核巨噬细胞增生，细菌繁殖，引起败血症、毒血症	胆囊内细菌再次进入小肠，引起肠管强烈变态反应		机体免疫力增加，细菌被消灭，溃疡愈合
临床联系	没有临床症状	发热等	并发肠出血、肠穿孔		症状消退，可成为慢性带菌者

表 15-10 细菌性痢疾的临床病理分型及主要特点

鉴别点	急性细菌性痢疾	慢性细菌性痢疾	中毒型细菌性痢疾
临床特点	起病急，病程短，多在1~2 周内	反复发作，病程在 2 个月以上者	儿童多见，起病急，全身中毒症状重，肠道症状轻，进展凶险
病理特点	假膜性炎和多发浅表性地图状溃疡	急、慢性炎混杂，可伴有黏膜增生，肠壁增厚变硬，肠腔狭窄	急性卡他性炎为主，可伴有急性纤维素性炎或滤泡性肠炎改变
并发症	少见	肠出血、肠梗阻、肠穿孔	中毒性休克，呼吸、循环衰竭

表 15-11 梅毒各期病变的特点

鉴别点	一期梅毒	二期梅毒	三期梅毒
临床特点及范围	侵入部位的局部病变，以无痛性硬下疳为特征，多见于外生殖器	全身皮肤、黏膜广泛梅毒疹及全身淋巴结肿大	病变累及内脏，最常累及心血管和神经系统，导致主动脉炎、动脉瓣关闭不全、动脉瘤、麻痹性痴呆和脊髓痨
基本病变	闭塞性动脉内膜炎和小动脉周围炎		闭塞性动脉内膜炎、小动脉炎和树胶样肿
经过	可自行消退、痊愈或转为隐性梅毒或进展		病变可自行静止，但后遗症不能消除

表 15-12 第三期梅毒（内脏梅毒）累及的主要器官及病变

累及的器官或组织	病理变化
心、血管梅毒	梅毒性主动脉炎：损害中层弹力纤维，形成主动脉瘤 主动脉瓣关闭不全：导致左心室异常肥大和扩张，称为“牛心”
神经梅毒	脑膜血管梅毒：脑底脑膜血管周围和血管外膜淋巴细胞和浆细胞浸润。常引起大血管血栓形成和栓塞 麻痹性痴呆：额叶脑皮质萎缩并呈颗粒状 脊髓痨：病变处脊髓后束变性、萎缩、脊髓膜增厚、伴有淋巴细胞和浆细胞浸润
肝梅毒	肝结节性肿大，继而树胶肿纤维化，瘢痕收缩呈分叶状，称为“分叶肝”
骨梅毒	主要侵犯颅骨、鼻骨、胸骨和股骨。鼻骨受累，形成“马鞍鼻”

表 15-13 梅毒树胶肿与结核结节的区别

鉴别点	梅毒树胶肿	结核结节
病原	梅毒螺旋体	结核分枝杆菌
坏死	凝固性坏死，组织崩解不彻底，弹力纤维尚保存，弹力染色可见血管轮廓	干酪样坏死，组织崩解彻底，呈红染无结构的细小颗粒状
坏死周围	为富含淋巴细胞、浆细胞的肉芽组织，上皮样细胞和朗汉斯多核巨细胞少或缺如	为上皮样细胞和朗汉斯多核巨细胞围绕
结节周围	有闭塞性动脉内膜炎和小血管周围炎	无血管炎改变或改变不明显
钙化	不发生	常伴有

表 15-14　主要的性传播性疾病

病原体	疾　病
人类免疫缺陷病毒（HIV）	艾滋病（AIDS）
单纯疱疹病毒（HSV）	生殖器疱疹病变
人乳头瘤病毒（HPV）	尖锐湿疣，宫颈新生物
乙型肝炎病毒（HBV）	乙型病毒性肝炎
沙眼衣原体（$L_1 \sim L_3$ 型）	性病淋巴肉芽肿
沙眼衣原体（D~K）	非淋菌性尿道炎、宫颈炎
解脲脲原体	非淋菌性尿道炎、宫颈炎
淋病奈瑟（球）菌	淋病
梅毒螺旋体	梅毒
杜克雷嗜血杆菌	软性下疳
肉芽肿杜诺凡菌	腹股沟肉芽肿
阴道毛滴虫	阴道滴虫病（男性为尿道滴虫病）
阴虱	耻骨虱病
志贺菌属	小肠结肠炎（男性同性恋者）
弯曲菌属	小肠结肠炎（男性同性恋者）
溶组织内阿米巴	阿米巴病（男性同性恋者）
兰氏贾第鞭毛虫	贾第鞭毛虫病（男性同性恋者）

表 15-15　常见深部真菌的特征

真菌类型	真菌形态	常见感染器官及病变
白假丝酵母（念珠）菌	由芽生孢子形成念珠样的假菌丝	婴儿及消耗性疾病患者的口腔（鹅口疮），糖尿病/健康妇女的阴道、会阴
曲霉（菌）	菌丝有隔，粗细均匀，呈 45°角分支	肺
毛霉（菌）	菌丝粗大，壁厚，不分隔；分支少，常呈钝角或直角	鼻腔、鼻窦，可扩展至中枢神经系统、肺和胃肠道
新生隐球菌	菌体圆形，厚壁，有肥厚荚膜	肺、脑膜

表 15-16 常见深部真菌病的病理特征

内容	白假丝酵母（念珠）菌	曲霉（菌）病	毛霉（菌）病	新生隐球菌病
真菌存在部位	病灶内	脓肿及周围	血管壁	病灶内
炎症性质	多引起急性炎症，常伴组织坏死和小脓肿形成，后期有肉芽肿	常为急性炎症，化脓或组织坏死，出血，后期有肉芽肿	同曲霉（菌）病	亚急性或慢性炎症，但不化脓
脉管受累情况	可侵入血管	常侵犯血管形成血栓，易经血道播散	同曲霉（菌）病，但病情比其凶险	可侵入脉管，主要经血道，其次经淋巴道播散

表 15-17 传染病中常见的肉芽肿性病变

传染病	肉芽肿性病变特点
结核病	由上皮样细胞、朗汉斯巨细胞、淋巴细胞和少量成纤维细胞构成的慢性肉芽肿
麻风	病变类似结核结节，且可形成以泡沫细胞为主要成分的肉芽肿
伤寒	以全身单核巨噬细胞系统增生为主，可形成伤寒肉芽肿
梅毒	形成富含淋巴细胞、浆细胞的树胶样肿
肺新型隐球菌病	形成肉芽肿性结节状病灶

试 题 精 选

一、填空题

1. 原发性肺结核的发生是由于①________。

2. 结核结节的主要成分是①________、②________和③________。

3. 原发综合征包括①________、②________和③________。

4. 原发性肺结核的播散途径有①________、②________和③________；继发性肺结核病变多从④________开始，主要通过⑤________播散。

5. 原发性肺结核病最常见的结局是①________。

6. 临床上称为开放性肺结核的是①________，其空洞壁镜下结构，内层为②________，中层为③________，外层为④________。

7. 肠结核的好发部位为①________，可分为②________和③________两型。

8. 溃疡性肠结核所形成的溃疡多呈①________，与肠管长轴②________。

9. 伤寒的肠道病变过程可分为以下四期：①________、②________、③________

和④________。

10. 伤寒病的主要特点是①________，尤其以②________、③________增生最为突出。

11. 肠伤寒常见的肠道并发症有①________、②________。

12. 细菌性痢疾的主要病理变化在①________，尤其是②________和③________。

13. 急性菌痢的假膜由①________、②________、③________和④________组成。

14. 中毒性菌痢的特点是发病①________，肠道症状②________，有严重的③________。

15. 引起纤维素性炎症的细菌是①________、②________和③________等。

16. 淋病是由①________引起的②________性炎症。

17. 梅毒的基本病变是①________、②________和③________。

18. 梅毒主要经①________传播，少数可经②________、③________等途径传播。

19. 第一期梅毒的主要病变是①________和②________。

20. 晚期梅毒最常侵犯①________和②________。

二、选择题

【A 型题】

1. 下面哪项是继发性肺结核病所不具备的
   A. 肺尖部最常受累
   B. 可形成纤维性空洞
   C. 病程长，时好时坏
   D. 新旧病变交错
   E. 淋巴道播散为主

2. 下述有关肺结核的描述，哪项是错误的
   A. 结核病是一种慢性传染病
   B. 结核病属Ⅲ型超敏反应
   C. 肺外器官结核病多由血道播散引起
   D. 钙化的干酪样坏死灶内仍有结核分枝杆菌
   E. 空洞性肺结核属开放性结核病

3. 下列描述中，不符合继发性肺结核的是
   A. 以内源性再感染为主
   B. 以淋巴道和血道播散为主
   C. 以呼吸道播散为主
   D. 多从肺尖开始
   E. 新旧病变交杂

4. 肠结核最好发于
   A. 回盲部
   B. 空肠
   C. 降结肠
   D. 十二指肠
   E. 升结肠

5. 结核病的主要传播途径是
   A. 呼吸道
   B. 消化道
   C. 皮肤
   D. 输血
   E. 接触

6. 结核病是一种慢性传染病，与慢性过程最有关的物质是
   A. 菌体蛋白
   B. 菌体多糖
   C. 菌体脂质
   D. 代谢产物

E. 毒素

7. 易发生肠粘连、肠腔狭窄及肠穿孔的疾病是
A. 阿米巴病
B. 伤寒
C. 菌痢
D. 结核
E. 息肉

8. 作为重要传染源的肺结核病是
A. 浸润型肺结核
B. 支气管内结核
C. 局灶型肺结核
D. 结核球
E. 慢性纤维空洞型肺结核

9. 构成结核结节的细胞主要是
A. 巨噬细胞
B. 成纤维细胞
C. 浆细胞
D. 淋巴细胞
E. 类上皮细胞和朗汉斯巨细胞

10. 结核病具有诊断意义的坏死是
A. 液化性坏死
B. 干酪性坏死
C. 梗死
D. 凝固性坏死
E. 纤维素样坏死

11. 女性生殖系统结核最多发生于
A. 阴道
B. 子宫颈
C. 输卵管
D. 卵巢
E. 子宫内膜

12. 骨结核最常见的部位是
A. 肋骨
B. 指骨
C. 髋骨
D. 脊椎骨
E. 股骨下段

13. 伤寒沙门（杆）菌感染的特征性反应细胞是
A. 中性粒细胞
B. 嗜酸性粒细胞
C. 单核细胞
D. 多核巨细胞
E. 淋巴细胞

14. 关于伤寒的描述，下列哪项是正确的
A. 结肠形成多发性不规则溃疡
B. 盲肠形成多发性烧瓶状溃疡
C. 回肠形成多数环形溃疡
D. 回肠形成鹅口疮样溃疡
E. 回肠形成多数圆形或椭圆形溃疡

15. 伤寒带菌者细菌一般居留在
A. 小肠
B. 结肠
C. 胆囊
D. 肾脏
E. 肝脏

16. 伤寒肠道病变的好发部位是
A. 空肠
B. 回肠下段
C. 回盲部
D. 横结肠
E. 乙状结肠

17. 伤寒的传染途径是

A. 经口传播
B. 呼吸传播
C. 血液传播
D. 接触传播
E. 内源性传播

18. 组成伤寒小结的细胞主要是
A. 类上皮细胞
B. 淋巴细胞
C. 浆细胞
D. 多核巨细胞
E. 巨噬细胞

19. 肥达反应在临床上用于诊断
A. 梅毒
B. 麻风
C. 结核
D. 伤寒
E. 菌痢

20. 下述哪项关于梅毒的叙述是正确的
A. 性传播疾病
B. 树胶肿可见大量类上皮细胞
C. 树胶肿和血管炎是主要病变
D. 可导致主动脉瓣狭窄
E. 骨骼不受累

21. 第二期梅毒的主要表现是
A. 软性下疳
B. 硬性下疳
C. 梅毒疹
D. 主动脉炎
E. 树胶样肿形成

22. 硬性下疳见于
A. 血吸虫病
B. 麻风病
C. 丝虫病
D. 阿米巴病
E. 梅毒

23. 梅毒的特征性病变是
A. 玫瑰疹
B. 异物肉芽肿
C. 树胶样肿
D. 象皮肿
E. 明显干酪样坏死

24. 梅毒形成的树胶样肿内绝少出现
A. 上皮样细胞
B. 纤维化
C. 钙化
D. 朗汉斯巨细胞
E. 凝固性坏死

25. 细菌性痢疾病变最好发的部位是
A. 回肠下段
B. 回盲部
C. 空肠
D. 横结肠
E. 乙状结肠和直肠

26. 急性菌痢的肠溃疡为
A. 地图状
B. 虫咬状
C. 平皿状
D. 烧瓶状
E. 火山口状

27. 急性细菌性痢疾的典型肠道病变为
A. 化脓性炎
B. 卡他性炎
C. 假膜性炎
D. 出血性炎

E. 蜂窝织炎

28. 麻风病的传播主要方式为
A. 消化道传播
B. 呼吸道传播
C. 虫媒叮咬
D. 短期接触患者
E. 长期密切接触患者

29. 结核样型麻风的主要病变部位是
A. 皮肤和黏膜
B. 皮肤和神经
C. 皮肤和内脏
D. 内脏和神经
E. 黏膜和神经

30. 钩端螺旋体的主要传染源是以下哪种动物污染水源
A. 猫和狗
B. 猪和老鼠
C. 虾和螃蟹
D. 淡水鱼类
E. 钩端螺旋体病患者

31. 流行性出血热的病原体是
A. 细菌
B. 病毒
C. 霉菌
D. 支原体
E. 螺旋体

32. 流行性出血热的传播途径是
A. 呼吸道传播
B. 接触传染
C. 垂直传染
D. 消化道传染
E. 以上都是

33. 下列哪种疾病不是性传播疾病
A. 淋病
B. 梅毒
C. 尖锐湿疣
D. 麻风
E. 艾滋病

34. 淋病奈瑟（球）菌对下列哪种组织亲和力特别强
A. 鳞状上皮
B. 血管内皮
C. 神经鞘
D. 移行上皮
E. 纤毛柱状上皮

35. 淋病属于
A. 化脓性炎症
B. 假膜性炎症
C. 浆液性炎症
D. 变质性炎症
E. 肉芽肿性炎症

36. 曲霉病最常受累的器官是
A. 心
B. 肺
C. 肝
D. 脑
E. 胆囊

37. 新生隐球菌最常累及
A. 消化系统
B. 生殖系统
C. 心血管系统
D. 呼吸系统
E. 中枢神经系统

38. 关于原发性肺结核的描述，错误的是

A. 多见于儿童
B. 原发综合征为其特点
C. 病变从肺尖开始
D. 病变可自然痊愈
E. 结核菌易侵入淋巴管扩散

39. 下列哪项是继发性肺结核所不具备的
A. 肺尖部最常受累
B. 淋巴道播散为主
C. 新旧病变交替
D. 可形成开放性空洞
E. 可形成纤维性空洞

40. 在伤寒病患者的何种组织中一般不出现细菌
A. 脾脏
B. 心肌
C. 骨髓
D. 肝脏
E. 肠系膜淋巴结

【B 型题】

A. 回肠末端
B. 回盲部
C. 盲肠、升结肠
D. 横结肠
E. 乙状结肠、直肠
1. 肠伤寒病变主要部位在
2. 肠结核病变主要部位在
3. 菌痢病变主要部位在
4. 阿米巴痢疾病变主要部位在

A. 浆液性炎
B. 化脓性炎
C. 出血性炎
D. 肉芽肿性炎
E. 纤维素性炎
5. 淋病
6. 伤寒
7. 细菌性痢疾
8. 结核性脑膜炎
9. 流行性化脓性脑膜炎
10. 钩端螺旋体病
11. 白喉

A. 原发性肺结核病
B. 局灶型肺结核
C. 结核球
D. 干酪样肺炎
E. 浸润型肺结核
12. 位于肺尖呈结节状，并以增生为主的病变是
13. 病变以渗出为主，X 线见锁骨下边有边缘不清的云雾状阴影的是
14. 有纤维包裹、界限清楚、直径 2~5cm 的圆形干酪样坏死状的是

A. 泡沫细胞、组织细胞、淋巴细胞
B. 泡沫细胞、上皮样细胞、淋巴细胞
C. 泡沫细胞、朗汉斯巨细胞、淋巴细胞
D. 上皮样细胞、朗汉斯巨细胞、干酪样坏死
E. 上皮样细胞、淋巴细胞、偶见朗汉斯巨细胞
15. 结核结节的主要成分是
16. 结核样型麻风肉芽肿的主要成分是

A. 潜伏期
B. 髓样肿胀期
C. 坏死期
D. 溃疡期
E. 愈合期
17. 肠伤寒容易发生肠穿孔在
18. 肠伤寒菌血症高峰发生在

A. 冷脓肿
B. 神经脓肿
C. 树胶样肿
D. 脓肿
E. 嗜酸性脓肿
19. 梅毒
20. 麻风
21. 结核病
22. 化脓性炎
23. 血吸虫病

A. 剥脱性皮炎
B. 硬性下疳
C. 梅毒疹
D. 升主动脉瘤
E. 主动脉瓣狭窄
24. 第一期梅毒
25. 第二期梅毒
26. 第三期梅毒

A. 呼吸道传播
B. 消化道传播
C. 性接触传播
D. 蚊虫叮咬传播
E. 日常生活接触传播
27. 梅毒
28. 结核病
29. 麻风病
30. 华支睾吸虫病

【C 型题】

A. 原发性肺结核病
B. 继发性肺结核病
C. 二者均是
D. 二者均否
1. 多见于儿童
2. 以支气管播散为主
3. 空洞和瘢痕形成
4. 结核性肉芽组织形成
5. 易引起肺外器官结核病
6. 同时存在局部淋巴结干酪样坏死
7. 可用 PCR 技术对结核分枝杆菌做检测
8. 肺泡腔内渗出物中有大量中性粒细胞
9. 通常累及上肺叶，病变多从肺尖开始
10. 部分病例死于它所引起的结核性脑膜炎

A. 类上皮细胞及朗汉斯巨细胞组成的肉芽肿
B. 泡沫细胞性肉芽肿
C. 二者均有
D. 二者均无
11. 瘤型麻风
12. 界限类麻风
13. 未定类麻风
14. 结核样型麻风

A. 肉芽肿形成
B. 干酪样坏死
C. 二者均有
D. 二者均无
15. 伤寒
16. 新生隐球菌病
17. 麻风
18. 结核病

A. 地图状溃疡
B. 溃疡与肠长轴垂直
C. 二者均有
D. 二者均无
19. 肠伤寒
20. 肠结核
21. 细菌性痢疾

A. 出血

B. 穿孔
C. 二者均有
D. 二者均无
22. 肠伤寒
23. 肠结核

A. 产生内毒素
B. 产生外毒素
C. 二者均有
D. 二者均无
24. 福氏志贺菌
25. 痢疾志贺菌

A. 肉芽肿性炎
B. 急性增生性炎
C. 二者均有
D. 二者均无
26. 麻风
27. 伤寒
28. 钩端螺旋体病

A. 伤寒
B. 结核病
C. 二者均有
D. 二者均无
29. 肠道可发生溃疡
30. 病变内可有肉芽肿形成
31. 溃疡愈后易引起肠道狭窄
32. 病变多发生于淋巴组织丰富的肠段

A. 脾肿大
B. 肠系膜淋巴结肿大
C. 二者均有
D. 二者均无
33. 肠伤寒
34. 急性细菌性痢疾

A. 树胶样肿
B. 闭塞性动脉内膜炎及血管周围炎
C. 二者均有
D. 二者均无
35. 第一期梅毒
36. 第二期梅毒
37. 第三期梅毒

【X 型题】

1. 结核病的传染途径有
A. 呼吸道
B. 消化道
C. 皮肤
D. 血道
E. 淋巴道

2. 符合急性粟粒性肺结核病的描述是
A. 可为全身性粟粒性结核病的一部分
B. 肺原发综合征多已钙化痊愈
C. 患者多因结核性脑膜炎死亡
D. 干酪样坏死侵犯颈内静脉，血道播散引起
E. 肺内形成新旧不等病变

3. 关于原发性肺结核的描述，正确的有
A. 多见于儿童
B. 空洞少见
C. 预后多不佳
D. 形成原发综合征
E. 淋巴道、血道播散多见

4. 原发性肺结核病的特点有
A. 肺原发病灶
B. 结核性淋巴管炎
C. 肺粟粒性结核
D. 位于肺尖部的原发病灶
E. 肺门淋巴结干酪样坏死

5. 关于继发性肺结核的描述，正确的有
A. 病变多从肺尖结核开始
B. 病程长、病变复杂、新旧病灶交杂
C. 坏死物排出后易形成空洞
D. 易发生干酪样坏死，其坏死周围可见结核结节
E. 易沿淋巴道和血道播散引起大叶性干酪样肺炎

6. 结核病的基本病变转向恶化时可表现为
A. 吸收消散
B. 淋巴道蔓延
C. 溶解播散
D. 干酪样坏死钙化
E. 病灶周围渗出、坏死

7. 干酪样坏死的病理形态学特点有
A. 坏死彻底
B. 脂质多
C. 色淡黄
D. 质均匀、细腻
E. 凝固性坏死

8. 结核球的特点有
A. 单个结核病灶
B. 相对静止
C. 直径大于 2cm
D. 干酪样坏死
E. 纤维包裹化

9. 伤寒病变主要累及的部位是
A. 脾脏
B. 肠系膜淋巴结
C. 骨骼肌
D. 脑膜
E. 回肠末端淋巴组织

10. 伤寒病变主要累及全身单核巨噬细胞系统，常见的部位为
A. 肝脏
B. 脾
C. 肠系膜淋巴结
D. 骨髓
E. 回肠末端淋巴结

11. 肠伤寒溃疡的病变特点为
A. 多呈圆形或卵圆形
B. 深及肌层
C. 溃疡边缘及底部较整洁
D. 多累及血管
E. 溃疡长轴与肠的长轴平行

12. 肠伤寒的常见并发症有
A. 穿孔
B. 出血
C. 粘连
D. 狭窄
E. 阻塞

13. 假膜性炎可发生于
A. 支气管
B. 咽喉部
C. 结肠
D. 子宫内膜
E. 皮肤

14. 急性细菌性痢疾的临床表现有
A. 初期的急性卡性他炎和大量水样便
B. 假膜性炎和黏液脓血便
C. 腹痛、腹泻、里急后重
D. 滤泡性肠炎伴有脓性卡他
E. 易形成深溃疡且并发腹膜炎

15. 急性细菌性痢疾结肠溃疡的特点有

A. 溃疡多而小
B. 溃疡形态呈口小底大
C. 偶可穿孔
D. 愈合后易致肠腔狭窄
E. 可互相融合成大溃疡

16. 麻风分枝杆菌主要累及人体体温较低的部位，多见于
A. 皮肤
B. 周围神经
C. 内脏（脑、肝）
D. 角膜
E. 上呼吸道（如鼻黏膜）

17. 麻风分枝杆菌侵犯周围神经时，可致肢体
A. 外伤
B. 继发感染
C. 骨萎缩
D. 畸形
E. 肌肉萎缩

18. 瘤型麻风的部位可为
A. 皮肤
B. 周围神经
C. 睾丸
D. 角膜
E. 鼻腔黏膜

19. 结核样型麻风的病变部位可为
A. 皮肤
B. 周围神经
C. 睾丸
D. 鼻腔黏膜
E. 肝、脾

20. 梅毒的组织学病变有
A. 冷脓肿
B. 树胶样肿
C. 闭塞性小动脉炎
D. 血管周围炎
E. 大量浆细胞浸润性炎

21. 朗汉斯巨细胞可见于
A. 结核病
B. 麻风
C. 梅毒
D. 伤寒
E. 异物肉芽肿

三、问答题

1. 试述结核病的基本病理变化。
2. 试比较原发性和继发性肺结核的区别。
3. 试述继发性肺结核的类型及特点。
4. 试比较结核样型麻风与瘤型麻风的区别。
5. 试述钩端螺旋体病器官损伤期的主要病理变化及临床病理联系。
6. 简述伤寒的发病机制、回肠病变及临床联系。
7. 试述细菌性痢疾的临床病理分型及主要特点。
8. 简述梅毒的分期及各期的病变特点。
9. 试比较几种传染病（至少 3 种）中常见的肉芽肿性病变的特点。

参考答案

一、填空题

1. ①机体对结核杆菌缺乏免疫力
2. ①类上皮细胞 ②朗汉斯巨细胞 ③干酪样坏死
3. ①肺的原发灶 ②结核性淋巴管炎 ③肺门淋巴结结核
4. ①淋巴道 ②血道 ③支气管 ④肺尖 ⑤支气管
5. ①痊愈
6. ①慢性纤维空洞型肺结核 ②干酪样坏死 ③结核性肉芽组织 ④致密的纤维组织
7. ①回盲部 ②溃疡型 ③增生型
8. ①环状或带状 ②垂直
9. ①髓样肿胀期 ②坏死期 ③溃疡期 ④愈合期
10. ①全身单核巨噬细胞的增生 ②回肠末段集合淋巴小结 ③孤立淋巴小结
11. ①肠出血 ②肠穿孔
12. ①大肠 ②直肠 ③乙状结肠
13. ①坏死上皮细胞 ②纤维素 ③中性粒细胞④细菌
14. ①急骤 ②不显著 ③全身中毒症状
15. ①白喉棒状杆菌 ②痢疾志贺（杆）菌 ③肺炎链球菌
16. ①奈瑟（球）菌 ②化脓性炎
17. ①闭塞性动脉内膜炎 ②小血管周围炎 ③树胶样肿
18. ①性交 ②直接接触 ③胎盘感染
19. ①溃疡底部闭塞性动脉内膜炎 ②血管周围炎
20. ①心血管 ②中枢神经系统

二、选择题

【A 型题】

1. E　2. B　3. B　4. A　5. A　6. C　7. D　8. E　9. E　10. B
11. C　12. D　13. C　14. E　15. C　16. B　17. A　18. E　19. D　20. C
21. C　22. E　23. C　24. C　25. E　26. A　27. C　28. E　29. B　30. B
31. B　32. E　33. D　34. D　35. A　36. B　37. E　38. C　39. B　40. B

【B 型题】

1. A　2. B　3. E　4. C　5. B　6. D　7. E　8. A　9. B　10. C

11. E　12. B　13. E　14. C　15. D　16. E　17. D　18. B　19. C　20. B
21. A　22. D　23. E　24. B　25. C　26. D　27. C　28. A　29. E　30. B

【C 型题】

1. A　2. B　3. B　4. C　5. A　6. A　7. C　8. D　9. B　10. A
11. B　12. C　13. D　14. A　15. A　16. A　17. A　18. C　19. D　20. B
21. A　22. C　23. D　24. A　25. C　26. A　27. C　28. D　29. C　30. C
31. B　32. C　33. C　34. C　35. B　36. B　37. C

【X 型题】

1. ABC　2. ACD　3. ABDE　4. ABE　5. ABCD　6. BCE
7. ABCDE　8. ABCDE　9. ABE　10. ABCDE　11. ABCDE　12. AB
13. ABCD　14. BC　15. ACE　16. ABDE　17. ABCDE　18. ABCDE
19. AB　20. BCDE　21. ABC

三、问答题

1. 答题要点参阅表 15-1。
2. 答题要点参阅表 15-2。
3. 答题要点参阅表 15-3。
4. 答题要点参阅表 15-7。
5. 答题要点参阅表 15-8。
6. 答题要点参阅表 15-9。
7. 答题要点参阅表 15-10。
8. 答题要点参阅表 15-11。
9. 答题要点参阅表 15-17。

（李　静）

第十六章 寄生虫病

学习要求

学习要求	内容
了解	棘球蚴病的病因和病变
熟悉	华支睾吸虫病和肺吸虫病的病因、发病机制、病变及临床病理联系
掌握	阿米巴病、血吸虫病的病因、发病机制及临床病理联系

常用名词解释

名词	英文名	定义或概念
阿米巴病	amoebiasis	由溶组织内阿米巴原虫感染引起的一种寄生虫病。病变主要发生在结肠，少数病例病原体可进一步移行到肝、肺、脑、皮肤等处，也可同时累及多种组织和脏器成为全身性疾病
肠阿米巴病	intestinal amoebiasis	由溶组织内阿米巴寄生于结肠而引起的，因临床上常出现腹痛、腹泻和里急后重等痢疾症状，故常称为阿米巴痢疾
阿米巴肿	amoeboma	在慢性结肠阿米巴病，结肠病变的肠壁有时可因肉芽组织增生过多而形成局限性包块，称为阿米巴肿
血吸虫病	schistosomiasis	由血吸虫寄生于人体引起的一种寄生虫病，患者通常通过皮肤接触含尾蚴的疫水而感染，主要病变是由虫卵引起肝与肠的肉芽肿形成
急性虫卵结节	acute egg nodule of schistosomiasis	由成熟虫卵引起的一种急性坏死、渗出病灶。肉眼观为灰黄色、粟粒至绿豆大的小结节
嗜酸性脓肿	eosinophilic abscess	在血吸虫病急性虫卵结节周围可呈现一片无结构的颗粒状坏死物质及大量嗜酸性粒细胞浸润，其病变类似脓肿，故称为嗜酸性脓肿

续　表

名　词	英文名	定义或概念
华支睾吸虫病（肝吸虫病）	clonorchiasis sinensis	由华支睾吸虫的成虫寄生在肝内胆管引起的寄生虫病，俗称为肝吸虫病
肺吸虫病	paragonimiasis	肺型并殖吸虫病的简称，是肺吸虫的童虫在人体内穿行及成虫寄居所引起的疾病。病变以在器官或组织内形成窦道和多房性小囊肿为特点
并殖吸虫囊肿	paragonimus cyst	肺吸虫在脏器内定居时，引起强烈的组织坏死和炎症反应，形成脓肿，脓肿周围纤维肉芽组织增生形成纤维膜，因囊肿内有虫体存在，故称为并殖吸虫囊肿
包虫病（棘球蚴病）	hydatid disease	人类感染棘球绦虫的幼虫所致的疾病，人因摄入棘球绦虫卵而感染，棘球蚴主要侵犯肝脏和肺，是一种人畜共患病
尾蚴性皮炎	cercarial dermatitis	血吸虫尾蚴侵入皮肤，数小时至3日内，局部皮肤出现有奇痒的红色小丘疹，称为尾蚴性皮炎
假结核结节（慢性虫卵结节）	pseudotubercle	急性虫卵结节在10余天后，其中死亡、钙化的血吸虫卵被巨噬细胞清除，病灶内有异物巨细胞和类上皮细胞，病灶周围有淋巴细胞浸润和肉芽组织增生，类似结核结节，故称为假结核结节
可溶性卵抗原	soluble egg antigen	是血吸虫成熟虫卵中毛蚴头腺分泌的抗原物质，可溶解、破坏组织，并引起以增生和坏死为特征的严重变态反应
夏科-莱登结晶	Charcot-Leyden crystals	急性虫卵结节中，嗜酸性粒细胞内嗜酸性颗粒互相融合而成的菱形或多面形蛋白质结晶
干线型肝硬化	pipe stem cirrhosis	由于日本血吸虫虫卵主要沉积在肝脏汇管区门静脉末梢分支内，当慢性虫卵结节形成并纤维化后，便引起汇管区明显纤维化，此病变反复发生以至肝脏硬化，切面上见门静脉分支周围纤维组织呈树枝状分布，故称为管道型肝硬化
脾含铁小结（含铁结节）	siderotic nodule	当血吸虫病累及脾脏时，由陈旧性出血灶伴铁盐及钙盐沉积和纤维组织增生所构成

基本内容复习

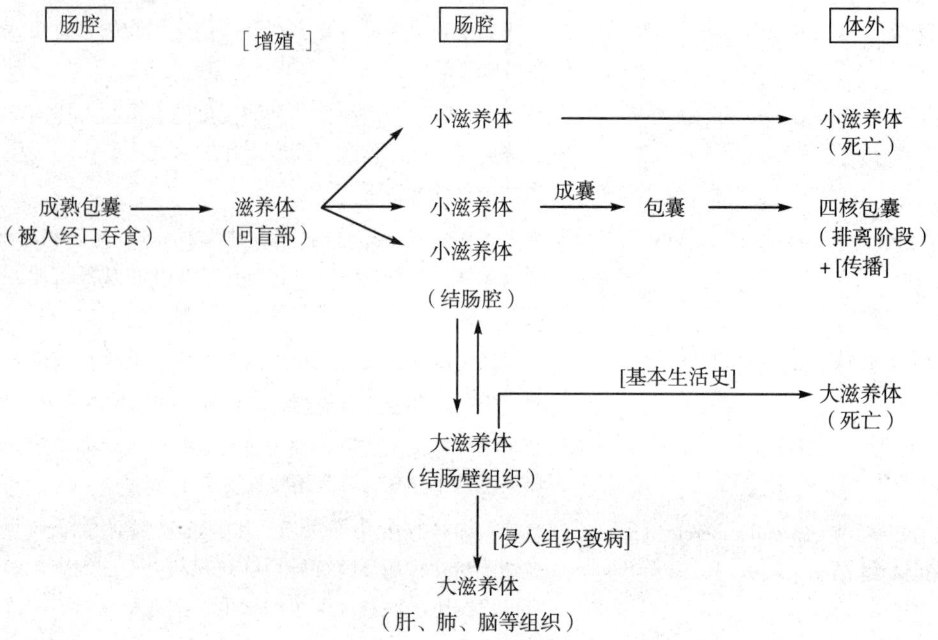

图 16-1 溶组织内阿米巴生活史

表 16-1 寄生虫对人体（宿主）的损害作用

对人体的损害作用	说　明
夺取营养	可引起营养不良和贫血
机械性损伤	寄生虫在人体内寄生、移行、生长繁殖和排离过程中，都可造成局部破坏、压迫或阻塞
毒性作用	寄生虫的分泌物、代谢产物对宿主产生化学损伤
免疫性损伤	寄生虫的分泌物、排泄物和虫体的分解产物具有抗原性，可对宿主致敏，引起局部或全身性变态反应

表 16-2 急性期肠阿米巴病和急性细菌性痢疾的鉴别

鉴别要点	急性期肠阿米巴病	急性细菌性痢疾
病原体	溶组织内阿米巴	痢疾杆菌（福氏、宋内、鲍氏、志贺）
好发部位	盲肠、升结肠	乙状结肠、直肠
病变性质	局限性变质性炎	弥漫性假膜性炎
溃疡特点	口小底大烧瓶状溃疡，边缘潜行性，与正常交界处可见滋养体	不规则“地图状”浅表溃疡

续 表

鉴别要点	急性期肠阿米巴病	急性细菌性痢疾
溃疡间黏膜	大致正常	溃疡连成片
症状	轻、发热少	重、常发热
肠道症状	右下腹压痛	左下腹压痛
	腹泻常不伴里急后重	腹泻常伴里急后重
粪便检查	味腥臭，暗红果酱样大便 镜检红细胞多，找到阿米巴滋养体	粪质少，黏液脓血便 镜检脓细胞多

表 16-3 阿米巴肝脓肿、细菌性肝脓肿的鉴别

鉴别要点	阿米巴肝脓肿	细菌性肝脓肿
病因	阿米巴原虫	化脓性细菌，如葡萄球菌
部位	右肝	左右肝均可
脓肿数目、大小	单发，较大可至儿头大小	多发，可达十余个，大小不一
脓肿壁	炎症反应轻，无肉芽组织，可见阿米巴原虫及残留血管、胆管等结构	炎症反应重，如血管扩张、炎细胞浸润，可见肉芽组织
脓液性质	棕褐色，果酱样（液化坏死组织和陈旧性血液）	稀薄、黄白色，见细菌、纤维素、脓细胞、液化坏死组织
其他病变	常继发于阿米巴痢疾	常继发于脓毒血症或胆道感染

表 16-4 阿米巴性肝脓肿、细菌性肝脓肿与原发性肝癌的比较

比较内容	阿米巴性肝脓肿	细菌性肝脓肿	原发性肝癌
病理变化	右叶好发，脓肿内容物呈棕褐色，果酱样（液化坏死组织和陈旧性血液）。在坏死与正常组织交界处可查见阿米巴滋养体。脓肿以外的肝组织正常。不伴有肝硬化	常与胆道疾病上行性感染有关，因此患者常有胆管炎或胆囊炎。镜下脓肿腔内为坏死组织及脓液。周围组织有炎症反应。脓肿较小，多发	肝脏质地较硬伴有结节，分巨块型，多结节型，弥漫型。如弥漫型常伴有肝硬化。巨块型肿瘤中部常有出血
血象检查	中性粒细胞中度增多，常伴贫血及血沉加快	中性粒细胞明显增多	淋巴细胞计数增多
血清学检查	阿米巴抗体阳性率>90%	无	甲胎蛋白阳性
临床表现	间歇性和弛张性发热，盗汗。肝区持续性钝痛，深呼吸及体位变更时加剧，夜间常更明显，患者常有消化道的症状	发热、肝区痛、肝肿大伴压痛。患者毒血症症状明显。患者以中年女性为多	持续性发热，进行性消瘦，肝迅速增大，肝区痛，黄疸和腹水

表 16-5　肠结核、肠伤寒、细菌性痢疾、肠阿米巴病变的比较

比较内容	肠结核	肠伤寒	细菌性痢疾	肠阿米巴病
部位	回盲部	回肠末端	乙状结肠、直肠	盲肠、升结肠
病因	结核分枝杆菌	伤寒沙门（杆）菌	痢疾志贺（杆）菌	阿米巴原虫
炎症特征	慢性增生性炎	急性增生性炎	纤维素性炎	变质性炎
溃疡形状	腰带形	椭圆形	地图状有假膜	烧瓶状
与肠轴关系	垂直	平行	无关	无关
溃疡边缘	鼠咬状	花坛状	不规则	边缘隆起底部潜行
侵犯组织	淋巴管	淋巴小结	黏膜	黏膜及黏膜下
病变特点	干酪样坏死和结核性肉芽组织	坏死物和伤寒小结	假膜及炎症	炎症反应轻，可找到阿米巴滋养体
溃疡深度	深达浆膜层	浆膜层	表浅，不到黏膜肌层	可达黏膜下层
并发症	狭窄、肠瘘	出血、穿孔	慢性形成息肉	穿孔、出血

表 16-6　血吸虫病的基本病理变化及发病机制

病原	基本病理变化	发病机制
尾蚴	尾蚴性皮炎：局部瘙痒小丘疹	主要与Ⅰ及Ⅳ型变态反应有关
童虫	血管炎和血管周围炎	①童虫的机械损伤；②童虫代谢产物及分解产物致组织变态反应
成虫	静脉内膜炎及静脉周围炎，血吸虫色素，嗜酸性脓肿	成虫含宿主抗原，故对机体损伤较轻，成虫代谢产物或死亡后可引起的炎症反应
虫卵	急性虫卵结节（嗜酸性脓肿） 慢性虫卵结节（假结核结节）	虫卵内毛蚴释放可溶性抗原引起的过敏反应 宿主对虫卵的免疫反应

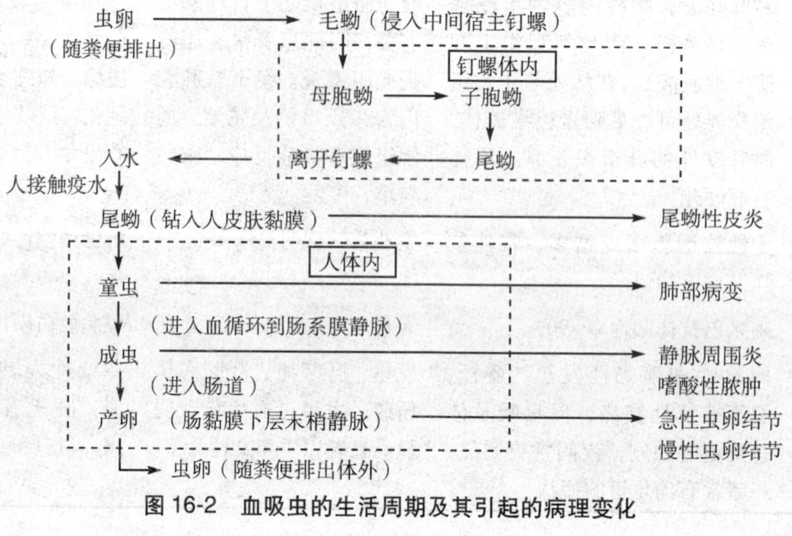

图 16-2　血吸虫的生活周期及其引起的病理变化

表 16-7 血吸虫病主要器官的病变及后果

受累器官	病理变化	后果
结肠（乙状结肠和直肠为主）	早期：急性虫卵结节 晚期：慢性虫卵结节	腹痛、腹泻 息肉样增生，少数并发腺瘤或腺癌
肝脏	早期：轻度肝硬化 晚期：干线型或管道型肝硬化	门脉高压症
脾脏	早期：略肿大 晚期：巨脾症（门脉高压所致）	脾功能亢进：贫血、血细胞和血小板减少
肺	异位血吸虫病—虫卵结节	
脑	异位血吸虫病—虫卵结节	脑炎、癫痫、血吸虫病侏儒症

表 16-8 血吸虫病急性虫卵结节与慢性虫卵结节的区别

区别内容	急性虫卵结节	慢性虫卵结节
虫卵	毛蚴未死亡，表面可见放射状嗜酸性棒状体	毛蚴已死亡，虫卵钙化或崩解形成卵壳碎片
构成成分	以嗜酸性脓肿或以嗜酸性粒细胞为主的炎性肉芽组织构成	由类上皮细胞和异物巨细胞构成的类结核结节
演变	向肠腔表面破溃，将虫卵排入肠腔并形成小的浅表溃疡或向慢性虫卵结节过渡转化	逐渐纤维化、钙化

表 16-9 门脉性肝硬化与血吸虫性肝硬化的比较

病理变化	门脉性肝硬化	血吸虫性肝硬化
肝细胞变性坏死	明显	少见
肝小叶结构紊乱，形成假小叶	明显	不形成典型假小叶
肝细胞结节	大小不等，圆形、椭圆形	粗大隆起
炎症反应	较重	较轻
纤维化范围	小叶内及汇管区，分布不规则	主要在汇管区，呈树枝状分布
门脉高压症	出现较晚（窦后性）	出现较早（窦前性）

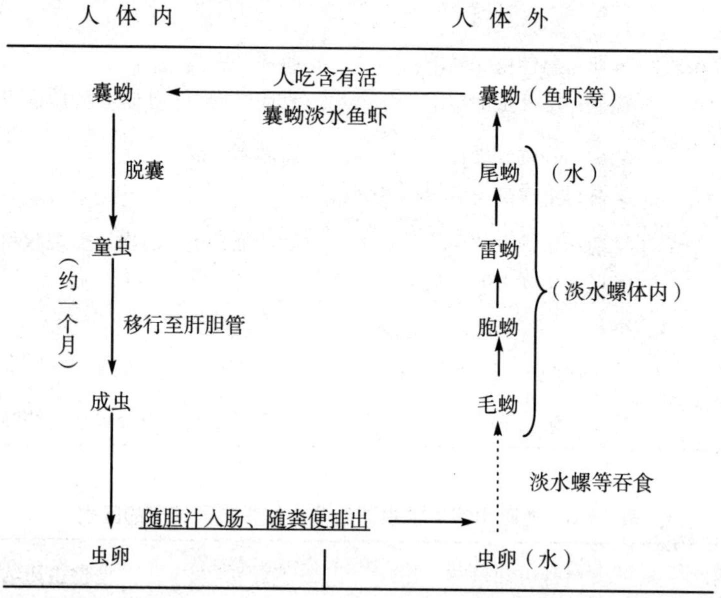

图 16-3 华支睾吸虫生活史示意图

华支睾吸虫主要寄生于肝内胆管，可致胆管炎、胆囊炎、胆管结石、肝硬化、胆管上皮不典型增生、甚至引发胆管细胞癌等病变

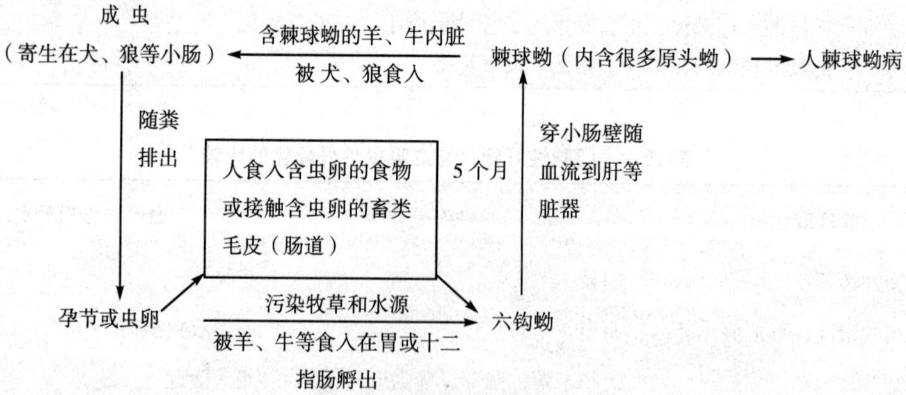

图 16-4 细粒棘球绦虫生活史简图

人是细粒棘球绦虫的中间宿主。当人吞食入污染有虫卵的食物或接触含虫卵的畜类毛皮（羊毛等）而吞入虫卵后，卵内六钩蚴在肠内孵出，然后钻入肠壁，随血循环至肝、肺等器官，感染半年后直径可达 0.5~1cm 棘球蚴，使人感染棘球蚴病

表 16-10　能在人体内形成肉芽肿的常见寄生虫病

疾病种类	肉芽肿特点
血吸虫病	为虫卵肉芽肿，有嗜酸性脓肿（急性）和假结核结节（慢性）两种类型
肺吸虫病	为出血及纤维素性炎、窦道、囊肿。肺吸虫虫卵和在人体内移行中死亡的童虫可引起肉芽肿

试　题　精　选

一、填空题

1. 阿米巴病的病变特点是①________，炎症伴有②________。阿米巴痢疾患者最主要的并发症是③________，其多发生于④________。

2. 肠阿米巴病急性期具有诊断意义的病变是形成①________，镜下见②________组织，边缘炎症反应③________，可找到④________。

3. 血吸虫病所致的病变主要是由①________引起的。根据形态特点，急性虫卵结节又称为②________，慢性虫卵结节又称为③________。

4. 血吸虫卵引起的肉芽肿早期为①________肉芽肿，晚期为②________肉芽肿。

5. 能形成肉芽肿的疾病有①________、②________、③________、④________、⑤________、⑥________和⑦________等。

二、选择题

【A 型题】

1. 肠阿米巴病最常发生的部位是
   A. 整个结肠
   B. 乙状结肠
   C. 回肠末端
   D. 盲肠和升结肠
   E. 横结肠和降结肠

2. 肠阿米巴病所形成的肠溃疡是
   A. 火山口状
   B. 环形
   C. 烧瓶状
   D. 匐行形
   E. 椭圆形，长轴与肠长轴平行

3. 肠阿米巴病最常见的并发症是
   A. 肝脓肿
   B. 肺脓肿
   C. 心包炎
   D. 脑脓肿
   E. 脓胸

4. 溶组织内阿米巴滋养体对组织的破坏主要通过
   A. 吞噬作用
   B. 水解酶作用
   C. 肠毒素作用

D. 与细菌共生作用
E. 伪足的机械运动作用

5. 血吸虫病时，引起机体损害最严重的是
A. 尾蚴
B. 童虫
C. 成虫
D. 死亡虫体
E. 虫卵

6. 日本血吸虫虫卵引起的急性虫卵结节内浸润的细胞为
A. 大量浆细胞
B. 大量肥大细胞
C. 大量淋巴细胞
D. 大量巨噬细胞
E. 大量嗜酸性粒细胞

7. 下述有关日本血吸虫病的描述，错误的是
A. 钉螺是中间宿生
B. 虫卵可以从粪便排出体外
C. 可引起肝硬化
D. 肺、脑可发生虫卵结节
E. 急性虫卵结节可引起脓肿和积脓

8. 下列关于日本血吸虫病的描述，正确的是
A. 肺脏内无虫卵结节形成
B. 慢性虫卵结节内大量淋巴细胞浸润
C. 慢性虫卵结节的虫卵内毛蚴仍存活
D. 晚期急性虫卵结节出现多量类上皮细胞
E. 急性虫卵结节内大量中性粒细胞浸润

9. 血吸虫童虫在体内移行过程中，引起血管炎最明显的脏器是
A. 皮肤
B. 心
C. 肺
D. 肝
E. 肾

10. 可并发结肠癌的肠道寄生虫病是
A. 阿米巴病
B. 蛔虫病
C. 蛲虫病
D. 血吸虫病
E. 钩虫病

11. 血吸虫卵引起的损害其变态反应机制为
A. Ⅰ型
B. Ⅱ型
C. Ⅲ型
D. Ⅳ型
E. 体液免疫

12. 日本血吸虫病的病变在乙状结肠和直肠最为显著是因为
A. 粪便潴留
B. 血液循环不畅
C. 成虫的寄生部位
D. 肠淋巴组织丰富
E. 肠壁组织结构疏松

13. 引起干线型肝硬化的原因是
A. 慢性肝淤血
B. 阿米巴病
C. 慢性酒精中毒
D. 病毒性肝炎
E. 日本血吸虫病

14. 华支睾吸虫寄生于
    A. 生殖系统
    B. 肠道
    C. 血管内
    D. 泌尿系统
    E. 肝内胆道系统

15. 棘球蚴的发病部位主要是在
    A. 肝
    B. 肺
    C. 脑
    D. 骨骼
    E. 消化道

16. 泡状棘球蚴的主要中间宿生是
    A. 人类
    B. 鼠类
    C. 牛羊类
    D. 狼犬类
    E. 鸡鸭类

17. 下列关于阿米巴病的描述，错误的是
    A. 为弥漫性假膜炎
    B. 有烧瓶状溃疡
    C. 常有右下腹压痛
    D. 腹泻不伴里急后重
    E. 可引起肠腔套状狭窄

18. 下列关于血吸虫病肝硬化的描述，错误的是
    A. 形成粗大隆起结节
    B. 窦前性门脉高压
    C. 汇管区纤维化明显
    D. 肝细胞小灶坏死
    E. 形成明显的假小叶

19. 下列关于肺吸虫病的描述，错误的是
    A. 通过消化道感染
    B. 患者粪检虫卵阳性
    C. 虫卵可以致病
    D. 可引起幼虫移行症
    E. 严重者可发生肝硬化

【B 型题】

A. 假结核结节
B. 淋巴管炎和淋巴结炎
C. 干酪样坏死性炎
D. 形成窦道和多发性囊肿
E. 肝内胆管有葵花子形寄生虫

1. 血吸虫病
2. 阿米巴病
3. 华支睾吸虫病

A. 肝内胆管
B. 小肠
C. 肺
D. 肠系膜静脉
E. 淋巴管及淋巴结

4. 肺吸虫寄居在
5. 日本血吸虫寄居在

A. 肺点状出血
B. 胆管炎
C. 皮炎
D. 嗜酸性脓肿
E. 门静脉血管内膜炎

6. 日本血吸虫的尾蚴可引起
7. 日本血吸虫的成虫可引起
8. 日本血吸虫的童虫可引起
9. 日本血吸虫的新鲜虫卵可引起

A. 溃疡长轴与肠平行
B. 溃疡长轴与肠垂直呈环形

C. 溃疡呈地图状
D. 溃疡呈烧瓶状口小底大
E. 溃疡边缘呈堤状隆起
10. 肠阿米巴病性溃疡的特点是
11. 肠结核性溃疡的特点是
12. 肠菌痢性溃疡的特点是
13. 肠伤寒病性溃疡的特点是
14. 肠癌性溃疡的特点是

A. 虫卵
B. 幼虫
C. 成虫
D. 滋养体
E. 成虫和幼虫
15. 包虫致病主要由
16. 阿米巴致病主要由
17. 肺吸虫致病主要由
18. 日本血吸虫致病主要由

【C 型题】
A. 滋养体
B. 包囊
C. 二者均有
D. 二者均无
1. 引起阿米巴病传播的是
2. 引起阿米巴病组织病变的是

A. 肝硬化
B. 结肠溃疡形成
C. 二者均有
D. 二者均无
3. 阿米巴病
4. 日本血吸虫病
5. 华支睾吸虫病

【X 型题】
1. 致病性溶组织内阿米巴的致病机制可能有
A. 滋养体的吞噬作用
B. 接触溶解作用
C. 滋养体伪足的机械损伤
D. 免疫逃避作用
E. 分泌一些水解酶的细胞毒素作用

2. 急性肠阿米巴病溃疡的形态特点为
A. 黏膜外观如破絮
B. 黏膜表面溃疡口较小
C. 黏膜溃疡口小底宽
D. 周围炎症明显
E. 于黏膜下互相沟通

3. 慢性肠阿米巴病可于局部形成包块，其有关因素有
A. 肠壁反复受损伤
B. 黏膜溃疡
C. 肉芽组织增生
D. 继发细菌感染
E. 局限性（穿透）腹膜炎

4. 阿米巴病的病变可累及
A. 肝脏
B. 结肠
C. 肺
D. 脑
E. 肛周皮肤

5. 肠阿米巴病常见的肠道并发症有
A. 肠出血
B. 肠穿孔
C. 肠粘连
D. 肠梗阻

E. 肠坏死

6. 血吸虫童虫在体内移行过程中所致的损害有
A. 栓塞
B. 梗死
C. 血管炎
D. 过敏反应
E. 血管周围炎

7. 血吸虫成虫引起的病变有
A. 静脉内膜炎
B. 单核巨噬细胞增生
C. 静脉周围炎
D. 血吸虫色素沉积
E. 过敏反应

8. 嗜酸性脓肿光镜下的特点为
A. 可见嗜酸性棒状物
B. 浸润细胞变性坏死
C. 栓塞小静脉内膜炎
D. 静脉周围炎
E. 大量嗜酸性粒细胞浸润

9. 关于肠血吸虫病溃疡的描述，正确的有
A. 数目多
B. 溃疡小而浅
C. 溃疡大而深
D. 外观呈绒布状
E. 外观呈破絮状

10. 因肝纤维化而造成肝外观呈分叶状的疾病有
A. 病毒性肝炎
B. 肝淤血
C. 梅毒
D. 血吸虫病
E. 胆道感染

11. 发生于结肠的疾病有
A. 细菌性痢疾
B. 癌肿
C. 伤寒
D. 阿米巴痢疾
E. 血吸虫病

12. 主要累及直肠和乙状结肠的病变有
A. 血吸虫病
B. 结核
C. 癌肿
D. 细菌性痢疾
E. 阿米巴痢疾

13. 阿米巴肝脓肿的特点有
A. 多数位于肝右叶
B. 脓肿有特征性破絮状外观
C. 坏死边缘区可找到滋养体
D. 囊腔内含果酱样内容物，缺乏中性粒细胞
E. 脓肿向周围组织破溃，引起相应部位阿米巴炎症

三、问答题

1. 寄生虫对人体有哪些损害作用?
2. 试比较急性期肠阿米巴病和急性细菌性痢疾的特点。
3. 试比较阿米巴肝脓肿与细菌性肝脓肿的特点。
4. 试比较肠阿米巴病与肠结核、肠伤寒的特点。

5. 试述血吸虫病的基本病理变化及发病机制。
6. 简述血吸虫病主要器官的病理变化及后果。
7. 试比较门脉性肝硬化与血吸虫性肝硬化的特点。

参 考 答 案

一、填空题

1. ①变质性炎 ②液化性坏死 ③阿米巴肝脓肿 ④肝右叶
2. ①口小底大的烧瓶状溃疡 ②坏死 ③轻微 ④阿米巴滋养体
3. ①血吸虫虫卵 ②嗜酸性脓肿 ③假结核结节
4. ①感染性 ②异物性
5. ①结核病 ②麻风 ③梅毒 ④伤寒 ⑤血吸虫病 ⑥ 风湿病 ⑦硅沉着肺

二、选择题

【A 型题】

1. D 2. C 3. A 4. B 5. E 6. E 7. E 8. D 9. C 10. D
11. D 12. C 13. E 14. E 15. A 16. B 17. A 18. E 19. B

【B 型题】

1. A 2. D 3. E 4. C 5. D 6. C 7. E 8. A 9. D 10. D
11. B 12. C 13. A 14. E 15. B 16. D 17. E 18. A

【C 型题】

1. B 2. A 3. B 4. C 5. D

【X 型题】

1. ABCDE 2. ABCE 3. ABCDE 4. ABCDE 5. ABD 6. CDE
7. ABCDE 8. ABCDE 9. ABD 10. CD 11. ABDE 12. ACD
13. ABCDE

三、问答题

1. 答题要点参阅表 16-1。
2. 答题要点参阅表 16-2。
3. 答题要点参阅表 16-3。
4. 答题要点参阅表 16-5。
5. 答题要点参阅表 16-6。
6. 答题要点参阅表 16-7。
7. 答题要点参阅表 16-9。

（叶 菁 李 晟）